U0199563

麻醉学教育理论与实践
Education in Anesthesia

How to Deliver the Best Learning Experience

主　编　Edwin A. Bowe　　　　Randall M. Schell
　　　　Amy N. DiLorenzo

主　译　姚　兰　北京大学国际医院
　　　　黄佳鹏　美国路易维尔大学
　　　　米卫东　中国人民解放军总医院第一医学中心

副 主 译　郭向阳　北京大学第三医院
　　　　　刘鲲鹏　北京大学国际医院
　　　　　史春霞　北京大学国际医院
　　　　　孙永兴　首都医科大学三博脑科医院
　　　　　王保国　首都医科大学三博脑科医院

译　　者（按姓氏拼音排序）
　　　　陈宣伶　崔　晶　耿　倩　李　伟　李　岩　李红培
　　　　李连云　李伦旭　刘慧丽　刘琳琳　陆　希　牛东革
　　　　潘　伟　齐新宇　秦学伟　申琰琰　史春霞　宋　丽
　　　　索利斌　汤　义　王　博　王　蕾　王　宁　王慧玲
　　　　魏　越　温　辉　熊　军　袁宏勋　张　苓　张双龙
　　　　赵　欣　周宝龙　周亚芬

审　　校　Jeffrey Huang　　　　Chris Lee
　　　　　Jinlei Li　　　　　　Haobo Ma
　　　　　Yonggang Peng　　　　Jingping Wang
　　　　　Jeff L. Xu

主译助理　陈宣伶

人民卫生出版社

·北　京·

版权所有，侵权必究！

图书在版编目（CIP）数据

麻醉学教育理论与实践 /（美）埃德温·A. 鲍
（Edwin A. Bowe）主编；姚兰，黄佳鹏，米卫东主译
. —北京：人民卫生出版社，2021.11
　　ISBN 978-7-117-32318-5

　　Ⅰ. ①麻…　Ⅱ. ①埃…②姚…③黄…④米…　Ⅲ.
①麻醉学　Ⅳ. ①R614

中国版本图书馆 CIP 数据核字（2021）第 218490 号

| 人卫智网 | www.ipmph.com | 医学教育、学术、考试、健康，购书智慧智能综合服务平台 |
| 人卫官网 | www.pmph.com | 人卫官方资讯发布平台 |

图字：01-2021-1092 号

麻醉学教育理论与实践
Mazuixue Jiaoyu Lilun Yu Shijian

主　　译：姚　兰　黄佳鹏　米卫东
出版发行：人民卫生出版社（中继线 010-59780011）
地　　址：北京市朝阳区潘家园南里 19 号
邮　　编：100021
E - mail：pmph @ pmph.com
购书热线：010-59787592　010-59787584　010-65264830
印　　刷：廊坊一二〇六印刷厂
经　　销：新华书店
开　　本：787×1092　1/16　　印张：22
字　　数：407 千字
版　　次：2021 年 11 月第 1 版
印　　次：2021 年 12 月第 1 次印刷
标准书号：ISBN 978-7-117-32318-5
定　　价：168.00 元

打击盗版举报电话：010-59787491　E-mail：WQ @ pmph.com
质量问题联系电话：010-59787234　E-mail：zhiliang @ pmph.com

序

　　北京大学国际医院作为北京大学医学部第八临床教学医院,虽然开业不足7年,临床综合业务能力提升迅速,急危重症患者救治能力日益强大;开业第四个年头承担起北京大学医学部港澳台学生的临床教学任务。我们高兴地看到,这里不仅仅活跃着一群优秀的临床医师,更活跃着一群致力于优质临床教学的老师们;他们非常愿意把自己用汗水及心血铸就的临床经验通过教学的方式与年轻医师分享,帮助他们尽快走向成熟。

　　教学需要经验、需要热情、更需要持之以恒的诚意付出,不可能一蹴而就,尤其是与生命打交道的医学教育。我们非常愿意向大家推荐中文翻译版《麻醉学教育理论与实践》,这是集我们优秀的平台科室——北京大学国际医院麻醉科手术部、北京大学第三医院、首都医科大学三博脑科医院一群致力于优质临床麻醉教学的教师和美国华人麻醉专家协同合作的硕果;是献给临床麻醉年轻教师及医学生们的礼物。

　　在又一个教师节即将到来之际,此书也代表了北京大学国际医院全体资深临床教师对年轻临床教师及医学生的深情厚谊。希望大家喜欢,并祝福年轻医师们早日健康成长为好医师、好老师。

陈仲强

北京大学国际医院院长

2021 年 9 月 1 日

从临床医师到优秀教师

　　俗话说,三人行必有我师,可是我们明白,一个人无法天生就是一位好老师。好老师需要心智思考、需要磨砺积累、需要总结分享、需要志存高远。临床医学更是一门围绕患者错综复杂的病情而不断实践探索的高深学问,成为一名优秀临床医师已经不易,同时又能够成为一名优秀的教师,这对我们医师群体而言,既是我们的责任和担当,也是我们的执着与荣耀。我们每个人自身成长的经历说明了遇上好老师和伯乐的重要性,未来医学新人的成长更期待我们、你们和他们不忘初心、一如既往。

　　期待通过《麻醉学教育理论与实践》传递这一信息和正能量。这本书凝聚了十余位身为优秀临床医师而热爱临床教学的同行们的心血和思考。从中或许能够给读者带来一些启发和思考。更要感谢参与本书翻译工作的临床医师和优秀教师。正是你们的努力,为我们带来这样一本好的专业教科书,馈赠广大读者。

　　希望更多的中青年医师在成为临床好医生的同时,努力成为年轻人心目中的好老师。诚然,未来属于年轻人,努力培养新人,自然拥有未来。

黄宇光

2021 年 11 月 1 日

一位资深麻醉医师和教师的思考

　　《麻醉学教育理论与实践》由美国一群具有丰富临床经验且对教学充满热情的资深麻醉医师撰写而成；我们翻译并推荐这本书，意在对麻醉医师成长为一个好老师起到一些启发和促进作用，期待出现更多的优秀临床麻醉老师助力麻醉专业薪火相传，更加强大。

　　年轻麻醉医师在临床实践过程中努力学习、勇敢实践、不断建立良好自信的同时，身边有位好老师何其重要；因为医学是一门需要不断被积累、总结、分享临床经验并付诸再实践、再总结、不断循环的科学。努力精准地服务好每一位患者是我们医师的追求，因为生命高于一切，生命没有暂停键、更没有重启键。对于奋进在努力确保患者手术麻醉安全及舒适与无残障生存路上的麻醉医师，相信在成长的路上都渴望有一位好老师，都希望自己是一位好老师；面对年轻医师成长中遇见的问题，能够带领他们迎刃而解、深刻总结并进一步分享；但真正成为一位优秀的老师并不容易，需要具备深厚的理论基础、优秀的临床思考处理问题的能力……还要热爱教学。

　　麻醉医师是一个优秀的群体。选择了麻醉医师这个专业，就意味着走上了一条必须活到老学到老的"不归路"，否则会愧对那一条条急待我们救治的生命。常年面对手术麻醉高风险的麻醉医师，需要在临床工作中摸爬滚打、一路学习总结，方能具备一身硬功夫，配合好合作团队，救治更多患者并共同迎接患者的好转归。如果积累的丰富的临床经验不能得到很好的分享，岂不是太可惜？年轻医师由于有好老师的指导而得以站在巨人的肩膀上前进，岂不是更加幸运？

　　教学是一个美妙的相长的过程，同时也是一个科学严谨、不断思考、撞出耀眼火花、与时俱进的过程。细到，老师需要带领年轻医师（医学生）熟悉环境（包括设备、用品、所有参与工作的医护）；例如在放射医学科、疼痛门诊对患者提供复苏支持，无疑与在心脏手术间不完全相同。细到，需要合理分配注意力，随麻醉期间工作负荷改变，对年轻医师注意力要求也随之改变，在实施麻醉和手术过程中教学时应该考虑到；期望住院医师在麻醉诱导后即刻或麻醉期间立即专心听讲并不合理，大多情况下应在工作压力减轻后有时间时再为住院医师开始进行教学。细到,需要反复强调必要时及时寻求帮助(寻求帮助并非软弱表现,大多数灾难性事件发生时,如尽早呼叫合适的人员及时援助且提供必备工具),利于成功救治患者。细到,需要再三提醒急救时指定领导者及其重要性;因为资历并不等同领导能力,最有能力做出决策的人来决定分配任务、任务执行顺序、相关职责人担任分领导者……因为让太多人在危急时竞争同一职责和/或无人负责均可致问题发生和出现严重不良后果。且领导者的权威性、领导者必须能接受信息并听取团队其他成员合理建议同等重要……

好的教学可起到醍醐灌顶的作用。培养出优秀的麻醉医师应具备丰富的临床知识(多方位学习),操作技能(不断观摩、实践、思考),判断能力(从自己和他人的经验教训中获得经验),适应能力(随时关注患者、术者、巡台护士、监测、急救药物及物资到位……)和在紧急情况下作出更精准反应的能力;这些技能以及人际沟通、团队领导力、思辨力需要在教学期间得到更好的教育培训,促进年轻医师在职业生涯中不断提高,达成青出于蓝而胜于蓝,此乃患者之大幸。好的老师的责任之一,还需为年轻医师创建一个充满好奇心的氛围,避免"猜我在想什么"的教学方式、避免教训或羞辱学习者导致其丧失信心……用心去组成一个严谨、专业、热情、有向心力的麻醉教育培训团队,是一个资深麻醉医师和管理者努力的方向。马尔克斯在他的《百年孤独》里写道:抓住机会,余生没有你想象的那么长。

非常感谢北京大学国际医院陈仲强院长的大力支持。非常开心向中国医师协会麻醉专业委员会第五届主任委员米卫东教授、美国华人麻醉医学会第16届主席黄佳鹏教授、中国非公立医疗机构首任主任委员王保国教授讨教选择书籍工作。非常感谢美国华人麻醉学教授们——Jeff L. Xu、Chris Lee、彭勇刚、李金蕾、王景平、麻浩波——对于翻译工作的大力指导和帮助。非常感谢北京大学国际医院麻醉科(我们的团队)、北京大学第三医院麻醉科(郭向阳教授团队)、首都医科大学三博脑科医院麻醉科(孙永兴教授团队)的老师们参与本书的翻译工作,大家普遍反映从中受益。非常感谢刘鲲鹏教授、孙永兴教授、王慧玲教授、史春霞教授细心地完成一校工作;非常欣慰地看到年轻的陈宣伶医师把统筹工作做得有声有色;感谢北京大学国际医院梁军副院长、科教部于峰主任、林燕丽副主任对我们教学的大力支持;非常感谢人民卫生出版社汪仁学老师的认真指导。更希望大家和我们一样喜欢这本书。

"你们继续向前,因为我们在这里。"谨以此书献给那些为麻醉医师的教育事业付出努力与心血的前辈们。

姚 兰

北京大学国际医院麻醉科资深麻醉医师

2021年9月1日

麻醉教学的标准化、高质化与科学化

麻醉学教育者需要对教学投入大量的时间和精力,需要不间断地评估麻醉医师的知识、技能和处理临床问题的能力。麻醉教育学本身是一门很有意思的学科,还需要严谨的教学科研来指导我们如何把知识传授给麻醉学生、住院医师和年轻医师。

我国的标准化麻醉教学已经全面展开。只有大力提高麻醉医师的教学能力,我们才可以保障教学的质量。没有好的老师,就难有好的学生。对于麻醉学的教育,我们要真正做到标准化、高质化和科学化;只有这样,我们未来的麻醉医师才是有保障的高质量医疗资源。

《麻醉学教育理论与实践》是由著名的美国麻醉教学专家撰写而成,北京大学国际医院团队和多位美国华人麻醉专家协同合作,从学习环境、测试、新技术、教育心理学、网络教学、反馈和教学质量等深层次为我们提供了新的教育理念、教学理论和临床实践。我们完全相信本书会为广大的麻醉学教育者提供帮助和启发。谢谢!

黄佳鹏

2021 年 9 月 1 日

作者名单

Frederic T. Billings IV, MD
Co-Director B. H. Robbins Scholars Program, Department of Anesthesiology, Vanderbilt University Medical Center and Assistant Professor of Anesthesiology, Vanderbilt University School of Medicine, Nashville, TN

Jeanna D. Blitz, MD
Assistant Professor and Director, Preoperative Evaluation Clinic, Department of Anesthesiology, Perioperative Care and Pain Medicine, New York University School of Medicine, New York, NY

Edwin A. Bowe, MD
Professor, Department of Anesthesiology, University of Kentucky College of Medicine, Lexington, KY

Amanda R. Burden, MD
Associate Professor of Anesthesiology, Vice Chair of Faculty Affairs, Director of Clinical Skills and Simulation, Cooper Medical School of Rowan University, Cooper University Hospital, Camden, NJ

Stephen F. Dierdorf, MD
Professor of Clinical Anesthesia, Department of Anesthesiology and Perioperative Medicine, Medical University of South Carolina, Charleston, SC

Amy N. DiLorenzo, MA
Assistant Dean for Graduate Medical Education and Senior Lecturer, Department of Anesthesiology, University of Kentucky College of Medicine, Lexington, KY

Brian S. Donahue, MD, PhD
Professor of Anesthesiology and Pediatrics, Department of Anesthesiology, Monroe Carell Jr Children's Hospital at Vanderbilt, Vanderbilt University Medical Center, Nashville, TN

John H. Eichhorn, MD
Professor, Department of Anesthesiology, University of Kentucky College of Medicine and Provost's Distinguished Service Professor, University of Kentucky, Lexington, KY

Robert Gaiser, MD
Professor and Chair, Department of Anesthesiology, University of Kentucky, Lexington, KY

Jason Gatling, MD
Associate Professor, Department of Anesthesiology, Loma Linda University Medical Center, Loma Linda, CA

Brian J. Gelfand, MD
Associate Vice-Chair for Educational Affairs and Program Director, Department of Anesthesiology, Vanderbilt University Medical Center and Associate Professor of Anesthesiology and Surgery, Vanderbilt University School of Medicine, Nashville, TN

Rebecca M. Gerlach, MD, FRCPC
Assistant Professor and Director, Anesthesia Perioperative Medicine Clinic, Department of Anesthesia and Critical Care, University of Chicago, Chicago, IL

Marc Hassid, MD
Assistant Professor of Anesthesia, Department of Anesthesiology and Perioperative Medicine, Medical University of South Carolina, Charleston, SC

Stephanie B. Jones, MD
Associate Professor of Anaesthesia, Harvard Medical School and Vice Chair for Education and Faculty Development, Department of Anesthesia, Critical Care, and Pain Medicine, Beth Israel Deaconess Medical Center, Boston, MA

Ryan Ivie, MD

Assistant Professor and Assistant Program Director Regional Anesthesia and Acute Pain Medicine Fellowship, Oregon Health and Science University, Portland, OR

Robert Maniker, MD

Assistant Professor, Columbia University School of Medicine, New York, NY

Susan M. Martinelli, MD

Associate Professor, Department of Anesthesiology, University of North Carolina, Chapel Hill, NC

Robina Matyal, MD

Associate Professor of Anaesthesia, Harvard Medical School and Staff Anesthesiologist, Department of Anesthesia, Critical Care, and Pain Medicine, Beth Israel Deaconess Medical Center, Boston, MA

Richard E. Mayer, PhD

Distinguished Professor, Department of Psychological and Brain Sciences, University of California, Santa Barbara, CA

Matthew D. McEvoy, MD

Vice-Chair for Educational Affairs, Department of Anesthesiology, Vanderbilt University Medical Center and Professor of Anesthesiology, Vanderbilt University School of Medicine, Nashville, TN

John D. Mitchell, MD

Associate Professor of Anaesthesia, Harvard Medical School and Residency Program Director, Department of Anesthesia, Critical Care, and Pain Medicine, Beth Israel Deaconess Medical Center, Boston, MA

Jordan Newmark, MD

Chairman, Department of Anesthesiology and Director (Interim), Pain & Functional Restoration Clinic, Alameda Health System, Adjunct Clinical Assistant Professor, Department of Anesthesiology, Perioperative and Pain Medicine, Division of Addiction Medicine, (by courtesy), Stanford University School of Medicine, Stanford, CA

Pratik Pandharipande, MD

Chief, Division of Anesthesiology Critical Care Medicine, Department of Anesthesiology, Vanderbilt University Medical Center and Professor of Anesthesiology, Vanderbilt University School of Medicine, Nashville, TN

Manuel Pardo Jr., MD

Professor and Vice Chair for Education and Residency Program Director, University of California, San Francisco, Department of Anesthesia and Perioperative Care, San Francisco, CA

Davinder Ramsingh, MD

Associate Professor, Department of Anesthesiology, Loma Linda University Medical Center, Loma Linda, CA

Matthew Reed, MD, MSPH

Assistant Professor, University of California Davis, Department of Psychiatry and Behavioral Sciences, Behavioral Health Clinic, Sacramento, CA

John J. Schaefer III, MD

Professor of Anesthesia and Associate Dean for Statewide Clinical Effectiveness Education, Department of Anesthesiology and Perioperative Medicine, Medical University of South Carolina, Charleston, SC

Randall M. Schell, MD, MACM

Professor and Vice Chair for Education and Program Director, Department of Anesthesiology, University of Kentucky College of Medicine, Lexington, KY

Edward Sherwood, MD, PhD

Vice-Chair for Research, Department of Anesthesiology, Vanderbilt University Medical Center and Cornelius Vanderbilt Chair in Anesthesiology and Professor of Anesthesiology, Pathology, Microbiology and Immunology, Vanderbilt University School of Medicine, Nashville, TN

Naileshni Singh, MD

Assistant Professor, Division of Pain Medicine, University of California Davis, Department of Anesthesiology and Pain Medicine, Sacramento, CA

Gary R. Stier, MD, MBA

Professor of Anesthesiology, Internal Medicine, and Critical Care, Department of Anesthesiology, Loma Linda University Medical Center, Loma Linda, CA

BobbieJean Sweitzer, MD, FACP

Professor of Anesthesiology and Director, Perioperative Medicine, Department of Anesthesiology, Northwestern University, Chicago, IL

John E. Tetzlaff, MD
Professor of Anesthesiology, Cleveland Clinic
Lerner College of Medicine of Case Western Reserve
University and Staff Anesthesiologist, Department of
General Anesthesia, Cleveland Clinic, Cleveland, OH

J. Scott Walton, MD
Associate Professor of Anesthesia, Department of
Anesthesiology and Perioperative Medicine, Medical
University of South Carolina, Charleston, SC

Glenn Woodworth, MD
Editor of Anesthesia Education Toolbox, Associate
Professor, and Director, Regional Anesthesia and
Acute Pain Medicine Fellowship, Oregon Health and
Science University, Portland, OR

目　录

第 1 章

创造（选择）一个最佳学习环境

Randall M. Schell and Amy N. DiLorenzo

我并非在教我的学生,只是试图创造供其学习的条件。

——阿尔伯特·爱因斯坦

前言

麻醉学教育工作者和认证机构倾注了大量精力,建立培训体系并对其定期进行评估,以评价麻醉科住院医师成为一名合格的执业医师必须具备的知识和技能。教学方法(如主动学习,参见第 15 章;测试强化学习,参见第 18 章)更多用于告知和指导教师如何传授教学内容。但优秀的教育工作者能认识到,有许多事情会影响麻醉学员,而不仅仅是教师教什么和如何教。授课"地点"即为学习环境——学习背景或布局——麻醉课程所在的传授地点。

麻醉科住院医师开始住院医师培训后会将其个人技能、知识基础、职业道德、工作态度融入健康服务体系、培训计划和医疗机构的大环境中。在培训过程中,住院医师周围日常生活的大环境会对其成为一名合格的执业医师(包括其未来表现)产生很大影响。认证机构(美国医学院协会,Association of American Medical Colleges,AAMC;美国毕业后医学教育认证委员会,Accreditation Council for Graduate Medical Education,ACGME)对该情况心知肚明[1]。

学习过程不能脱离其物理、社会和心理环境(教师教学和住院医师学习环境的氛围或文化)。教学不仅要创造最佳学习环境,还要创造传授知识或分享技能的环境。

什么是"学习环境"？

学习环境的特征不只是物理构造、设备、教室、和可用的技术[2,3]。学习环境包括学习过程所处的条件(社会、情感、智力)和周围环境(物质),是指教师传授知识的地方而非传授的内容。其他学员、教师、住院医师培训计划、课程、科室、医疗服务体系等均会影响麻醉住院医师个人的学习环境。学习环境亦受麻醉科住院医师个人的影响,包括许多动态且难以量化的相互交织的诸多因素。"学习氛围"一词的含义包括监督质量、指导教师、空间场所及工作和学习的环境等要素。

　　不同的学习者对同一学习环境的体验感可能存在差异。举例来讲,假设两名住院医师在一次讲座中并排落座,他们所处的物理环境是相同的,正在听同一位讲者的同一个讲座。一名住院医师与教师关系良好,对学习环境持非常正面的评价。另一名住院医师在前一天与教师有不良互动,因此对学习环境持负面评价。由此看来,最佳的学习环境或学习氛围可以被定义为"学习者本人学习的最佳条件"。

学习环境组成要素

　　住院医师是能影响宏观学习环境的许多微观学习"环境"因素之一。宏观学习环境包括许多能对学习者产生影响的物质和社会文化因素(图 1-1)。

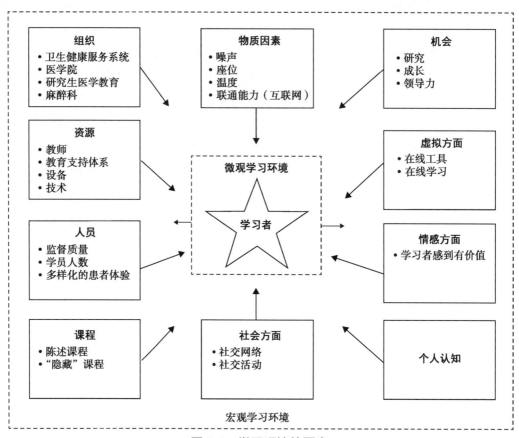

图 1-1 学习环境的要素

学习环境的要素包括但不限于：

1. 组织机构（如医疗健康服务系统、医学院、医学研究生教育、麻醉科）
2. 资源（如教师、教学资金支持、模拟器、设备、技术）
3. 人员（如质量监督、学生人数、学习过程中所能接触到的患者类型）
4. 教学或学习活动（如讲述或书面课程）
5. 社交方面（如教师角色模型、社交网络、活动）
6. 个人认知（如对工作量、教职人员、同学的看法）
7. 情感方面（如对自身价值的认知）
8. 基于网络方面（如在线工具、播客、电子学习，参见第 16 章）
9. 机会（如研究、成长、领导力）
10. 物理因素（如噪声、温度、座位）
11. 隐性课程（如医学学习中隐性、不成文、心照不宣的方面，参见第 19 章）

在复杂的教学环境中，教师（包括行动、态度、热情和兴趣）是最具影响力的变量之一。

学习环境亦分为三大领域：

1. 个人发展或目标方向方面：明确学习目标、相关学习内容、建设性批评意见
2. 关系方面：开放性沟通、友好、社交和人际支持、凝聚力和精神感受
3. 体系维护和体系变化方面：有序、明确的期望值、对改变的深思熟虑的反应、组织架构、角色明确性、教师控制力、学生影响和创新、工作压力和舒适程度

将来，我们可能会更好地理解学习环境的构成要素，理解哪些方面对教学最为有利，并且更好地定义教师和学习者的角色，更好地理解学习环境不仅可提高学习者的知识、技能和态度，还可改善患者治疗过程的安全性和治疗质量。

学习环境的重要性

一般而言，医师行为受两个主要因素的影响：①如何获得报酬；②如何接受培训。积极的培训环境有助于麻醉科住院医师取得成功，影响医师的行为，树立人性化的医学观，改善健康状况，减少职业倦怠感，并树立高度安全和优异质量的典范。

培训期间，住院医师周围的学习环境可能会对患者治疗预后和培训结果产生明显影响。最近的一项研究表明，如果住院医师在患者并发症发生率较低的医院完成医学教育培训，在其职业生涯中治疗的患者会有更好的预后[1]。学习环境会对个体医师职业素养产生影响，而且医学教育的学习环境能够塑造患者

的治疗环境,上述发现已经得到 AAMC 和 ACGME 的认可,并导致其目前积极采取措施来改善临床学习环境。

　　AAMC 关于学习环境的声明中指出:"我们相信,医学教育的学习环境能够塑造患者的治疗环境。对患者最高质量的安全有效的治疗及有效且适当的教学植根于人类尊严中⋯⋯我们致力于塑造一种植根于尊重所有人的教学文化。培养坚韧、卓越、富有同情心和正直的品质,使我们能够在建设性合作、相互尊重和人类尊严基础上创建为患者治疗、研究和学习的环境。"[1]AAMC(AAMC 优化研究生医学教育 2014)在美国医学院、教学医院、卫生系统的五年路线图中提出,将确定最优学习环境和学术机构教职工最佳工作环境的关键要素列为优先目标。第四个优先事项是"确定和塑造 AAMC 成员机构的最佳学习环境",第五个是"改善教师的环境"。

　　美国毕业后医学教育认证委员会意识到住院医师和专科住院医师学习的临床环境直接影响其培训质量(CLER 2016 年执行摘要)[4]。临床学习环境回顾性评估(CLER)是由美国临床医学教育学会于 2012[2] 年设立,旨在评估美国临床医学教育学会认证的住院医师和专科住院医师项目所在医院、医疗中心、门诊治疗场所的临床医疗环境,并提供系统性反馈意见。CLER 提供系统性反馈并告知研究生医学教育(GME)和行政领导(机构),从以下六个主要方面评估医疗机构的临床学习环境:

1. 患者安全性
2. 医疗服务质量,包括医疗服务差距
3. 治疗转换
4. 监督
5. 疲劳应对方案、疲劳缓解措施和工作时间
6. 专业性

　　在学习环境中有许多因素能影响学习者的学习效果。环境的氛围(即尊重、欢迎、讽刺、嘲笑)通过动机和情感的变化会影响到学习过程及表现。情绪会扰乱认知过程(如愤怒、焦虑)或促进认知过程(如积极的反馈、感情交融)。要重视树立良好的角色模范的重要性,学习者通过观察模范角色的做法来学习态度(参见第 19 章)。一种支持性的、以学习者为导向的文化在培养合格的医师中发挥相当重要的作用。研究生医学教育要想做到真正优秀的地步,就必须融入最佳的临床学习环境。

---

(1)　https://www.aamc.org/download/408212/data/Learningenvironmentstatementdownload.pdf(2017 年 11 月 18 日访问)。

(2)　www.acgme.org/What-We-Do/Initatives/Clinical-Learning-Environment-Review-CLER(2017 年 11 月 18 日访问)。

最佳学习环境:授课和临床

　　理想学习环境的基础是建立在一个关怀同情的文化环境中的对患者安全的保障和对学员及指导者的支持。表 1-1 列出了最佳学习环境的一些特征。

表 1-1 最佳学习环境的特征

医疗机构和麻醉科

明确指出教学任务的重要性

分配资源以充分支持教学任务

作为教学任务的一部分,提供系统性的学习、评估、反馈建议

接触多种类型患者,优化工作时间,并对学员适当进行监督和赋予其自主性

有效解决学员关注的问题

理解教师和学员身心健康的重要性,支持培训计划中的健康举措,培养具有意义和目的、相互欣赏和具备团队合作意识的个体

建立一个积极、有利的社会环境

不断重新评估其教学任务,评估教学成果,并在必要时加以调整

教师

对教学持积极态度,为学习创造积极的环境氛围

在安全、有效、系统化的患者治疗方面发挥模范作用

在职业精神、人文精神和健康方面发挥模范作用

予以监督并赋予学习者适度自主权

为学员提供个性化的具体反馈意见

坚决服从机构交代的教学任务

学员

在患者治疗和学习方面力争上游

感觉受到欢迎、关心和情感上的支持

尊重多学科患者治疗团队中的教师及其他人

安全舒适地表达自己想法

对学习环境进行批判性评价,并对反馈意见根据需要做出调整

鼓励判断自身需求,发展学习目标,执行学习计划,并对学习过程进行自我反思

业绩 / 成果

在授课中营造学习的氛围

为授课创造环境和氛围与传授知识同样重要。学员的舒适感和安全感、教师的热情、教师和学员间的相互尊重,对于营造一个积极的学习环境都至关重要。

图 1-2 所示为在学习环境中优化知识获取的过程和科学性方法。

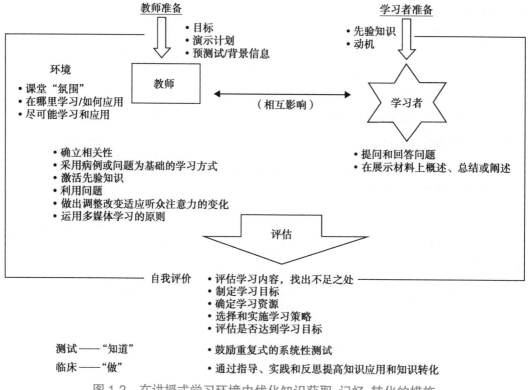

图 1-2　在讲授式学习环境中优化知识获取、记忆、转化的措施

为了获得最佳学习效果,学员、教师、环境和评估必须融合在一起,麻醉教学人员需制订一个全面的教学计划。重点是让学员记住(记忆)并将知识转化为实践,从而提高操作技能和临床实践能力。

教师和学员需为学习过程做好充分准备。优秀的教师了解教学过程的核心是学习和学生,而非教学和教师。应预先定好学习目标,教师应避免就某一主题提供过于详尽的内容。背景信息(如短播客、视频讲座、重要文献)可用于互动学习环节(强调知识直接应用于实践)的准备工作中。

每位学习者均将自身具备的知识带到学习环境中。学习者应该在互动教学环节之前利用教师提供的教学内容,该部分内容可以提供相关知识或激活既往掌握的知识。

动机会成为学习的动力。以下几点能增强学习动机:①学习者认识到拟定学习主题和信息与其目前在临床实践中需了解的知识相关;②学习者了解其将要学习的知识随后将接受评估,且相信具体行动(如参加教学会议、学习)会产生预期的结果(如通过测试、获得临床能力);③教师对教学主题充满热情。

相较学习环境、背景,学习时机亦相当重要。做到以下几点,学习更有可能获得成功:

1. 学习者或教师没有其他竞争压力

2. 在获取知识后尽可能及时加以应用(学习并即刻加以应用)

3. 课堂 "气氛" 是指学习者不担心 "犯错",且学习者信任教师(如拒绝单一的答案、支持)

4. 拟定教学环节持续时间合理

5. 学习环境和应用环境应大致类似("在特定环境学习")。如果学习者的目标是在真实环境中回顾和应用所学知识,那么学习环境尽可能接近真实的临床情况就相当重要(如在沉浸式模拟培训环节中学习恶性高热相关知识 VS 听恶性高热相关主题授课)

在教师和学员作好准备后,在合适的学习环境中,教师和学员分别作好指导和学习准备。教师在课程开始时可告知学生应从课程中学到的内容(如学习目标)和提供考试条目的示例来激励和指导学习者。通过听众反应系统(ARS)的问题进行取样调查,可对学员既往知识掌握程度进行评估和激活(参见第 15 章),并且在介绍新的学习内容前,对之前熟悉的内容进行一个简短的回顾。在学习过程中,指导认知性学习的技巧包括以下几点:

1. 建立相关性:告诉学员所学知识与其将来成为麻醉医师后的职业素养息息相关

2. 如何学习知识:重点放在基于案例的学习和基于问题的学习,因为通过专业问题或临床情况学习更容易掌握知识

3. 激活既往掌握的知识并协助编码记忆:使用类比、比较、对比,并举出与学生现有知识相关的例子,以确保新的学习内容被置于学生已理解的环境中,从而更有可能被编码到长期记忆中

4. 利用问题:在每节课前提出问题(如 ARS、苏格拉底式),让学生关注能解答问题的部分内容,并在每节课后提出问题,帮助学生注意到课堂中最重要的信息

5. 定期活动(改变)来吸引观众的注意力:成人学员一次可以集中注意力15~20min,并且仅仅是在讲课开始阶段。在演讲材料中自然停顿时总结已学到的知识,并在整个演讲期间的关键点上进行提问(如 ARS),这些均为有效改变的

例子

6. 运用多媒体学习的原则(参见第 14 章)：采用口语式风格、在演示中使用文字和图片组合、应用轮廓或标题等空间布局来帮助学习者组织信息和增强记忆力、突出显示重点内容(如采用颜色、字体、粗体)来强调课程中的文字或概念、用口头描述伴随视觉效果而非仅仅是屏幕上的标题,还要注意使屏幕或页面上的文字和图片相互接近而非彼此远离

通过演示资料中对问题的回答、概述、总结或阐述,促进、督促学习者进行学习并巩固其所学知识。

如果做到以下几点,学生会更好地掌握所学知识：

1. 将演示应用于教学环节,而不仅仅是一种正式的讲座形式

2. 该环节包括应用多种方法(图像、数字、图片、案例、问题、提问)在内的互动式学习方式

3. 强调知识的实际应用

4. 应用重复式的形成性测试

研究指出,通过重复性练习或形成性测试获得的知识超过了通过反复学习获得的知识,尤其是如果测试是间断进行的情况下(参见第 18 章)。该方法的实际应用是让学员在多种场合下应用示例练习进行提问或测试以便更好地掌握知识,而不是简单地对某一主题反复进行学习。为了将知识更好地应用或转化于临床实践,指导、实践和思考是学习中的几个必备方面。

在手术室营造学习氛围

麻醉的临床教学有很大一部分内容是在包括手术室在内的围手术期场所进行的培训[5]。但该学习环境中的许多方面对有效学习起了阻碍作用。

在手术室内进行教学(参见第 5 章和第 7 章)有一定要求,需要在教学活动与确保患者安全之间进行权衡。手术室内的学习环境经常充满压力和噪声,缺乏对学习者隐私的保护,无法预测教学的时间分配。因患者治疗导致学员产生的高度焦虑状态是学习的障碍,会转移学生的注意力,降低学习效率；住院医师不愿意挑战医院内固有的等级体系；负面效应的等级体系,即承载着担忧和威吓的制度,不仅会对住院医师的学习效果产生负面作用,还会对患者安全和团队运作产生不良影响,不应容忍其存在。

优秀的临床教师具备临床胜任能力,对教学充满热情。其教学思维清晰,条理明确,利用多种教学方法,能够自我思考,针对学习者的知识水平确定个体化教学方案,对学生亲切友好,为人正直且对他人充满尊重。

框 1-1 列出了针对手术室环境中的教师提出的一些建议。

框 1-1 围手术期环境中的教师应做到以下几点:
- 设定明确的目标
- 询问学生当天想学习的内容
- 进行充分的监管
- 对学生要做出及时反应
- 提供有意义、具体及时的反馈
- 创造一个压力低的学习环境,其中的不确定性和错误做法可作为教学的时机
- 对学生走向独立操作过程中的进步,表现出真诚的关切

创造手术室内最佳学习环境的出发点是教师对所教内容充满热情,并渴望将这种热情传递给学员。教师要对学生进行充分的监管并对学生及时回应,这样可以减轻学生的工作压力和由此造成的系统化学习过程中的注意力分散。

当住院医师选择其感兴趣的主题,当学习的主题能直接应用于临床,当教师考虑到手术室内临床学习环境的各个方面时,手术室教学可能会变得更有效率。

评价麻醉教学的学习环境

住院医师对培训质量的认识与培训相关事项(接触患者、教学)、师资素质、团队合作程度和社会环境有关。学员对教学环境质量的认知影响其参与性、满意度、成功和动机。但是,住院医师对住院医师培训计划不同方面的重视程度大相径庭,经常对工作环境的条件更不满意,而工作环境中的条件应该比教学环境中的条件更容易解决(计算机系统、文书支持)。由此可见,对学习环境进行定量或定性测定相对困难,因其不太可能是静态的,每位学生对学习环境的体验也不会相同。

住院医师对学习环境的评价是住院医师培训认证的重要因素,也是住院医师满意度评价的关键预测因子。ACGME 住院医师 / 专科医师年度调查(框 1-2)是对住院医师培训项目的学习环境进行评估的有效工具。ACGME 教职工年度调查的重点是教师对学习环境的看法,确定住院医师与教职工调查结果是否一致是一个有益的结果。ACGME 住院医师调查和教职工调查的结果对评估科室学习环境是非常有用的参考。

ACGME 于 2012 年建立了 CLER[3],作为继发认证系统(NAS)的一部分,向 GME 和机构执行领导层提供反馈,通报临床学习环境的六个主要领域(框 1-3)

---

(3) www.acgme.org/What-We-Do/Initatives/Clinical-Learning-Environment-Review-CLER(2017 年 9 月 14 日访问)。

框 1-2　在 ACGME 住院医师 / 专科医师调查中评估学习环境的内容

- 临床经验和教学
- 教职员工
- 评估
- 教学内容
- 资源
- 患者安全
- 团队合作

框 1-3　CLER 类型

- 患者安全
- 健康服务质量,包括健康服务差异
- 治疗转归
- 监督
- 疲劳管理、减轻疲劳和规范值班时间
- 专业精神

　　回顾性资料特别有助评价该机构的临床学习环境状况。

　　近来,有学者对评价临床学习环境状况的一些工具进行了总结[6,7]。其中几种工具是用来测量学员对教师、教学、氛围、学业的自我认知和社会自我感知的。这些评估工具包括研究生医院教学环境测试法(PHEEM)、麻醉间教学环境测试法(ATEEM)、手术间教学环境测试法(STEEM)、荷兰住院医师教学氛围测试法(D-RECT)和邓迪准备教学环境测量法。(DREEM)。DREEM 是一个涉及五个领域的 50 项调查问卷(①学生对教学的看法;②学生对教师的看法;③学生对学业的自我认知;④学生对学习气氛的看法;⑤学生的自我认知),用来评估卫生专业教学计划中的教学环境。近来,其被用来评估麻醉科住院医师对教学环境[8]的看法,并评估住院医师培训年限与学习环境认知间的关系。研究的学习项目总体上呈正面评价,令人感兴趣的是,培训年限与 DREEM 整体评分或 5 个领域的子分数之间并无相关性。

　　调查或问卷以及与教师和学员的重点访谈,有助快速形成对学习环境的简要印象。亦可用于评估正式和非正式课程的一致性以及单个部门的优劣势。因素分析通常标明,教学质量、指导者的指导、社会支持都是相当重要的因素。

选择学习环境：教师与学员

　　许多关于学习环境或文化的讨论,开始于已具备学术地位的教师(教职员工)或已在住院医师培训计划中的学员。创建学习环境并不一定是时间上或空间上的选择,从各种学习环境中选择您希望加入的环境相当重要。在学习环境中,追求卓越的人如何确定教学和培训是组织架构中有价值的一部分呢?

教学环境中的一些要素可用来帮助担任学术任职的麻醉医师评估学习环境,如表 1-2 所示。

表 1-2　即将成为教师的医师用于评估学习环境的一些教学环境要

健康服务机构任务说明
医学与研究生医学教育学院(GME)任务说明
麻醉学系任务说明
医疗机构和科室医师调查结果
GME 学习环境调查结果
科室对教学的承诺方式(时间、财政、技术、设备)
在临床与教学发生冲突时,本科室曾采取的措施
对学员的监督方式
教师进修培训的指导和记录
对健康的关注和重视(受欢迎程度、价值、情感支持、对个人 / 学习者各个方面的关心)
行政领导将教学置于首位的具体例子
学术教员的任职记录
在需要调整时采用反馈性意见指导调整的模式
社会活动频率
个别教员或项目失败后的处理措施示例
提出关切问题(治疗标准、教学)后而不担心存在不利后果的例子,及时有效的处理这些关切问题的范例
行政领导如何要求提供反馈性意见及如何利用相关反馈结果实现积极转变的范例

希望选择最佳学习环境、参与麻醉住院医师规范化培训(规范化培训)计划的医学生,应该多询问正在参与规范化培训项目的住院医师和教师并咨询相关情况,类似于前述的即将成为教师的医师所关注的几方面问题。学生的问题应重点关注表 1-3 所列的内容。

表1-3　即将成为住院医师的医学生用于评估学习环境的一些教学环境因素

培训计划认症状况

具备指导资格的教师

科室内为住院医师健康采取措施的例子

科室内支持学习困难者的例子

科室致力于教学发展的证据

培训计划获得反馈的方式并利用反馈意见做出改变的例子

对学员和教师调查结果的回顾 ACGME 年度住院医师调查报告,ACGME 年度教师调查报告:www.acgme.org/Data-Collection-Systems/Resident-Fellow-and-Faculty-Surveys,2017 年 11 月 19 日访问。

健康与学习环境

临床工作量的增多,多专业团队间的沟通困难,学员缺乏支持和指导及与医学实践相关的心理压力等,不仅会影响学习环境和学习效果,而且还影响住院医师的身心健康。

过去数年间,美国医师职业倦怠感和对工作与生活平衡的满意度呈恶化趋势,一半以上的美国医师目前感到精疲力竭[9]。

麻醉医师报告职业倦怠的比例略高于整体医师的平均水平,麻醉科住院医师概莫能外。在一项研究中,对麻醉科住院医师过去两周的情况作调查,其中 22% 人的严重抑郁障碍筛查指标呈阳性结果,5% 的人报告有自杀倾向,该比例高于美国人口中同龄人的两倍。此外,相较低风险受访者,高倦怠感和抑郁风险的受访者在过去一年中出现较多的用药错误事件。该情况表明,职业倦怠在一定程度上会导致患者安全性降低[10]。

ACGME 的 CLER 计划提出了一个期望,即各医疗机构每年都要对住院医师进行如何降低职业倦怠的相关教育,并对相关指标进行测试。为了努力改善与健康相关的住院医师学习环境,可以首先关注马斯拉克六类工作压力领域,这些因素与职业倦怠感有关(框 1-4)。

框1-4　与职业倦怠相关的马斯拉克(Maslach)六类工作压力领域

1. 工作量:工作需求的程度会影响到个人生活、社会压力及体力和智力对工作负荷的要求
2. 控制:做出选择和决定、解决问题和为履行职责做出贡献的机会
3. 贡献和奖励之间的平衡:因你对工作的贡献而获得的认可、经济和社会表彰
4. 社区:工作的社会环境的质量,包括你与领导、同事、下属和被服务者的关系
5. 公平性:组织对每位成员表现出一致性和公平性的程度,或在工作中公正和尊重的程度
6. 价值观:其为专业带来的个人价值观与其所在组织固有的价值观间的一致性

麻醉住院医师培训计划的领导层应采取的健康保障措施(图 1-3),这些措施能培养住院医师的存在感和目的感及相互欣赏和团队合作精神。

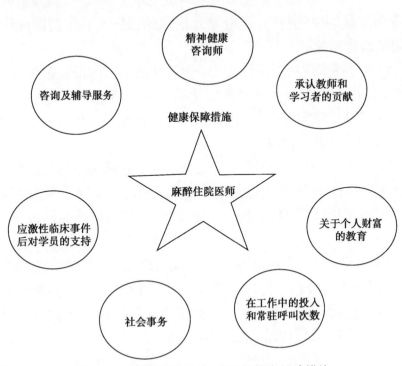

图 1-3　在培训期间对住院医师健康保障措施

以下为切实可行的建议:①能预约到非本机构的精神卫生咨询人员(精神病医师、咨询服务人员)的预约;②为存在生活压力的人员提供咨询或辅导服务;③在学生面临高压性临床事件(如手术室内患者死亡)后,科室为其制订系统性应对措施;④为工作之外的社会性联系提供机会;⑤让学习者对工作有一些控制感,尽可能输入工作和电话表;⑥提供关于个人理财方面的教育(经济压力与职业倦怠和生活质量下降有关);⑦对教师和学生的辛勤工作和贡献经常给予相互认可。

总结要点

- 学习环境包括学习条件(社会条件、情感条件、智力条件)和学习环境条件(物理条件)
- 学习环境的要素包括组织、资源、人员、课程(陈述和隐藏)、社会方面、情感方面以及物理因素
- 因为学习过程不能脱离物理、社会和心理环境,所以教学不仅是传递知识

或分享专业技能,也是为了创造最佳的学习环境

- 积极的培训环境有助麻醉科住院医师取得成功,影响医师的行为,树立人性化的医学处理方式,从而改善住院医师的健康状况和减少倦怠感,并在学员身上建立安全和质量的模范行为,这会导致培训结束毕业后住院医师建立类似的安全和质量实践行为模式

- 最佳的学习环境或氛围可被称为"学员能够学习的最佳条件"。

- 一种支持性的以学习为导向的文化是一种环境,在该环境中,学习者受到欢迎、重视、参与设计和实施自己的学习计划,获得情感上的支持,医疗团队成员间互相尊重、共享、友善和合作

- 在讲授式教学环境中,做到以下几点更可能获得满意学习成果:①学员或教师没有其他竞争性职责;②知识学习和临床应用在时间上尽可能接近;③课堂"氛围"鼓励学员询问和信任教师;④拟定的教学环节持续时间较短;⑤利用循证教学方法。

- 临床(手术室)的学习环境在以下情况得以改善:教师对正在教授的内容充满热情,并渴望将这种热情传递给他人;教师和学员共同的目标是追求满意的治疗效果和住院医师学习效果;专业精神和相互尊重;充分的监督;努力减少工作环境中的噪声;减少学习者的焦虑情绪;利用患者病情 / 条件来指导短时间学习机会的系统化学习模式。

- 用于衡量或评估学习环境的工具包括:ACGME 年度住院医师 / 专科医师调查报告(住院医师评估)、ACGME 年度教师调查报告(教师评估)、ACGME CLER(机构评估)和评估学习环境自我认识的调查工具(即 DREEM)。

- 评估学术职位的麻醉医师或参与住院培训计划的医学生可以使用教学环境中的选定要素(即任务说明、调查结果)和访谈来确定教学和培训是否是组织文化的重要组成部分和能否用来评估学习环境

- 麻醉医师报告职业倦怠的比例略高于其他医师的平均水平,而职业倦怠会导致患者安全性降低。科室内的健康保障措施重点放在马斯拉克六类工作压力领域:工作量、控制、努力和奖励之间的平衡、社区、公平性和价值观。

总结

优秀的教师会尽力而为来营造一个积极的学习环境。认证机构亦认识到住院医学教学中学习环境的重要性。2016 年,ACGME 发起了一个新的共享学习合作项目,作为规模更大的 CLER 计划中的一部分。该项合作名为"在临床学习环境中追求卓越",旨在改善医院、医疗中心和日间医疗场所的教学实践和患

者治疗,住院医师和专科医师能够在上述场所进行正规的临床培训。其目标是推动全国范围内患者治疗效果和临床学习环境的广泛改善[10]。

住院医师通过培训过程成为合格的从业者,既与其自身的聪明才智、努力工作有关,也与其培训期间的日常提供的学习环境有关。

——T. Hoff(学术医学 2004)

我认为,不能夸大非正式社会因素在促进科学发展和学习方面的重要性。

——Abraham Flexner 1930 年

(赵欣、张苓 译,Jinlei Li 校)

参 考 文 献

1. D. A. Asch, S. Nicholson, S. Srinivas et al. Evaluating obstetrical residency programs using patient outcomes. *JAMA* 2009; 302: 1277–83.

2. R. Isba. Creating the Learning Environment. In K. Walsh, ed. *Oxford Textbook of Medical Education.* Oxford: Oxford University Press, 2013; 100–10.

3. J. P. Hafler, A. R. Ownby, B. M. Thompson et al. Decoding the learning environment of medical education: A hidden curriculum perspective for faculty development. *Acad Med* 2011; 86: 440–4.

4. ACGME. Clinical Learning Environment Review (CLER). National Report of Findings 2016 Issue Brief No.1: Executive Summary.

5. L. Viola, D. A. Young. How to teach anesthesia in the operating room. *Int Anesth Clin* 2016; 54: 18–34.

6. D. Soemantri, C. Herrera, A. Riquelme. Measuring the educational environment in health professions studies: A systematic review. *Med Teach* 2010; 32: 947–52.

7. N. A. Smith, D. J. Castanelli. Measuring the clinical learning environment in anaesthesia. *Anaesth Intensive Care* 2015; 43: 199–203.

8. E. Riveros-Perez, R. Riveros, M. Zimmerman, A. Turan. Anesthesiology residents' perception of educational environment: Comparison between different years of training. *J Clin Anesth* 2016; 35: 376–83.

9. T. D. Shanafelt, O. Hasan, L. N. Dyrbye et al. Changes in burnout and satisfaction with work-life balance in physicians and the general US working population between 2011 and 2014. *Mayo Clin Proc* 2015 Dec; 90: 1600–13.

10. G. S. De Oliveira, R. Change, P. C. Fitzgerald et al. The prevalence of burnout and depression and their association with adherence to safety and practice standards: A survey of United States anesthesiology trainees. *Anesth Analg* 2013; 117: 182–93.

拓 展 阅 读

1. K. D. Holt, R. S. Miller, I. Philibert et al. Resident's perspectives on the learning environment: Data from the Accreditation Council for Graduate Medical Education resident survey. *Acad Med* 2010; 85: 512–18.

2. Association of American Medical Colleges. AAMC Statement on the Learning Environment. 2017. www.aamc.org/initiatives/learningenvironment/ (accessed November 18, 2017).

3. M. C. Holt, S. Roff. Development and validation of the anesthetic theatre educational environment measure (ATEEM). *Med Teach* 2004; 26: 553–8.

4. M. Mitchell, M. Srinivasan, D. C. West et al. Factors affecting resident performance: Development of a theoretical model and a focused literature review. *Acad Med* 2005; 80: 376–89.

5. J. Schonrock-Adema, T. Bouwkamp-Timmer, E. A. van Hell, J. Cohen-Schotanus. Key elements in assessing the educational environment: Where is the theory? *Adv Health Sci Educ Theory Pract* 2012; 17: 727–42.

6. M. L. Jennings, S. J. Slavin. Resident wellness matters: Optimizing resident education and wellness through the learning environment. *Acad Med* 2015; 90: 1246–50.

7. T. J. Hoff, H. Pohl, J. Bartfield. Creating a learning environment to produce competent residents: The role of culture and context. *Acad Med* 2004; 79: 532–40.

8. M. D. Bould, S. Sutherland, D. T. Sydor et al. Residents' reluctance to challenge negative hierarchy in the operating room: A qualitative study. *Can J Anaesth* 2015; 62: 576–86.

9. T. D. Shanfelt, O. Hasan, L. N. Byrbye et al. Changes in burnout and satisfaction with work-life balance in physicians and general US working population between 2011 and 2014. *Mayo Clinic Proceedings* 2015; 90: 1600–13.

10. T. J. Daskivich, D. A Jardine, J. Tseng et al. Promotion of wellness and mental health awareness among physicians in training: Perspective of a national, multispecialty panel of residents and fellows. *J Grad Med Educ* 2015; 7: 143–7.

第 2 章

麻醉学教育中的学习风格

Randall M. Schell and Amy N. DiLorenzo

引言

　　按照学习风格从分析方法的角度在理论上可将学习者分为不同类型或群组。学习风格理论的起源可追溯至迈尔斯 - 布里格斯类型指标（Myers-Briggs type indicator，MBTI）测验，后者由精神病学和精神分析学家荣格（C. G. Jung）的学说发展而来。MBTI 将人群分为几种类型（如内向型和外向型），该方法从 19 世纪 40 年代开始流行至今（框 2-1）。

框 2-1　基于下述四类特征分类的 MBTI 人格类型，16 种不同人格类型如下述（用四个字母标志，每个字母代表一个特征）：

四种特征
- 精力支配（focus）：外向（extraversion，E）/ 内向（introversion，I）
- 认识世界（information）：感觉（sensing）/ 直觉（intuition）
- 判断事物（decisions）：思维（thinking）/ 情感（feeling）
- 生活态度（structure）：判断（judging）/ 知觉（perceiving）

　　虽然缺乏客观的研究支持将人分为不同性格群体这一观点，但确定自己的人格类型和属于哪种类型人群的看法却日渐流行，并促使基于人格类型的学习风格评估的发展。

　　本章将讨论与学习风格相关的背景知识，强调目前缺乏证据支持学习风格假说，即教学指导模式应适应学习者的风格，建议麻醉学教育工作应重点关注循证教学方法［即主动学习（参见第 15 章）、测试增强学习和间隔学习（第 18 章）］，其能使学习者获益而不受学习者学习风格偏好的影响。

学习风格

　　个体具有不同的学习风格学说，是指不同人群以不同方式来获取信息（表

2-1)。学习风格理论的核心包含两层含义：不仅学生可按其偏好的学习方式被归入不同类型或群组，而且与其偏好的学习方式相适合的教学指导将改进其总体学习效果（如视觉型学习者采用视觉教学）。

表 2-1　学习风格和信息获取方式示例

类型	信息获取方式示例
视觉型学习者	图片和图形 计算机辅助学习 书面指导
听觉型学习者	口头阅读 收听播客、磁带、CD 讨论、对话、辩论
触觉型学习者	动手学习（实验室、技能学习） 边做边学（四处观察、锻炼） 喜欢触摸或操作正在学习的东西
主动型学习者	喜欢做事、讨论或解释，而非倾听和观察团队比赛
反思型学习者	反思观察 行动前花时间安静地思考概念

目前已提出了 70 多种不同的学习风格组合，将人群个体分别归入广泛多样的类别[1]。关于学习风格的最流行的观点之一，是将每种不同学习风格等同于个体获取信息所偏好的感官方式（视觉、听觉、动觉）。

目前已有大量已发表的研究和含有商业性学习风格测验链接的网站，致力于学习风格的研究和推广。现有两篇关于学习风格的颇具影响力的文章，包括几位出色的认知心理学家受委托对学习风格相关科学证据进行评估和一篇有关学习风格文献的重要综述[1,2]。另外，在毕业后医学教育领域（如外科、儿科），已完成了数项有关住院医师学习风格偏好的研究。这些文献尝试，将学习风格偏好与住院医师各方面表现联系起来。采用关键词"麻醉学教育、学习风格"在 PubMed 上进行检索（2017 年 11 月 7 日访问）发现，还缺乏公开发表的相关研究和综述性文章[3]。

学习风格的评估

如果询问学生，他们愿意主动告知其更喜欢的信息呈递方式和学习方式。目前有大量种类繁多且基于广泛差异维度建立的学习风格模型。2004 年，有学者列出了一份包含 71 种评估量表的非完整清单[1]，其中最流行的一些量表包括：

- VARK：视觉（visual）、听觉（aural/auditory）、读 / 写（read/write）、动觉（kinesthetic）（http://vark-learn.com/introduction-to-vark/the-vark-modalities/，2017 年 11 月 15 日访问）
- Kolb 学习风格量表；异化、同化、归纳，和适应（http://store.kornferry.com/store/Lominger/en_US/pd/productID.5124936000，2017 年 11 月 15 日访问）
- Dunn 和 Dunn 学习风格模型（www.learningstyles.net，2017 年 11 月 15 日访问）
- Honey 和 Mumford 学习风格问卷；行动者、理论家、实用主义者、反思者（www.talentlens.co.uk/assets/Lsq/downloads/Learningstyles-helpers-guidequick-peek.pdf，2017 年 11 月 15 日访问）

学习偏好的存在并不意味着，其在教育学上具有价值或针对个体学生制订的最佳教育指导方式需要考虑该学习偏好。

学习风格的流行程度和吸引力

随着学习风格被普通大众和部分教育者广泛接受，相应的方法无处不在。各种学习风格测验的商业提供者亦积极推动该方法。

学习风格方法的流行和普及归因于该方法的有效性或其他可能因素。人们喜欢通过分型认知自身和他人，并且希望与众不同。更好地理解自身和他人，找出学习者个体间的重要差异，并将学习者视为独特的个体是值得赞赏的做法。下述想法亦具有吸引力：如果教师采用与学习者个人学习风格相匹配的教学方式，所有人均有可能有效而轻松地学习。教师和设计教育课程的人更密切地关注学生个人的学习风格，并围绕其风格设计教学方案被认为是非常具有吸引力的想法，但尚无证据表明该方法是更有效和促进更佳学习效果的措施[2]。

根据个人学习风格定制教学指导方式

如果将学习风格假说纳入个性化教学方式中，那么教学者将对学习者应用一个或多个评估工具（如 VARK、Kolb 学习风格量表）来确定其学习偏好模式（图 2-1），并根据学习者的学习风格来制订个性化教学方式（表 2-1）。

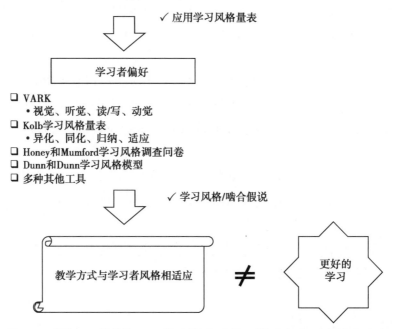

图 2-1　"学习风格"指不同教育指导或学习模式在不同个体会产生最佳教学效果。学生确实有自己的学习偏好方式（如视觉学习、听觉学习），这些方式可通过众多且差异广泛的商业化工具之一来评估。而学习风格假说认为，可通过让教学模式与学生学习风格偏好相匹配来促进学习效果更好；该观点目前尚未获得证据支持，即无论学生是否采用学习偏好模式进行学习，其学习是等效的。

　　学习风格假说的是以教学指导不考虑学习者的学习风格，学习效果将大打折扣甚至无效为前提。吻合假说是学习风格假说的一个特别版本，指教学模式应该与学习者风格相吻合。换言之，该学说认为根据学习者偏好风格制订个性化教学模式，能获得更有效的学习效果。这意味着应该向偏好听觉学习的学习者提供听觉格式信息（播客），而向偏好视觉学习的学习者提供视觉格式信息（图形、图片）。

　　2008 年，一组出色的认知心理学家受 *Psychological Science in the Public Interest* 杂志委托，对学习风格潜在实际应用的科学依据进行评估[2]。结果表明，个体"如果被询问，要主动表达其偏好的信息呈递方式"，但是"尚未有充分证据支持将学习风格评价整合至常规教育实践中"。该综述指出"学习风格评估在教育培训中是有效方法，该想法似乎仅仅就是想法而已"，"在教育场景中，广泛应用学习风格测试是不明智的且浪费有限资源"。

按学习风格教学的潜在后果

一些学者指出,学习风格评估是开始讨论学习策略并承认其多样性的一种方式。但是,我们亦应考虑到试图推动吻合假说产生的经济学后果。

为了以学习风格为基础制订个体化教学方案,麻醉科需要对所有学习者进行评估,并提升全体指导教师的专业能力。学习者需要按学习风格进行分类,并接受某种形式的定制性教学指导。这就需要对指导教师进行额外培训,并验证针对每种学习风格采用的教学指导方法的有效性。这就需要强有力的证据支持学习风格假说,以保证单独根据学习风格构建教学活动在经济成本上是可行的,但相关证据尚缺乏。按照学习风格实施教学指导的间接成本包括较少的时间消耗,但较少关注循证基础最重要的是学习效果。

现有证据的实际应用

与教学风格匹配学习风格相比较,教学风格与所教科目的本质相匹配更为重要。有人以应用视觉教学讲授几何和应用言语教学讲授诗词为例进行说明。医学上的一个例子是强调对区域麻醉的视觉教学和学习区分心音的听觉教学。

学习者确实具有不同的兴趣、背景、能力。学习中最重要的个体差异指标之一是既往的知识体系。例如与学习者是一个没有任何临床医学经验的第三年医学生相比,如果您正在向高年资住院医师讲授心脏药理学,而该住院医师曾在心脏手术室和心脏重症监护室接受过数月的培训,且已参与过相关主题的教学课程,那么您将会采用不同的教学方式,并期望有不同的学习结果。

在尚无证据支持学习风格理论的情况下,强调循证基础上的教学策略 [如间隔学习、主动学习 (参见第 15 章)、测验增强学习 (参见第 18 章)、不同方法交错应用] 更有意义,无论学习者的学习风格偏好如何,都将从中受益。

要点

- 不同个体具有独特的学习风格的想法是指不同的人以不同的方式获取信息
- 如果被询问,学生能主动提供自己喜欢的信息呈递方式及喜欢的学习方式
- 学习偏好的存在本身并不意味着教育价值,也不意味着针对单个学生的

最佳指导需要考虑到这种偏好

- 有许多不同的学习风格模型,这些模型基于跨度广泛且差异很大的维度。其中最流行的一种(VARK)是将学习风格等同于个体获取信息所偏好的感官方式:视觉、听觉、读/写或动觉

- 在普通公众和一些教育者中普遍相信学习风格学说,并被学习风格测试/量表的供应商积极推广

- 学习风格假说:根据学习者偏爱的风格进行个性化教学,可以使人们取得更好学习效果

- 吻合假说:教学指导方式应该与学习者的风格相吻合学说。例如针对听觉学习者的听觉教学指导和针对视觉学习者的视觉教学指导

- 关于学习风格的文献非常广泛,但尚无证据验证学习风格理论的有效性。无论学生是否以自己偏好的方式学习,学习都是等效的

- 当前的证据不足以证明需花费大量的时间和金钱,来评估麻醉学学习者的学习风格并尝试以此进行个性化教学

- 麻醉学教育应重点关注循证教学方法(如主动学习、测验增强学习和间隔学习),这些都会使学习者获益而不受其学习风格偏好的影响

(李伦旭　译,Haobo Ma　校)

参 考 文 献

1. F. Cofield, D. Moseley, E. Hall, K. Ecclestone. Learning styles and pedagogy in post-16 learning. In *A Systematic and Critical Review*. London: Learning and Skills Research Centre, 2004.

2. H. Pashler, M. McDaniel, D. Rohrer, R. Bjork. Learning styles: Concepts and evidence. *Psychol Sci Public Interest* 2008; 9(3):105–19.

3. J. M. Vollers. Teaching and learning styles. *Int Anesth Clin* 2008; 46(4):27–40.

第 3 章

临 床 推 理

Edwin A. Bowe

背景

让我们想象一下这个场景：临床工作中，患者全身麻醉诱导后即刻发生了由于肺栓塞导致的顽固性低血压和呼气末二氧化碳（$ETCO_2$）浓度显著降低（框 3-1）。此时做出正确诊断所必需的方法为临床推理过程。这是临床工作重要组成部分，尤其出现意外不良反应时。因为一旦做出错误诊断，则很难采取恰当治疗。

框 3-1 临床场景

患者既往有结肠癌、2 型糖尿病和周围血管疾病史，由于静脉注射部位化疗药物渗透，需进行皮肤移植术。麻醉诱导后即刻出现低血压并伴 $ETCO_2$ 浓度降低。在全身麻醉诱导后立即发生低血压的最常见病因与药物治疗有关，因此最初治疗往往主要集中于逆转药物对血流动力学的影响。但如果最初的治疗未能产生预期效果，则必须快速考虑其他诊断。对患者的治疗应根据所考虑的诊断及每种诊断的可能性。（如检查注射器内的药物容量，以确保注射了正确的药物剂量；还要检查注射器，以确保注射器上的标签与想要给的药物一致。）列出可能的病因后，判断可能性偏小或完全排除的诊断（如当胸部听诊发现双侧呼吸音对称且吸气峰值未见增加时，则排除张力性气胸。再如未见支气管痉挛的征象，吸气峰值未见增加，则过敏反应的可能性较小）。经验丰富的临床医师可根据患者的病情和对治疗的反应，不断重新评估患者并修订鉴别诊断的条目。根据可能的诊断和检查结果，对明确诊断有必要性时，可增加某些检查（如动脉血气、经食管超声心动图）等。

临床推理曾被描述为"命名和框架"患者的问题（即明确诊断），是最初治疗的基础。一些研究报道，尸检显示多达 20% 的患者死因未能被主治医师考虑，而如果当时能正确诊断和恰当治疗，有可能阻止患者的死亡[1]。要结合所有可用信息（病史、体格检查、监护数据、手术操作相关并发症、药物影响及可能的相互作用、实验室检查结果），并意识到并非所有结果都能及时获得，因此对医师而言是严峻挑战。因此，住院医师急需学习临床推理过程，而手术间（OR）是最常见的教学地点。

越来越多的指南、方案和原则正不断推动临床医学发展。而越来越多的医学实践,发展到其仅需做出诊断,然后根据指南或原则治疗患者即可。由于严格遵循指南是大势所趋,因此确保诊断的正确就更显得至关重要(如尽管恶性高热的治疗原则已经得到广泛认可,但如果患者的高热、高碳酸血症、心动过速和酸中毒的原因是甲状腺危象所致,而不是恶性高热,则不适用于该治疗原则)。无论何种形式的治疗方案,一旦过度使用,都可能导致临床医师简单地遵循那些建议,而不会不断地质疑诊断的准确性(这是需要注意的)。

刚进入临床的住院医师通常没有作好实践临床推理的准备。尽管所有医学生都学习过生理和药理学课程、经历内科和外科轮转,但几乎没有医学院教授过临床推理。因为难以测评临床推理技能,因此即使接触到该课程,学生也更可能花时间钻研更有可能出现在标准化测试中的内容。甚至在美国麻醉学会 / 美国毕业后医学教育认证委员会(ABA/ACGME)的重要文件中,也仅在危机处理和危重患者管理部分涉及临床推理内容[1]。手术间内不但可进行基于事实的信息教学(如丙泊酚的诱导剂量),手术间的体验也提供教授临床推理最好的“真实世界”场景。

临床推理的类型

多数作者认为临床医师可使用如下几种不同类型的推理(表 3-1)。

表 3-1　临床实践中使用的推理形式

推理类型	特点
假设 - 演绎	从假设开始,产生论点,得出结论。除非具备某种疾病病理特征,否则仅用于排除诊断
归纳式	应用特定的观察,得出一般性结论;但结论是可能性的而非确定性的
诱导式	根据症状、体征、实验室检查结果做出假设,该假设是现有证据的最佳解释
基于规则 / 类别 / 确定性	常规应用个体化的既定程序
概率论	使用预估基本概率和条件概率来修正假设;遗憾的是有关基本概率和条件概率的数据并不准确
因果关系	利用医学知识来支持或驳斥假

摘自 ABC of Clinical Reasoning.

---

[1]　www.acgme.org/Portals/0/PDFs/Milestones/AnesthesiologyMilestones.pdf?ver=2015-11-06-120534-217(2017 年 11 月 18 日访问)。

　　如以下病例：全身麻醉患者在全髋关节置换术中突然出现高热、心动过速和二氧化碳产生增加。麻醉诱导选用丙泊酚，琥珀酰胆碱用于气管插管，维持麻醉使用七氟烷。

演绎推理

　　如以下示例所示，由演绎推理得出结论的有效性的依据是符合基本前提。

示例
　　前提：蓝尼定受体 1 型（RYR1）基因异常的患者患有恶性高热。
　　事实：已知该患者的 RYR1 受体基因异常。
　　结论：该患者有恶性高热。
　　该推理过程中的问题在于，有记录的 RYR1 受体基因变异已超过 400 种，但已知仅不到 10% 的变异与恶性高热有关。

假设 - 演绎推理

　　通过假设 - 演绎推理，医师列出可能的诊断，并将每个诊断与患者的表现进行对比。

鉴别诊断示例
　　甲状腺危象　发热、心动过速和二氧化碳产量增加符合甲状腺危象，但由于患者无甲状腺疾病史，术前评估未发现甲状腺功能亢进的任何证据，且麻醉诱导前的基础生命体征未显示有心动过速或体温升高，因此排除这一诊断。
　　脓毒血症　发热、心动过速和二氧化碳产量增加与脓毒血症的临床表现一致，但由于患者实施的是全髋关节置换，且手术部位未见感染证据，因此排除这一诊断。
　　恶性高热　临床表现符合，而且给了患者可能诱发的药物。
　　需要注意的是，如前文所述，这种类型的推理可用于排除鉴别诊断的可能性，但不能提供确切诊断。

诱导式推理

　　以下示例演示了从症状出现到作出诊断的过程。
　　高热、心动过速和二氧化碳产量增加与恶性高热的表现一致。在没有甲状腺疾病史或脓毒血症证据的前提下，恶性高热是最可能的诊断。

基于规则 / 类别 / 确定性的推理

这种推理形式适用于熟悉的问题,而并不适用在麻醉期间应用诱发麻醉剂导致患者发热的病例。更好的示例是:"当没有肺部疾病病史的患者在全身麻醉过程中出现吸气峰值压力升高和氧合降低时,我要做的第一件事就是肺部听诊,以确保气管导管没有进入支气管。"

概率推理

如表 3-1 所示,目前甲状腺危象、脓毒血症和恶性高热的条件概率所需的数据未知,这就限制了这种推理的有效性。

尽管形成临床推理基础的认知理论超出了本章的范畴,但普遍认为临床推理中存在两种不同过程。"快速"(非分析性)过程是潜意识的,通常不费力,依赖于模式识别。"仔细推敲"(分析)过程是有意识的,需要努力方能达到。随着时间的积累,医师将信息整合为称为"疾病脚本"的集合[55]。根据这些疾病脚本,可进行快速思考,而完善这些疾病脚本则应该是住院医师进步的目标之一。人们普遍认为,经验丰富的医师主要使用非分析性思维来应对临床中的常见问题。住院医师则应注重对常见疾病的常见表现进行积累(如意外支气管插管,框 3-2),有助于完善住院医师自己的"疾病脚本"。医师拥有的"疾病脚本"越丰富,越有可能做出正确的诊断。此时可能是患者的临床表现与医师的"疾病脚本"相符合而做出诊断,也可能是由于不符合而进行了鉴别排除诊断。

框 3-2 "疾病脚本",用于评估意外支气管插管的可能性:

气管插管的深度?

吸气压力峰值是多少?

吸气压力峰值升高是由于气道阻力增加还是肺顺应性降低?

双侧胸廓起伏是否对称?

听诊双侧呼吸音是否对称?

二氧化碳波形是否正常?

氧饱和度是否符合预期?

动脉血气检查的氧分压是否符合预期?

以上问题可转化为"正常体型男性,气管插管深度 22cm。压力 - 时间曲线显示最大吸气压力为 $22cmH_2O$,平台压力为 $21cmH_2O$"。简单观察发现,"双侧胸廓起伏对称,听诊双肺呼吸音对称,二氧化碳监测波形正常,吸入氧浓度为 30% 时患者的氧饱和度为 99%"。基于以上发现,意外支气管插管的可

能性很低,无须进行动脉血气或胸部 X 线片检查即能确认气管导管位于隆突上方。

从前面的讨论可以明显看出,对患者所涉及疾病的深入理解对进行有效的临床推理至关重要,临床经验无可替代;麻醉用药的相关事件应综合考虑制订新的或拓展已有 "疾病脚本" 所必需的基础知识。住院医师需要不断开拓视野,见识更多不同临床情,但从执行 ACGME 工时规则以来,住院医师在管理患者方面所花费的小时数减少,进而导致临床经验减少,在很多情况下影响了临床推理基础经验的积累。所以,在执行 ACGME 工时规则的同时,住院医师培训体系必须尽力使住院医师在手术室中工作学习的时间价值最大化。对住院医师仅传授知识是不够的,更需要加强临床推理方面的指导。

临床推理教学

在本科生和研究生医学教育中,受训者(医学生或住院医师)除了习惯上通过与经验更丰富的临床医师一起工作外,在临床推理学习方面没有专门的指导老师。但是,即便是临床经验更丰富医师通常也既没有接受过临床推理的指导,也没有接受过临床推理教学方面的专业培训;所以,在临床推理教学中还存在其他几项障碍(框 3-3)。

> **框 3-3　临床推理教学中可能的障碍**
> • 受训者专注于其他技能(如经食管超声心动图检查)
> • 临床推理的最佳教学方法仍缺乏共识
> • 缺乏教授临床推理的专业教师
> • 无法评估临床推理能力
> • 缺乏评估临床推理教学效果的能力
> • 缺乏可用的培训时间

通过笔试来评估临床推理非常困难。尽管很容易编写出关于临床实践中使用的不同推理类型或常见的认知错误类型的题目,但编写足以检验临床推理能力的试题则要困难得多。因为无法对临床推理能力进行准确评估,因此从根本上导致无法就这一学科的最佳教学方法达成共识(如果无法评估受训者的学习效果,则如何确定学习的进度或如何对比两种不同教育方法的功效?)虽然其他专业提出 "没有时间" 是不进行临床推理教学的主要原因之一,但该局限性不适用于麻醉专业的住院医师,因为手术室轮转为该领域的教学提供了理想的环境。有趣的是,ABA 应用考试的标准化口试部分(以前称为第二部分考试或 "口试")为考评受试者的临床推理能力("您将会做什么,为什么要这么做?")提供了机会。

由于缺乏相关研究来证明不同临床推理教学方法的功效,因此一些建议仅限于个别作者的喜好。即便如此,该领域的作者往往建议刻意练习[2]。

刻意训练

刻意训练是巩固一系列小学习任务以实现更大的目标,可通过针对失败部分的特定反馈及改进建议进行训练,以达成目标。这一主题成功的关键之一是构建一种心理模型,将大量信息整合到统一的心理结构中(如构建"疾病脚本")。另一个关键要素是向学习者提出具体的、可实现的目标,通过这一面对困难并找到解决困难的几种方法的过程,助力精通该科目。

麻醉科住院医师在刻意训练中需要整合的要素见框 3-4 的概括总结。

框 3-4　刻意训练的要素

- 为达到特定目标而设计
- 参与者全力实现目标
- 评估参与者的表现
- 提出可采取的改进建议
- 在训练环节不断提出拓展挑战

ABA/ACGME 的重要文件中,清楚地概述了住院医师培训的特定目标。据推测,选拔住院医师的过程即可促使学员成功完成培训任务。尽管一些提倡刻意训练的倡导者认为,在某些情况下受训住院医师可以完成评估,但通常公认如果由该领域的专家进行评估,则刻意训练会更为成功。该建议包含两个要素:首先,需要向住院医师提供评估,本书第 20 章中讨论了该主题。第二,需要由该领域的专家优化这一评估。尽管看起来直观,但要与 ABA/ACGME 的要求保持一致,即要求有研究培训资质(或同资质)的麻醉医师与特定亚专业领域的住院医师一起工作(如心脏专业麻醉医师可能由于缺乏其他亚专业经验,导致无法为在日间手术区域轮转的住院医师提供有效反馈)。随着临床课程的领域不断拓展,ABA 对亚专业轮转和责任等级划分已做出更加明确的要求。

临床推理错误

医疗错误可分为不同类型(框 3-5)。

> **框 3-5 医疗错误的类型**
>
> • 无错误:没有临床医师可以做出诊断(如不能获得必要的医疗信息)
> • 系统错误:
> (1)(a)沟通(关键的实验室结果提供延迟)、(b)机构(不能进行必要的检查)和(c)技术(设备功能不正常)方面的问题
> (2)产量压力
> (3)保险公司拒绝授权进行检查或治疗
> • 由于知识欠缺导致的错误:临床医师不了解该疾病或该疾病的临床表现
> • 对诊断性检查结果的误判:如临床医师错误地认为,所报告的血清钙值是总钙,但实际是离子钙
> • 认知错误:思维过程中的潜意识错误;通常认为这是导致大多数诊断错误的原因

患者安全和有关医疗系统的 ABA/ACGME 重要文件主要是试图解决系统错误问题。而住院医师培训不仅应提供足够的临床经验以显著减少临床知识方面的欠缺,还应教授临床推理,以减少诊断方面的错误即认知错误。

诊断方面的错误是指即使获得了所有必要信息,但医师做出诊断为时已晚,或做出错误诊断甚至根本无法做出诊断。一项研究报告表明,17% 的住院患者不良事件是由于诊断问题引起[3]。确定是否发生了诊断方面的错误非常复杂;因为大多数错误只有在回顾时才能认定,而精确重现错误发生的前后过程几乎是不可能的。认定错误的性质需要正确诊断的"金标准"以及导致该错误发生的原因。一些研究报告认为,临床推理失败的最常见原因是最初的鉴别诊断中未能将正确诊断包括在内;而这种失败归根结底在于医师知识储备不足。

常见的认知错误类型:

• **锚定(anchoring)**:过度关注一开始获得的证据,而拒绝反思这一证据可能不像最初预期的那么重要

• **盲从(blind obedience)**:在不进行合理推理的前提下,严格遵循来自"专家"(顾问或公开资料)的建议

• **诊断动力(diagnostic momentum)**:接受他人假设的既往诊断

• **确认偏见(confirmation bias)**:接受有利于初始假设的结果,而忽略不支持该假设的结果

• **后知后觉偏见(hindsight bias)**:当分析导致认知错误的临床情况时,回顾性地应用相关结果

• **提前终止(premature closure)**:在收集和验证所有信息之前,就做出了诊断

• **满足搜索条件(search satisficing)**:发现一个符合的诊断就停止思考,没有考虑到可能存在不止一种诊断

- **后验概率错误**(posterior probability error)：靠走捷径来给出一个患者的常见诊断

- **结果偏见**(outcome bias)：因为期望某个结果(或更可能是希望避免某个结果)而影响了判断力

临床推理教学方法

完成临床工作的同时教授临床推理具有在"真实环境"中呈现第一手信息的优势，但此时表现的信息可能会模棱两可或出现细微差别并分散了学习者的注意力。教育者教授临床推理的作用随着学习者的技能水平而变化。对于初学者(刚刚进入临床学习的住院医师)来说，主要期望他们能够创建疾病脚本并学会用有效的方式组织信息。对于中级学习者(如接触过临床，但缺乏大量疾病脚本)而言，主要期望他们能掌握更多的信息来完善自己的知识体系，并锻炼其分析性的临床推理技能。对于高级学习者，已经可依靠非分析性推理处理绝大多数患者，还需与其他可指导其进一步学习的专家一起工作，以继续完善临床推理。

一些临床推理的倡导者提出了未经证实的假设，指导学习者最有效方法是让他们在步调一致学习的基础上与固定的教育者一起工作。但当前麻醉教育的问题之一是，多数情况下住院医师很少能与固定的麻醉科主治医师一起花费大量时间进行重复工作。当住院医师开始亚专业轮转时(如心脏麻醉)并与更多亚专业组麻醉科主治医师一起工作时，才会出现某些一致性元素。

识别 - 模型的技能通常涉及出现的问题的典型临床表现。制订问题清单有助于学习者创建疾病脚本。随着学习时间的推移，学习者将能够有方法把特定患者的临床表现与其疾病脚本中已有的模型进行比较或对比。

个人训练临床推理的方法之一是应用"快速"思维提出假设后再进行分析性回顾。分析性回顾应列举出与其诊断相符的所有表现，以及与该诊断相矛盾的所有表现。这不仅可提高最终得出这一患者正确诊断的可能性，而且还能提高后续病例的诊断能力。

以问题为导向的学习(PBL)和讨论，是教授批判性思维 / 临床推理的尝试，但因其结果不尽如人意导致使用显著减少[4]。结果较差的原因在于培训者没有提供该方法的内容，而是希望学习者集体解决问题(实际上，如果没有专家来指导学习者，也就失去了刻意训练的核心)。在医学或其他"认知"专业的临床推理教学中，在手术室内发生危机事件时，由于时间的限制，许多建议是无效的，但这些建议在病例回顾时可能有效。SNAPPS 展示法就是这样一种方法(框

3-6)[5]。该技术的潜在优势在于,使学习者专注于鉴别诊断和不确定性领域,因此培训教师可评估学习者的临床推理。

框3-6 SNAPPS方案用于临床推理教学

- 总结(summarize)患者(病史、体格检查和实验室检查结果)
- 缩小范围(narrow)到两到三个最可能的鉴别诊断
- 分析(analyze)比较和对比鉴别诊断
- 探寻(probe)通过询问学习者矛盾点、关注点和其他选择
- 计划(plan)诊疗措施
- 选择(select)案例的一个方面进行自主学习

另一种备受推崇的临床推理教学方法在手术室环境中相对有效,称为"一分钟教学法"(有时也称为微技能模型)[6]。"一分钟教学法"由五个要素组成(框3-7)。

框3-7 用于临床推理教学的一分钟教学法(微技能法)

- 让学习者负责诊断
- 从学习者那里获得证据
- 提供一般规则
- 强化正确的思路/行动
- 修正错误

让学习者负责诊断:不是由老师提供诊断或评估,而是让学习者负责找出该问题最可能的原因。

从学习者那里获得证据:不仅要求学习者提供支持这一诊断依据,而且询问学习者作出该诊断最可能的原因。

提供一般规则:讨论适用于学习者的诊断或鉴别诊断的其他条目的一般规则。

强化正确的思路/行动:对学习者评估内容和正确的推理做出反馈。

修正错误:如果学习者的推理不正确,说明陈述过程中被忽略的那些特征以及与假设不符的那些元素。

无论使用哪种方法,重要的是培训老师阐明他或她的诊断的合理性,应明确涉及的推理模式,并允许学习者有机会评估自己思考过程的优缺点。同样重要的是,应鼓励住院医师寻找其他可能的诊断,而不是简单地允许其立刻得出即使是正确的结论。要求住院医师探寻其他可能诊断,描述与其假设的不符之处,或询问最关键的诊断,都将有助于临床推理学习并尽可能降低诸如后验概率错误或结果偏见等诊断错误的可能性。

尽管没有用于临床推理的"金标准",但学习过程中的评估仍然是提升学习质量的重要元素。评估推动学习的说法,对医学生和住院医师最贴切。他们个

个无疑具有成功参加考试的经历,因此如果他们了解临床推理考试的基础,则可合理推断他们将会努力获得达到"好成绩"所必需的技能。多选题的设计并不能很好地评估临床推理,因为问题尤其是复杂的问题,本身可能会提示学习者选择正确的答案。多选题的优势在于可在短时间内评估广泛的内容。临床推理的评估的特定困难在于,临床推理的实际过程必须是从学习者做出的选择中推断出来,而不能直接观察到。

向教师传授临床推理

成为诊断学专家的基本要素,是应用可简单获得的方式组织大量的信息。这对于建立最常见的非分析推理——模式识别至关重要。尽管对教授临床推理来说,诊断学专家的专业知识至关重要,但仍不足,因为教师还应了解如何教授好此技能。正如几乎没有医学院校开设专门学习临床推理的课程一样,也很少有教职人员接受过如何教授该学科的专业指导。如果期望在住院医师培训期间教授临床推理,那么教师应接受如何在这一领域指导好住院医师的指导,这是合理的要求。遗憾的是,正如没有证据表明如何向医学生或住院医师教授临床推理一样,实际上也没有任何文献证明任何特定策略可有效改善教师的临床推理教学。最佳情况下,教师发展项目通常涉及以下几方面:
- 增加教师的教学动力
- 提高教师的教学热情
- 提高教师对改进教学技能的自我意识
- 激发教师对教学目标的思考
- 改善教师的教学表现

文献综述显示,只有两项研究报告了向教师传授临床推理的不同策略的功效。一项研究报告在观察型结构化教学比赛(OSTE)的研讨会中,使用了模拟场景和学习者的标准化,临床推理(无论是参与培训教师的个人技能还是向学生传授临床推理的能力)都得到显著改善。此时教师会收到反馈,反映了对某种形式的标准化、基于行为的量表的遵守情况。在其他领域成功使用的同年资辅导,是根据观察同事的表现提出反馈。第二项研究报告指出,在为期两小时的临床推理教学研讨会后,参与者表示喜欢并做出愿意改变其教学实践的(以期效果更好)承诺。但由于缺乏更多证据,许多作者依据的是成功用于其他教师发展项目的方法。而在其他教师发展项目中,如果满足以下条件,则可以提高成效:
1. 在项目实施前、后,参与者均练习所学内容
2. 参与者收到有关其表现的反馈

3. 课程是教学和互动部分的结合(以小组讨论等形式)

4. 课程持续一段时间[与短期课程(如周末研讨会)相比]

对于那些评估住院医师临床推理表现的评估者,还应该有一个关于期望值的共享心智模型,并且必须就令人满意的表现的内容达成共识。将教师对住院医师在临床推理中的表现的评估与其他人对同一住院医师的评估进行对比,包括表现优异的住院医师和有问题的住院医师,并反馈给教师,可能会有帮助。

归根结底,关于临床推理应注意以下几点。

1. 临床推理可能是在手术室内教授的最重要的内容

2. 即使已经获得或可以获得必要的信息,住院患者中仍有多达 20% 的尸检研究和 17% 的不良事件记录显示未能做出正确的诊断(即临床推理失败)

3. 在其他专业中,已证明与 PBL 中的案例相比,使用真实案例能更有效地教授临床推理

4. 教授临床推理时,立刻反馈非常重要

5. 尚无公认的用于教授临床推理的“金标准”,但在其他专业,“一分钟教学法”(微技能法)和 SNAPPS 已成功应用

6. 基本上没有研究提示教师评估或教授临床推理的成功方法

(王宁 译,Haobo Ma 校)

拓 展 阅 读

T. J. Cleary, S. J. Durning, A. R. Artino Jr. Microanalytic assessment of self-regulated learning during clinical reasoning tasks: Recent developments and next steps. *Acad Med* 2016; 91(11): 1516–21. PubMed PMID: 27191840.

B. Wu, M. Wang, T. A. Grotzer, J. Liu, J. M. Johnson. Visualizing complex processes using a cognitive-mapping tool to support the learning of clinical reasoning. *BM Med Educ* 2016; 16: 216.

参 考 文 献

1. K. G. Shojania, E. C. Burton, K. M. McDonald, L. Goldman. The autopsy as an outcome and performance measure. *Evid Rep Technol Assess* 2002; 202: 1–5.

2. G. Norman. Building on experience – the development of clinical reasoning. *N Engl J Med* 2006; 355: 2251–2.

3. T. A. Brennan, L. L. Leape, N. M. Laird et al. Incidence of adverse events and negligence in hospitalized patients: Results of the Harvard Medical Practice Study. *N Engl J Med* 1991; 324: 370–6.

4. C. Onyon. Problem-based learning: A review of the educational and psychological theory. *Clin Teach* 2012; 9: 22–6.

5. T. M. Wolpaw, D. R. Wolpaw, K. K. Papp. SNAPPS: A learner-centered model for outpatient education. *Acad Med* 2003; 78: 893–8.

6. J. O. Neher, K. C. Gordon, B. Meyer, N. Stevens. A five-step “microskills” model of clinical teaching. *J Am Board Fam Pract* 1992; 5: 419–24.

7. N. Cooper, J. Frain (eds.). *ABC of Clinical Reasoning*. Oxford: Wiley, 2017.

第4章

课 程 设 置

Amy N. DiLorenzo and Randall M. Schell

引言

　　广义而言,课程是帮助学习者达成特定学习目标而总结的经验总和。是一个为获得预期学习目的和目标、知识、经验、明确的教学结果而开发的框架式学习安排。课程可用于麻醉住院医师的整个学习过程(即从住院医师培训开始到其结束),或某个特定过程或轮转安排(如产科麻醉轮转)。课程为教学计划或轮转安排设置了固定架构,并帮助教师和住院医师了解教学的预期目标和最终目的。有序的课程安排对住院医师和教师均有益处;让住院医师与其同学间的学习经历相当。如参与轮转的住院医师在授课、操作、模拟训练、教学材料等方面有机会获得同等经历。另外,课程有助于提前展示对教学的预期目标和如何实现学习目标。对教师的益处包括:了解住院医师对学习的期望值,并利用现有教学工具帮助住院医师实现这些目标。此外,课程设置是一种学术性工作,归为课程开发者的学术产出。结构清晰明确的课程为住院医师和教师均设定了合理的预期教学目标。

　　虽然所有经美国毕业后医学教育认证委员会(ACGME)认证的住院医师均能达到按照教学要求所列基本预期目标,但满足预期目标的特定课程,是由每个地方教育部门自行设定。这为地方一级制订教育策略提供了灵活性,亦对项目负责人开发出符合学生需求的课程提出了挑战。医学教育工作最好具备教学规划经验;课程设计的结构化方法有助项目负责人和其他教师完成该过程。本章内容包括住院医师培训项目课程开发的预定目标,课程开发过程中的基本步骤、参与该过程时需要考虑的多种因素。

美国毕业后医学教育认证委员会（ACGME）要求

ACGME 的常规要求 (1) 和麻醉学住院医师培训的具体要求 (2) 均对项目负责人在课程开发和监督方面明确提出了相应标准[1]。

课程设置过程中的关键问题

1949 年，拉尔夫·泰勒（Ralph Tyler）编写了《课程和教学指导基本原理》一书，其原则至今仍然适用[2]。该书最初是其为芝加哥大学教授的一门教育课程的教学大纲设计的。泰勒曾担任过七位美国总统的教育政策顾问，多年来在教育领域的贡献对成千上万的教育工作者和学生产生影响。泰勒最著名的学生是本杰明·布鲁姆（Benjamin Bloom），其开发了布鲁姆分类学。泰勒罗列了四个基本问题，供开发新课程或修改现有课程时参考使用。表 4-1 所示为麻醉学教育课程开发时需考虑的四个问题的修订版。

表 4-1　麻醉学住院医师课程设置：四个关键问题

1. 我们希望住院医师在本次教学过程中学到什么？

2. 我们能提供哪些学习经验来帮助住院医师实现教学目标？

3. 如何有效地组织这些教学内容？

4. 我们如何知道住院医师是否达到了教学目标？

作为设计或修订现有课程的一部分初始工作，教师要考虑围绕最终目标提出的四个关键问题和如何最好地实现这些目标（图 4-1）。

课程设置步骤

设置课程的一般原则适用于各个专业。下文列出了成功设置课程所需的五个步骤，即改良版科恩（Kern）模型，在医学教育中尤为盛行[3]。图 4-2 是由五个步骤组成的路线图，意指"课程"一词的拉丁语起源，最初意思是"赛跑"或"赛跑路线"。但需要注意的是，科恩等提出"课程设置通常不是一步一步按顺序进

---

(1)　http://www.acgme.org/Portals/0/PFAssets/ProgramRequirements/CPRs_2017-07-01.pdf（2017 年 11 月 18 日访问）。

(2)　http://www.acgme.org/Portals/0/PFAssets/ProgramRequirements/040_anesthesiology_2017-07-01.pdf?ver=2017-05-17-155314-547（2017 年 11 月 17 日访问）。

行,相反是个动态互动过程,根据评估结果、资源变化、目标学习者和其需要掌握的内容而不断改进课程设置"。本章所述原则即顺序步骤,仅仅是为以一种组织方式列出流程中必要组成部分。本改良模型是将问题确认、一般需求评估与针对性需求评估结合在一起。

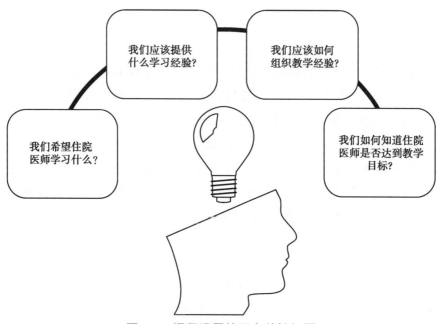

图 4-1　课程设置的四个关键问题

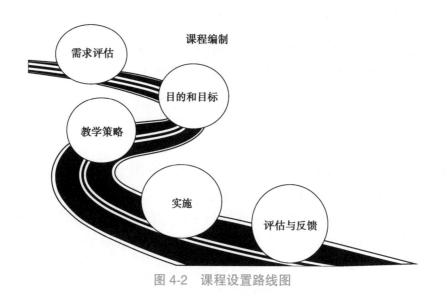

图 4-2　课程设置路线图

步骤 1 : 需求评估

课程设置的第一步是在科室、部门或轮转单元完成有针对性的需求评估。在课程设置环节进行需求评估具有几方面目的,并且会受到一些重大变化的影响。如认证要求的改变(如 ACGME 对模拟教学的要求),委员会要求的改变(如将客观结构化临床考核加入至美国麻醉医师资格认证委员会考试中)、随时间改变专业知识的变化(如超声应用的增加)或教学计划的变化(如围手术期外科之家轮转等新轮转方式)。实施需求评估时应考虑的因素包括:

1. 确定住院医师知识储备方面的差距
2. 确定住院医师操作技能方面的差距
3. 确定住院医师需要改进态度或情感表达技巧领域
4. 确定其他教学所需资源(如模拟器、教科书、题库)

需求评估的确认对象包括目标学习者(如既往学习经历)、教师(如科室或服务部门的主要教师)、环境(如轮转单元、临床学习地点)。需求评估过程不能孤立地完成,而应让参与课程设置和授课的主要关联人员参与进来[4]。不仅住院医师项目主管需要参与课程设置过程,项目副主管、部门主管、轮转单元主管、模拟培训主管、其他教师、领导均应为住院医师规范化教学培训提出自己的专业建议。

需求评估可通过多种方式进行,包括对教师和住院医师的调研、焦点小组、与教学项目评估委员会或学系教育委员会的探讨。

表 4-2 中列出了开展需求评估的其他方式。

表 4-2　需求评估所用方法示例

与教师和 / 或住院医师的座谈会
与教师和 / 或住院医师的正式访谈 - 记录并抄录
网络或纸质回复
通过观众响应系统进行投票
当前住院医师表现情况审核
对满足某些课程需求的当前教学内容审核
战略规划会议如优势、劣势、机会、挑战(SWOT)分析
项目评估委员会或教育委员会会议
对住院医师培训项目毕业生调研

步骤 2：设立教学目的和目标

在确定学习者需求后，设定有针对性的教学目的和目标，课程设置开始成形。教学目的是住院医师规范化培训委员会对轮转或其他教学进程所达效果的期望值；教学目标是住院医师为实现学习目的所采取的可供考核的标准步骤。清晰的教学目的和目标包含对学习者的期望，并在教学培训前明确告知学习者。该指导文件既包括教学培训的总体目标，亦包括特定考核结果，以便指导教学内容、教学实施的方法、采取评估的方式[5]。教学目的和目标应围绕 ACGME 提出的一般胜任力（表 4-3）、麻醉学重要进展和有助于进一步明确教学内容的相应胜任能力而进行结构化设计。ACGME 期望为整个培训计划和每个教学培训任务均制订教学目的和目标[1]。举例说，对初次心脏麻醉轮转的住院医师与对第二次心脏麻醉轮转的住院医师设定教学目的和目标不同。

表 4-3　ACGME 提出的一般胜任力

患者治疗和操作技能
医学知识
基于实践的学习和改进
人际关系和沟通技巧
专业精神
基于体系的工作能力

教学目标可形成于三个功能领域中，包括：认知领域、精神运动领域、情感（或态度）领域。认知领域目标包括：住院医师期待学习的实践知识、解决问题能力、临床决策能力。精神运动领域目标包括：行为技能，如操作技能（即放置导管、经食管超声心动图、区域麻醉技能）、术前评估或文书记录等观察性行为能力。情感或态度领域目标包括：住院医师态度、信念、价值观表达。情感领域例子包括：同理心展示、与多元化团队满意合作能力、有效处理伦理难题能力。大多数课程包括全部三个功能领域的教学目标（认知、精神运动、情感）。建议在三个领域主动标明考核的教学目标，这对教育者来说是容易可行的方式[6,7]。

教学目的和目标的重要功能包括：建议哪些学习方法适合于课程、介绍目标学习者和学习环境、向住院医师和教师传达课程重点和希望实现的目标。框 4-1列出了 CA-3 年级住院医师在心胸和血管麻醉轮转期间的教学目的和目标。该框将课程设置过程中后续三步骤合并，包括：轮转期间采取的教学策略、轮转的实施计划、对轮转单元和住院医师双方评估方案。教学目的和目标将以书面或电子形式发送给住院医师和教师，大家可就课程设置的最终版本展开沟通。

框 4-1　麻醉科

高级临床心胸血管麻醉轮转 CA-3

轮转教学经历介绍

在 CA-3 年级期间,所有住院医师要接受为期至少一个月的高级临床心胸血管(CTV)轮转。在 CA-1 和 CA-2 阶段,住院医师成功完成 8 周的心胸血管麻醉学习后,麻醉住院医师将开始 CA-3 阶段轮转。

心胸麻醉主管是＿＿＿＿＿＿＿＿＿＿＿＿＿＿＿＿＿＿＿＿＿＿＿＿＿＿＿＿＿＿。

TEE 培训主管是＿＿＿＿＿＿＿＿＿＿＿＿＿＿＿＿＿＿＿＿＿＿＿＿＿＿＿＿＿＿。

CA-3 轮转结束后住院医师能够:

- 在需要很小限度协助的情况下为进行常规心脏手术成年患者安全实施麻醉管理,并承担分级责任
- 在需要很小限度协助下为进行非心脏手术小儿先天性心脏病患者安全实施麻醉管理,并承担分级责任

患 者 管 理

目的

住院医师须为患者提供富有同情心、合适且有效的麻醉管理,以治疗健康问题和提升健康状况。

住院医师应实现下列目标:

1. 实施麻醉诱导
2. 安全过渡到体外循环
3. 识别、评估和管理与正常临床过程的偏差
4. 与外科医师和灌注师合作,为体外循环脱机作好准备
5. 与外科医师沟通患者的生理状态,并就适当的药物干预提出建议
6. 必要时独立对患者进行复苏
7. 对有先天性心脏病史的小儿进行术前评估

医 学 知 识

目的

住院医师必须具备心脏、胸科、血管手术和麻醉选择相关知识,主要通过教学讲座和独立阅读获得。TEE 是通过主治医师在术中授课学习,并辅以非手术室学习资源(如与主治医师一起阅读 TEE 研究文献、利用电子资源和常规教材、TEE 模拟学习)。

住院医师应实现以下目标:

理解以下几方面内容:

1. 评估瓣膜功能或功能障碍的方法,包括经二尖瓣和肺静脉多普勒血流图
2. 股动脉和肱动脉导管插管的相关知识
3. 氧化亚氮治疗的适应证
4. 气管切除术及麻醉管理
5. 腔内主动脉修复术及麻醉管理
6. 先天性心脏病[包括房间隔缺损(ASD)、室间隔缺损(VSD)、大血管转位、法洛四联症、主动脉缩窄和动脉导管未闭的麻醉]
7. 先天性心脏病的小儿(成年人)行非心脏手术麻醉管理

8. 心室辅助装置

此外,住院医师还应能:

9. 列出 TEE 的适应证、禁忌证和局限性

10. 在上级医师指导下置入至少五次 TEE 探头(记录在学习日志中)

11. 向临床主管或指定人员演示超声心动基本切面和心脏结构(记录在学习日志中)

基于实践的学习与改进

目的

住院医师必须有能力评估已发表的关于心脏、胸科、血管手术麻醉管理技术文献,住院医师应具备以下技能并养成反思习惯。胜任力包括:

• 确定自己在知识和专业技能方面的长处、短处、局限性

• 设定学习和改进目标

• 确定并开展适当学习活动

• 从与患者健康问题相关的科学研究中寻找、评价、收集证据

• 利用信息技术优化学习

住院医师应完成以下目标:

1. 回顾美国心脏学会 / 美国心脏学会(ACC/AHA)关于冠状动脉旁路移植术指南;CABG 手术 J Am Coll Cardiol,2011;58:e123-210

2. 回顾美国超声心动图学会关于超声心动图指南(www.asecho.org,2017 年 11 月 18 日访问)

3. 回顾 ASA 关于肺动脉导管使用指南(www.asahq.org,2017 年 11 月 18 日访问)

4. 回顾美国超声心动图学会和心血管麻醉学会(ASE/SCA)TEE 指南(www.asecho.org,2017 年 11 月 18 日访问;1999 年和 2007 年 - 术中 TEE、主动脉周围和心外膜)

基于体系的实践

住院医师必须展示出对医疗环境和体系的认知、响应能力,并能有效利用体系中其他资源提供最佳医疗服务。住院医师应具备以下胜任力:

• 在患者救治中考虑成本意识和风险效益分析

• 提倡优质医疗服务和最佳的患者救治体系

住院医师应实现以下目标

1. 了解目前所在医院如何增加新的心脏手术项目

2. 了解心脏麻醉干预和药物治疗绝对和相对成本

3. 了解双腔管及附件成本

4. 了解纤维支气管镜购置和维修成本

5. 了解 TEE 探头成本

6. 向医院管理层介绍 TEE 服务整体情况

专 业 精 神

目的

住院医师必须承诺履行专业职责,并遵守道德原则。住院医师应具备以下胜任力:

• 同情、诚信和尊重他人

• 对不同患者群体的敏感性和反应性,包括但不限于性别、年龄、文化、种族、宗教、残疾和性取向的差异性

住院医师被期待具备以下胜任力：

1. 尊重患者年龄、性别、文化、残疾程度

2. 保守患者隐私

3. 着装得体，并佩戴医院 ID

4. 尊重团队成员

人际沟通技巧

住院医师必须展示出良好的人际关系、沟通技巧，以便有效地交换信息，并与患者、患者家属、专业人员满意配合。住院医师应具备以下能力：

• 与社会经济、文化背景不同的患者和家属进行有效沟通

• 与医师、其他卫生专业人员和与卫生专业相关机构进行有效沟通

• 保存完整及时、清晰的医疗记录

住院医师必须实现以下目标

1. 保存清晰的术中麻醉记录单

2. 在与患者和团队成员（心脏专科医师、外科医师、护士、灌注师、麻醉助手）讨论与麻醉相关问题时，具备顾问级别的沟通技能

3. 了解团队其他成员的目标

教学方法

1. 临床教学

2. 临床经验

3. 学习反馈（每月末口头和书面评估）

4. 科室会议、亚专业会议、播客、讨论

评估方法（住院医师）

1. 住院医师和主治医师关于个案的讨论将用于评估患者治疗情况、住院医师掌握的医学知识、基于体系的工作能力

2. 通过观察评估住院医师的人际沟通技巧和专业精神，包括麻醉科以外团队成员对住院医师的评价

3. 一个全面的评估报告将提交给所有麻醉主治医师，该主治医师在每四周轮转期间须找机会对住院医师进行评估

4. 对案例日志的回顾性总结可用来评估临床实践基础上的学习情况

评估方法（项目评估）

1. 住院医师对轮转情况的评估

2. 住院医师评估结果

步骤3：制订教学策略

一旦设定了教学目的、目标，下一步就是制订最合适的教学策略。本阶段，课程设计者要考虑住院医师需要学习哪些特定的学习内容才能完成教学目的、目标、应该以何种方式提供学习内容。教学策略应能够直接与每个领域（认知、精神运动、情感）中的可考核教学目标联系起来[8]。图4-3列出了多个方法示

例,这些方法可用于每个领域教学目标实现。图 4-4 阐述了学习的周期性及其如何被三个领域中的每个领域所支撑。

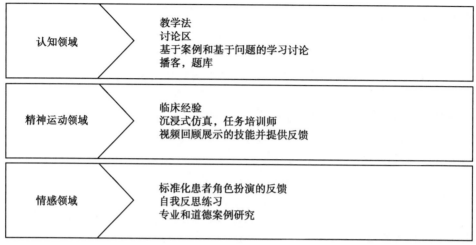

图 4-3　实现教学成果方法示例

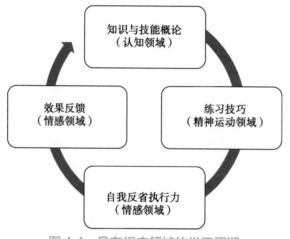

图 4-4　具有相应领域的学习周期

　　制订教学策略的其他考虑因素包括:学习顺序、多种教学方法的应用、对当地资源和需求的了解。对学习内容进行排序相当重要,举例说,制订轮转顺序时需考虑随着时间和学习进展,学习者对知识和技能掌握情况。制订的教学策略应包括:采用多种教育方法来保持学习者兴趣和动力,增加学习深度并促进所学知识巩固。此外,应选择在当地可行的教学方法即可得性资源。如经常使用标准化患者或高保真模拟方法在理论上是理想状态,但一些地区受资金或设备所限,实际并不可行。进一步加强教学方法所需资源可在 SWOT 分析或年度项目评估时加以探讨。

步骤 4 : 实施

实施步骤的重点在确认课程实施所需资源、获得所需支持、解决预估困难和课程的发布计划。在本步骤中,关于课程实际实施的所有实用性信息均需要经过讨论、规划和确认,以便教学设置计划可以成为现实。

对课程所需的关键资源进行确认可全面、切实地审视设计和实施教学计划的需求。课程所需资源包括:

- 人员:教师、行政支持人员、标准化患者
- 时间:教师编写教材的时间、教学和评估学习者的时间、分配给行政人员以支持教师工作的时间、学习者投入的时间
- 设施:教学空间、操作设备、模拟设备、适合培训临床场所
- 成本:设备和教学材料的直接成本、教师工作时间的间接成本

需要从系主任、项目主管、部门主管或行政主管那里寻求一种或多种所需资源支持。一个精心规划的实施策略并对预期成本进行切合实际的描述,将有助获得利益相关者和财务决策者支持。

行政机制的确定包括以下几点实际要素:

- 为课程划定行政结构便于划分职责(如轮转主管、负责监督住院医师评估教师、负责监督教学教师)
- 沟通计划,包括如何传达学习目的和目标、如何安排评估、课程设置团队如何及何时就知识更新和课程变更进行沟通(如部门会议或每月教学委员会会议)
- 手术计划,包括如何为住院医师制订临床和教学时间表、如何收集和分析数据(如评估资料、操作日志资料)

在考虑和规划资源、支持性需求、管理机制过程中,自然会讨论在顺利实施所设置课程中可能会出现的困难。相关问题应被提出来并公开讨论,在可能情况下提前予以解决。常见问题包括:资金和其他资源,教师、住院医师、行政人员间的时间冲突,有时还会碰到学系提出的变革要求。虽然并非所有困难都能被解决,但对问题的开放意识将有助课程开发团队制订计划,尽可能解决并避免出现更多问题。

最后,完善的计划和障碍的克服最终使课程得以落实。一种常见策略是首先作为试点实施新课程,在完全实施前先获得反馈并进行调整[9]。举例而言,针对所有住院医师的新课程可首先在经验丰富的 CA-3 年级住院医师中进行试点,以获得其对课程的有效性反馈。另外,还可从所有年级住院医师中选择部分学生试听新课程,并从多个培训年级中获取反馈。另一种方法是在规定的时间段

内(如两个月范围)试行新课程,收集学生对新课程有效性和接受度意见和资料。在试点试行新课程并根据反馈进行调整后,教育工作者要考虑逐步引入课程,以便可根据需要做进一步调整。

步骤5:评估和反馈

最后一步包括对学习者的评估和反馈及对课程的评价,这样就完成了课程设置的完整过程。对住院医师的反馈包括:轮转期间或教学经历期间形成性反馈,以改善其随后的学习表现。形成性反馈可以是口头形式(如轮转期间在模拟会议上讨论进展和改进机会),也可是书面形式(如在手术室的日常表现评估)。本书第20章介绍了有关住院医师反馈条款的更多细节。

在整个学年和年度项目评估(APE)期间,教学计划课程需接受正式审查和评估。在试点试行新课程或修订版课程后,教师要考虑对课程进行正式评估以便及时作出调整[10]。该评估过程可通过多种方式完成,包括:对参与的住院医师和教师进行调查,或与住院医师进行焦点小组讨论。课程设置过程显然不会在第五步结束,因为评估结果会为将来的改进和改变提供参考。

结论

课程设置是一个动态过程,为特定的学习者群体进行量身订制教学内容。将既定原则用于课程设计有助为住院医师创造高质量的教学内容。投入时间利用实用、系统、理论上合理的方法来开发、实施、评估、持续改进麻醉学住院医师的规范化培训课程,使老师和学习者均获益是可期待的。

(陆希 译,Jinlei Li 校)

参 考 文 献

1. Accreditation Council for Graduate Medical Education. ACGME Common Program Requirements. 2016. www.acgme.org/What-We-Do/Accreditation/Common-Program-Requirements (accessed November 17, 2017).

2. R. W. Tyler. *Basic Principles of Curriculum and Instruction*. Chicago: University of Chicago Press, 1949.

3. D. E. Korn, P. A. Thomas, M. T. Hughes. *Curriculum Development for Medical Education: A Six Step Approach*, 2nd edn. Baltimore, MD: Johns Hopkins University Press, 2009.

4. J. Grant. Principles of Curriculum Design. In T. Swanwick, ed. *Understanding Medical Education: Evidence, Theory and Practice*. London: John Wiley and Sons, 2010; 1–15.

5. N. N. Khamis, R. M. Satava, S. A. Alnassar et al. A stepwise model for simulation-based curriculum development for clinical skills, a modification of the six-step approach. *Surg Endosz* 2016; 30: 279–87.

6. D. R. Krathwohl, B. S. Bloom, B. B. Masia, *Taxonomy of educational objectives: Handbook II*. New York: David McKay Co., 1964.

7. A. J. Harrow. *A Taxonomy of the Psychomotor Domain.* New York: David McKay Co., 1972.

8. P. A Thomas, K. E. Kern. From curricular goals to instruction: Choosing methods of instruction. In K. M. Skeff, G. A. Stratos, eds. *Methods for Teaching Medicine.* Philadelphia: ACP Press, American College of Physicians, 2010; 15–47.

9. J. Steinhaeuser, J. F. Chenot, M. Roos et al. Competence-based curriculum development for general practice in Germany: A stepwise peer-based approach instead of reinventing the wheel. *BMC Res Notes* 2013; 6: 314.

10. D. E. Kern, P. A. Thomas. What do leaders need to know about curriculum planning? In L. Pangaro, ed. *Leadership Careers in Medical Education.* Philadelphia: ACP Press, American College of Physicians, 2010.

第5章

麻醉中的时 - 效教学策略

Manuel Pardo Jr.

临床麻醉教学通常是在时间紧迫的情况或环境中进行的。常见的工作模式是一名麻醉科主治医师同时负责两个手术间患者的麻醉。围手术期效率报告通常包括"患者入室时间"及"患者入室至切皮时间"。而住院医师工作时间的限制也影响了其他时间相关工作安排,包括需要限制连续工作时间并确保工作期间的最短合理间隔时间。在临床轮转期间(如重症监护病房),住院医师 24h 备班及期间进行教学查房和对患者交接都尤其占时间。除了这些内在和外在的时间压力,临床教学还面临其他挑战。随着电子健康记录、临床路径和特定患者群体个体治疗方案的广泛实施,医疗保健系统内容变得越来越复杂,趋势是越来越关注医疗质量和患者安全。随着时间推移,要求麻醉科受训者需要掌握的理论基础知识也越来越多。表 5-1 对这些问题进行了总结。

表 5-1 麻醉教学环境所面临的挑战

挑战	对教学的启示
时间压力 - 医疗系统更加关注医疗效率	与学生一起工作会延长完成患者诊疗所需时间,因此教师应考虑如何在完成患者诊疗行为的同时应用高效教学方式进行教学
医疗系统的复杂性 - 患者本身特点、疾病进程及医疗系统共同构成了复杂的健康医疗体系,而培训经验往往是在这样的环境中获得	必须向学生详细解释并遵循临床路径和方案,并增加与学生讨论的内容。适当评估并管理患者的电子健康记录,尽管这可能增加患者诊疗所需的时间
工作时间限制 - 包括在美国每周工作 80h 限制(欧洲工作时间限制为 48h),连续工作 24h 限制含 4h 教学和持续诊疗时间,工作时间之间间隔 8h(连续 24h 后 14h)	值班时长和每周工作时间限制增加了交接时间、患者诊疗工作的连续性降低,均可能减少教学时间

续表

挑战	对教学的启示
关注诊疗质量和安全 - 医疗系统更加关注诊疗质量	加强督查受训者的恰当管理、对受训者能力和已完成目标评估。同时,教师必须强调学生的自主学习和"有条件的独立",使得住院医师阶段受训者能独立参与临床实践
扩展理论基础 - 学生所需要的理论知识不断增长	可供学生使用的教育资源大幅增加,包括课本(纸质或电子版)、网站、模拟教具等。教师需要帮助学生恰当地使用各种技术以增加患者诊疗经验。应对住院医师的知识储备或技能提出要求建议,这一点尤为重要

面对这些挑战,麻醉临床教师必须学习和掌握教学的时 - 效策略,包括使用 5~10min 时间进行"情景教学"的能力。本章主要关注麻醉科住院医师的培训,其最终目标是独立实施高质量麻醉。当然,这些原则也适用于麻醉科轮转的医学生教学。

临床教师的目标包括:提供优质的临床诊疗,并为学员的学习提供更好帮助。时 - 效教学的通用模式包括以下三个步骤:①确定学生的需求;②快速投入教学;③时时进行评价沟通[1]。

第一阶段:明确学生的需求

通过明确学生的需求,教师可以快速了解教学的关注点,而不是教授学生已知或还没有准备了解的知识,因为麻醉科的受训者包括临床经验很少的医学生、已经完成实习的低年资麻醉科住院医师,具备复杂患者诊疗经验的高年资麻醉科住院医师,以及特定麻醉亚专业的临床专科培训医师。尽管根据受训者的水平和经验很容易做出判断,但即使是处于同一水平的学习者,也存在显著的个体差异,因此最具效率和效益的方法是:①提问;②仔细观察受训者(的缺失)。

在特定临床情况下,通过初步提问即可了解受训者的既往临床水平和对该学科知识的洞察力。有效的提问策略参见表 5-2。通过提问,教师可以更好地明确学生对于所诊疗的患者已掌握的知识和应该掌握的知识,尤其是教师认为学生有必要掌握的相关知识。

表 5-2　麻醉过程中为明确受训者的需求而提出的问题

诊疗阶段	确定学习者需求的可能问题	学习者的可能需求
术前讨论，初步交流	例:住院医师计划为开颅手术患者提供麻醉 "你曾经在哪里受训? 你做过参加过多少这样的病例? 他们的预后如何?"	对初学者或某一特定领域没有太多临床经验的学生介绍有关颅内压和麻醉药物对脑血流的影响等基本原理可能有益。对于更有经验的学生可以进一步询问麻醉管理相关知识,如识别开颅术后并发症
术中事件	例:住院医师正在进行多节段后路腰椎融合内固定手术麻醉。术中患者血压下降,运动诱发电位信号恶化 "你对此类手术有否管理经验? 你既往在脊柱融合手术中遇到过此类情况吗? 发生了什么? 你做了什么? 我们现在还应该为这个患者做些什么?"	可以讨论他们从既往经验总结的知识,然后重点讨论低血压的可能原因(如出血、静脉气栓)以及神经电生理监测信号变化的原因及后续治疗方法
有创监测方法	例:患者需要中心静脉置管以进行监测或输注缩血管药物 "你操作了多少例? 你使用过什么放置技巧?"	教师应准备对学生进行不同程度的协助和监督,并对操作的关键步骤进行演示。可应用超声评估静脉管径和解剖结构,以预测操作的难度和损伤动脉等并发症的风险
区域阻滞	例:胸段硬膜外麻醉可为患者提供良好的术后镇痛 "你做过多少次胸段硬膜外穿刺? 做过多少例腰段硬膜外穿刺? 都使用过什么穿刺入路,正中入路还是旁正中入路? 穿刺成功率是多少? 过去遇到过什么困难?"	教师应准备对学生进行不同程度的协助和监督,并对操作的关键步骤进行演示,如根据体表解剖标志确认最初进针点等

　　另一个重要的明确学生需求的方法是在患者诊疗过程中观察学生。在手术间内,在患者诊疗活动中很方便对学生进行较为全面的观察。然而在临床轮转时,如术前访视或重症监护室(ICU)内,学生与患者之间的互动交流经常是没有上级医师在场的。直接观察的优点是临床教师可以明确学生的哪些行为和实践应该加强、省略、纠正或增加。另外,教师可针对学生在患者诊疗中应用的临床思维过程进行进一步提问(促进学生思考);学生临床操作时,教师的观察尤为重要。常见的示例包括:气道管理、置管操作和实施神经阻滞等。

第二阶段:快速教学

　　在明确学生需求后,教师需要在亲自提供患者诊疗的同时准备进行教学,从而使住院医师能够集中精力学习。一种最初在日间门诊中发展起来的快速临床

教学模式,称为"一分钟教学法"[2]。这种模式可根据各种不同类型的临床工作进行教学,主要包括以下五个步骤:

1. **提出观点**:就对患者管理的某个方面向学生提问,在这个阶段教师不表达任何观点

2. **探讨支持的证据**:要求学习者解释其所做选择的理由

3. **提供一般原则**:教师可以解释应用于类似的临床环境的一般处理原则或观点

4. **强化优势**:根据第 2 步中给出的解释,以特定方式给予积极评价

5. **修正错误**:提供纠正性评价对提高患者诊疗技能至关重要,是为受训者制订学习计划的基础

表 5-3 是一分钟教学法教学互动的临床示范。

表 5-3　一分钟教学法教学模式:您正与一名第一年麻醉科住院医师一起工作。一位胃食管反流患者正接受腹腔镜 Nissen 折叠术。二氧化碳气腹后 10min 内,呼气末 CO_2 增加 10mmHg,未改变呼吸机设置

步骤	师生对话
第一步:提出观点	教师:你认为 CO_2 为什么增加? 学生:我认为是气腹引起的。
第二步:探讨支持的证据	教师:你如何得出这个结论的? 学生:这是我以前观察到的。 教师:二氧化碳气栓是否出现相同的症状? 你怎么区分这些并发症? 还有什么原因会导致 CO_2 增加?
第三步:提供一般原则	根据学生的回答,教师可以讨论腹腔镜手术中高碳酸血症的处理方法,包括其他可能原因的体征和临床症状。
第四步:强化优势	教师:你对二氧化碳气腹的生理和可能出现的呼吸系统表现有很好的理解。
第五步:修正错误	教师:我建议你认真学习关于腹腔镜手术并发症的临床表现,包括二氧化碳气栓和皮下气肿,我给你一份参考文献。

快速教学的另一种方法是应用"教案"来指导教学过程[3]。教案通常包括 3~5 个关键教学点、学生遇到的常见错误的分析及有利于学生更好记住概念的知识梗概。一分钟教学法模式是创建教案的一种方法。通过以往的经验,临床教师可为各种临床情况创建大量教案。表 5-4 重点展示了一个示例。

操作技能教学是麻醉受训者学习过程中的重要环节。在外科文献中,实践技能的习得分为三个阶段,包括认知阶段、整合阶段和自主阶段[4]。表 5-5 以直接喉镜检查为例,描述了这些阶段。操作教学也包括明确学生的需求、提供教学并进行评价沟通等类似步骤。

表 5-4 临床麻醉教案示例

临床情况	要点	常见错误分析	学习者构建疾病谱的框架方法
一位患者术中出现胃内容物误吸,并在麻醉恢复室行气管插管。你要求住院医师评估患者是否可以拔管。随后的教学互动则根据教案进行	- 回顾患者的基础心、肺功能病史 - 回顾反映误吸严重程度的临床数据(对患者氧合、通气的影响,如做了胸片检查,对胸片检查结果的影响) - 确保目前通气模式下评估患者自主呼吸的能力 - 立即使用抗生素并不会带来明显临床收益	- 对患有严重心肺疾病的患者,误吸等肺部并发症可能会进一步造成更大影响 - 插管时需要较高 FiO_2 吸氧的患者,在拔管时可能由于辅助通气不足而致氧合下降 - 如果通气模式提供过多支持(如辅助控制或高水平压力支持),可能会高估拔管时患者的自主呼吸能力	- 询问住院医师,在重症监护室中的拔管标准,判断是否有合理的整体思路 - 考虑误吸对肺功能的影响,如:氧合、分钟通气量、顺应性 - 要求住院医师考虑插管和机械通气标准的每个参数,以促进对拔管标准的反思

表 5-5 操作技能的习得:以直接喉镜检查为例

阶段	学生目标	学生表现	教师活动
认知	了解任务,包括:临床部分(气道管理)、相关解剖、使用常用设备进行操作的一般方法	通常不稳定,可观察到具有明显的阶段性	必须能分解操作流程的每个步骤,根据需要进行解释、示范和演示。插管模拟训练器是十分有价值的练习工具
整合	理解并执行操作中合理的机械性步骤	操作的每一步骤更加流畅,中断更少	允许学习者在监督下练习,并立即进行评价,以促进技能提高。视频喉镜能使教师实时观察到与学习者相同的视角
自主	平稳、快速、高效地执行操作	连续流畅,适应力强	根据需要继续提供监督和评价,以明确学习者是否已经准备好独立执行操作

"主动演示"是教授技能的另一种方法。常见的做法是教师进行操作的演示,学生从旁观摩学习;然而,这种方法的缺点在于对受训者而言是一种被动体验。"主动"演示的概念表明,教师已经确定学生具备操作技能的相关知识,并为演示选择了特定学习目标。通过主动演示,教师应明确知道学生在观察演示过程中应该了解什么、演示结束后的讨论学习要点,并为进一步学习提出建议。对在麻醉方面没有太多临床经验的学生(如医学生),或准备尝试某些具有挑战性操作(如胸段硬膜外麻醉)的低年资麻醉住院医师,主动演示尤其有用。对已经能够在教师监督下实施满意操作的学员,主动演示不是指导教师省略操作过程的借口。表 5-6 是麻醉中主动演示的示例。虽然这些示例展示了操作教学的过

程,但主动演示也可用于其他患者的围手术期麻醉管理,如在重症监护室(ICU)内评估复杂患者的精神状态变化。

表 5-6 麻醉教学中的主动演示示例

场景	临床教学中包含主动演示的方法
你同一名在麻醉科轮转的医学生一起工作。对需气管插管的患者,你希望学生可以一起参与气道管理。她曾经参加过关于气管插管模拟训练的工作坊	直接喉镜检查时使用视频喉镜。小心地引导喉镜通过口腔,以免损坏牙齿。允许学生在你的实时、密切指导下进一步操作喉镜,在不显著延长操作时间的前提下插管成功
你正和一位麻醉科住院医师一起工作,他正在尝试胸段硬膜外麻醉。在先前的轮转中,该住院医师曾经进行过几次腰段硬膜外麻醉,但对本病例是否到达硬膜外腔仍然不是很有把握	触碰体表标志以确认正确的穿刺点。调整患者体位以改善解剖位置。如能在黄韧带中重新定位 Tuohy 穿刺针,可考虑让住院医师接手并通过阻力消失感来确认到达硬膜外腔。如果你确认到达了硬膜外腔,可让住院医师置入硬膜外导管,并继续接下来的操作

第三步:进行评价沟通

提供评价是时 - 效教学的重要组成部分。适当的评价应让学习者了解他们的优势(他们应该继续做什么)并提出提高技能的建议。但最重要的是,评价应该是双向评价对话,而不是教师的单向评价[5,6]。有效评价的关键要素包括:积极的学习氛围、恰当的反馈内容、明确的行动计划(参见第 20 章)。表 5-7 对以上内容进行了总结。

表 5-7 评价沟通的关键要素

评价指南	
营造有利评价的积极气氛	- 将评价视为对话
	- 教师的目的是帮助学习者提高自己,并保持非评判性、支持性、尊重性语调
	- 理解评价的情感影响,这取决于临床情况、教师与学习者之间的关系
	- 考虑沟通地点(如手术间内手术中,或私下);根据环境和评价内容决定
评价内容	- 通常根据直接观察得出评价
	- 根据患者诊疗需要确定评价时机,但即刻评价是合理的
	- 鼓励学员将自我反省作为沟通的第一步
	- 根据观察到的任务或事件的复杂性、培训水平和操作性质,为每个人做出专属评价
	- 对哪些方面做得好,哪些方面可做得更好做出具体描述

续表

评价指南	
行动计划	- 学习动机是评价有效性的一个关键方面 - 帮助学员制订改进计划 - 接下来与学员一起回顾后续表现

　　一些教学模式,如一分钟教学法,将评价作为教学的一部分。在任何情况下,任何时 - 效教学方法均应包含评价沟通。有些教师不适应这方面的教学,但根据所描述的原则也可进行积极而有吸引力的谈话。框 5-1 是简短的评价沟通示例的概述。

框 5-1　评价沟通示例

　　你指导一位麻醉科住院医师进行桡动脉穿刺置管。这位住院医师几次尝试都没有成功。你建议使用超声引导。超声显示:穿刺点位于动脉外侧数毫米处,穿刺方向也过于偏外侧。经过适当调整,住院医师成功置管,手术顺利开始。大约 30min 后,你回到手术间与之讨论桡动脉穿刺置管。

教师:我们能花几分钟讨论一下动脉穿刺置管吗?

学习者:当然,很高兴和你讨论。

教师:你觉得怎么样?

学习者:我希望自己第一次穿刺就能进入动脉。

教师:如果必须再做一遍,你会采取什么不同措施?

学习者:我从一开始就用超声。

教师:你觉得超声对你有什么帮助?

学习者:显示我偏离了位置。

教师:患者一开始的动脉搏动好吗?

学习者:是好的。

教师:在不能立即有超声的情况下,我们应该怎样提高你的动脉触诊技巧呢?

学习者:我们怎么做?

教师:让我们触摸一下患者的另一侧桡动脉,你可在触摸到的动脉体表中心点上画出标记,然后我们用超声来检查你对动脉的定位是否精确。通过这些技巧,能更好地将动脉置管方向与动脉走向一致,可以提高动脉置管成功率。

学习者:太好了,让我们试一试。

教师:我还想提一下你应该继续保持的部分。我注意到你置管的动作安全舒适,并且观察到一旦你看到动脉血回流,就能顺利地置入导管,连接固定好导管并使用无菌敷料覆盖所有装置。

时 - 效教学面临的挑战

　　遵循简单的三步式过程可提高教师提供优质诊疗的能力,并为学生提供有

吸引力的体验。然而,时 - 效教学总是面临挑战。如果临床计划包含多个短小
(5~10min)操作,但患者的临床需求非常大,导致甚至连 5min 的教学都不可能完
成,如:电休克疗法、双侧鼓膜切开术、耳管置入术等。此时,教师和受训者都应
对这种环境下的教学抱有合理期望。大部分教学可能在手术前一天术前病例讨
论中完成,而评价沟通可能要等到所有患者都得到诊疗的时候。幸运的是,大多
数外科手术持续至少 1h,应该可以有几个 5~10min 的间隔,以便进行快速临床
教学。现实中,对时 - 效教学的最大挑战是教师的态度,即"真正的"教学需长
时间的不间断进行。一旦克服了这个心理障碍,教师和受训者接受了这些观念,
即使在最繁忙的临床环境中也可创造很多教学机会。

（李岩　译,Haobo Ma　校）

参 考 文 献

1. D. M. Irby, L. Wilkerson. Teaching when time is limited. *BMJ* 2008; 336: 384–7.

2. J. O. Neher, K. C. Gordon, B. Meyer et al. A five-step "microskills" model of clinical teaching. *J Am Board Fam Pract* 1992; 5: 419–24.

3. D. M. Irby, J. L. Bowen. Time-efficient strategies for learning and performance. *Clin Teacher* 2004; 1: 23–8.

4. R. K. Reznick, H. MacRae. Teaching surgical skills – changes in the wind. *N Engl J Med* 2006; 355: 2664–9.

5. C. E. Johnson, J. L. Keating, D. J. Boud et al. Identifying educator behaviors for high quality verbal feedback in health professions education: Literature review and expert refinement. *BMC Med Educ* 2016; 16: 96.

6. J. Lefroy, C. Watling, P. W. Teunissen et al. Guidelines: The do's, don'ts and don't knows of feedback for clinical education. *Perspect Med Educ* 2015; 4: 284–99.

第6章

麻醉门诊的教学

Rebecca M. Gerlach, Jeanna D. Blitz, and BobbieJean Sweitzer

麻醉医师主导的评估门诊在患者围手术期管理中发挥着越来越重要的作用。其可简化医疗流程,提高患者舒适度和安全性,减少手术当日取消手术的发生率和降低围手术期发病率和死亡率[1]。

成为一名优秀的术前评估专家需要多种技能,包括:

1. 问诊和体检技能

2. 具备各种疾病医学专业知识

3. 应用循证实践指南技能

4. 有效跨学科沟通和解决问题能力

5. 管理技能

在传统的麻醉学培训项目中,并不是上述所有技能均能在其他临床轮转中得到了强化培训。美国毕业后医学教育认证委员会(ACGME)要求住院医师必须有至少两周的术前医学门诊轮转,但并未对该轮转制订正式的教学大纲。在目前尚缺少正式教学大纲的时期,培训目的是为麻醉住院医师设定预期目标,使其能成为患者、外科医师、手术技师、初级保健医师和其他专科医师的顾问。此外,住院医师经培训后应能基于最佳循证医疗实践对需要麻醉服务的患者进行术前评估、精细管理、优化。美国麻醉学会(ABA)和 ACGME 颁布了麻醉学重点培训计划,该计划列出对所有住院医师的预期培训目标,并提供了一个评估框架体系。"患者治疗 1、麻醉前患者评价、评估、准备"(图 6-1)是与住院医师在麻醉前门诊预期培训计划最为相关的重要内容。其他重要内容包括:"基于实践的学习和改进 4"(图 6-2)、"人际关系和沟通技能 1"(图 6-3),都与该阶段的培训有关,亦可选择其他重要内容进行培训。

基于麻醉学重点培训计划的要求,每位住院医师须做到以下几个方面:

• 对所有患者进行麻醉前评估

• 担任其他医疗服务人员的顾问

• 为患者和家属提供相应资源支持

准一级	一级	二级	三级	四级	五级
	询问一般病史、体格检查 在上级医师指导下鉴别与麻醉治疗相关临床问题 鉴别知情同意书中要素和过程	鉴别与麻醉治疗相关疾病进展和内科病问题 对接受麻醉治疗的无并发症患者术前准备进行优化 常规麻醉治疗中签订知情同意；用简单直接的方式与患者讨论可能合并的风险、益处、替代方案 适当回答患者或代理人的问题；及时发现是否需要帮助	鉴别与亚专科麻醉治疗相关疾病进展、内科问题或手术问题；对临床少见问题和麻醉治疗相关并发症需要指导 在间接指导下，对病情复杂患者或需亚专科麻醉治疗患者进行术前准备优化 在间接指导下，与亚专科麻醉治疗或复杂临床情况患者签订特别说明的知情同意书	有条件地独立评估复杂并发症或危重症患者，未遗漏可影响麻醉治疗的主要问题 有条件地独立对具有复杂并发症或危重症患者的麻醉前准备进行优化 有条件地独立与亚专科麻醉治疗或复杂临床情况患者签订针对个体特殊情况的麻醉知情同意	独立完成所有患者综合性评估 独立作为医疗团队成员之一成为最佳麻醉前准备方面问题的咨询专家 确保知情同意内容，胜任全面解决患者及家属需求工作

图 6-1　麻醉学重点培训计划。患者治疗 1：麻醉前患者评估、分级、准备

准一级	一级	二级	三级	四级	五级
	讨论医疗计划并回答患者及家属问题 承认自身能力有限，并寻求上级医师支持	向患者及家属解释麻醉治疗情况 向学生和其他卫生专业人员讲授麻醉基本概念	向患者及家属充分解释亚专科麻醉治疗内容 向学生及其他住院医师讲授麻醉概念	有条件地独立向患者及家属解释麻醉治疗和相关风险 向学生、其他住院医师及卫生专业人员讲授麻醉知识(包括亚专科麻醉治疗内容)	作为麻醉专家为患者、家属及其他卫生专业人员提供服务（当地或全国） 参与社区麻醉学教育

图 6-2　麻醉学重点培训计划。以实践为基础的学习和提高 4：
对患者、家属、住院医师和其他卫生专业人员传授知识

- 确保与患者和家属间有效沟通和解决医患冲突

虽然在麻醉门诊轮转培训两周不可能实现所有上述目标，但在该阶段的轮转经验是其他阶段轮转实现这些目标的基础。表 6-1 列出了不同时长轮转所期望达成的目标。

虽然麻醉科住院医师规范化培训能提供麻醉前治疗所需核心培训内容，但有必要重点讲授麻醉科门诊所需的处置能力，以确保受训者获得充分技能和兴趣，在完成住院医师规范化培训后，成功成为围手术期麻醉医师。在世界范围内，围手术期医师专科培训项目尚不多见。在撰写本文时，网上可找到一些国家和加拿大围手术期专科医师培训项目的精选链接。

准一级	一级	二级	三级	四级	五级
	向患者及家属表示同情 在间接指导下直接与患者沟通常规信息，在沟通过程中及时发现需要他人帮助的情况并寻求帮助 能在沟通过程中发现患者及家属存在医患冲突的隐患，并能需要时寻求帮助及解决办法 在上级医师直接监督下发现医疗差错或并发症 了解医疗机构具备的帮助发现医疗差错的资源	确认在沟通知情同意过程中，能够及时有效地发现需要其他人员的情况 协调解决简单的患者及家属的医患冲突 参与患者提出的对麻醉治疗相关问题的根本原因分析 医院同意的情况下，独立发现医疗差错或并发症；如果医院不同意，则展示自己具备独立发现医疗差错或并发症的能力，例如模拟患者的经验	在间接监督情况沟通具有挑战性信息并解决复杂临床情况 在间接监督情况下咨询适当的医疗机构资源 在间接监督情况下协调和处理沟通过医患利益冲突问题（如精神问题、输血问题、文化问题）	有条件地独立沟通，具有挑战新信息并解决复杂临床情况能力 有条件地独立咨询合适的医疗机构资源 有条件地独立协调和处理复杂局面的医患冲突，包括临终关怀问题	确保有效沟通和及时消除患者及/和家属出现的疑虑 独立协调和解决各种情况下医患冲突 独立发现医疗差错或并发症

图 6-3　麻醉学重点培训计划。人际关系和沟通技巧 1：与患者及家属沟通

表 6-1　不同时长轮转的预期目标

	2 周	4 周	择期
获取病史	Y	Y	Y
有针对性的体格检查	Y	Y	Y
收集数据并跟踪检查资料	Y	Y	Y
与患者及家属讨论治疗方案	Y	Y	Y
显示对疾病状况清楚明了	Y	Y	Y
成为患者的依靠力量	Y	Y	Y
了解相关指南 / 流程	Y	Y	Y
应用指南 / 流程		Y	Y
对围手术期治疗计划进行多学科交流		Y	Y
正确分析检查结果并协调后续工作		Y	Y
进行准确的风险评估	Y	Y	Y
将风险评估纳入手术治疗计划中		Y	Y
批判性地评价围手术期文献		Y	Y
了解管理角色			Y
完成质量评估（QA）和 / 或质量改进（QI）计划			Y

成为一名合格的围手术期专家的核心是愿意了解患者的体验。应让受训者深入理解其作为围手术期专家对患者手术麻醉经历和术后转归具有重要影响,这能为临床诊治活动提供激励。因为麻醉前评估的很多方面属于多学科模式方案,是患者治疗中的"四分卫",对每个患者的预后加强关注,会提升学员的学习体验而不仅仅是一个学习过程。

医疗问诊 / 体格检查

病史和体格检查是麻醉前评估的基础,并决定选择合适的检查、会诊和围手术期治疗计划。虽然该环节至关重要,但在采集病史和体格检查时,麻醉科住院医师却很少在教师观察与指导下进行,因此,他们也很少得到使其技能提升的反馈性意见。同样重要的是,住院医师很少有机会看到一位训练有素、有能力的麻醉医师进行全面的病史采集和体格检查,更不用说其明确阐述在做出评估和计划时的思维过程了。当术前评估患者时,"看一例,做一例,教一例"这种由来已久的教学方式经常会省略第一步。专家教学行为形成固定模式是一种有效的教学方法。

在医学院期间,以疾病或系统为基础的问诊技能是基于检查列表的方式进行讲授和评估的[3]。鉴于医学生的诊断和解释技能相当有限,所以成功进行医学评估需要询问预先确定的问题或实施有针对性的体格检查。医学生在医学院期间掌握了基本的问诊技巧后,在实习期间其沟通能力迅速提高,并随着经验和对疾病模式认知的增加,进一步指导其进行医学问诊[4]。经验丰富的临床医师在问诊时,不会采用基于检查表的方法,而是依赖对疾病模式的认知和全身情况评估(参见第3章)[5]。在客观结构化临床评估(OSCE)中,判断学生表现的依据是检查列表中项目完成情况,所以与医学生或没有经验的住院医师相比,有经验的临床医师的评估分数反而较低[6]。但是,随着临床经验的增加,在OSCE中测试的整体评分通常会提高[6]。在培训过程中,问诊技能经验会愈加丰富且更少依赖于检查列表;因此教师需要针对临床培训的不同阶段给予相应的批评和反馈。

对学生麻醉前会诊的胜任力进行评估,是一项具有挑战性的任务。即使应用标准化工具对同一个录像上的问诊过程进行评价,临床医师对学生的胜任力进行评估时也会提出不同意见[7]。应用菜单式评估方法可能不利于对胜任力进行判断,但其可作为一种成型式工具帮助确保反馈性意见的均一性和连贯性。目前并不存在经过验证的有效评价工具。麻醉学重要培训计划中的"患者治疗1,麻醉前患者评价、评估和准备"[1]工具(图6-1)可作为全面评估体系的基础,但并不足以评估学生对某单个领域的掌握程度,如:医学知识、问题解决能力、复杂的临床及诊断数据整合能力、人际交往技巧、有效信息传递、决策或构成安全有效医疗过程的医患关系和医医关系中的多方面因素。

结构化反馈意见是医学教育中成年人培训的重要内容，是用于评价和提供反馈性意见的标准化工具，有助于结构化反馈意见形成涵盖（表 6-2）。

表 6-2　麻醉前患者评估胜任力的评估，其中每一要素的评估分级为：不可接受（U）、可接受（A）或有待商榷（CL）

患者评估的要素	患者互动的满意程度	表格回顾满意程度	麻醉前医疗文书书写的满意程度	日间手术麻醉团队的满意水平[a]
确定手术计划				
计划手术的原因				
完成准备清单				
准确用药清单（含剂量）				
准确过敏反应清单（包括过敏反应情况）				
完成既往手术史				
准确的家族史				
准确的社会史				
月经史				
准确完整的回顾与麻醉相关各系统情况				
记录生命体征				
合理的心脏检查				
合理的肺部检查				
合理的神经系统检查				
应用合适的风险评估工具（如 STOP-Bang、RCRI、脆弱性评估、Mini-Cog™）[b]				
合适的美国麻醉医师协会状态（ASA-PS）分级系统				
准确完整的评估，包括风险评估				
合理的诊断性检查				
合理的麻醉方案制订和讨论				
合理的药物指导				
合理的禁食指南				
合理咨询				
合理随访				

[a] 基于嵌入麻醉记录中的反馈性工具，由最终使用者即手术当天的麻醉医师完成。

[b] STOP-Bang= 睡眠呼吸暂停评估工具；RCRI= 改良心脏风险指数；Mini-Cog= 用于检测老年人认知障碍的专用工具（http://mini-cog. com）。

观看录像并回顾学生评估患者的表现,如对标准化患者进行问诊能提供机会来有效评估病史采集和体格检查能力[8]。胜任力评估既包括成功实施的行为(如:采集既往病史和既往麻醉状况、吸烟史、核实药物清单),还包括遗漏的以下问题(如:未对检查报告相关问题的详细病史进行采集;未针对患者理解水平提出正确的问题;或在存在危险因素的情况下忽视了明显的疾病)。一个完整的评价工具将评估医患关系、病史采集、以麻醉为重点的体格检查、患者宣教和麻醉前文书记录的完成情况[9]。

我们认为,评价工具最有效的作用是为学生提供模式化反馈意见和个性化辅导,而不是对临床胜任力进行评分或评级。问诊的视频录像是衡量临床胜任力的最佳方式,随时可以审查并回放给受训者。由于对医学问诊的评估具有主观性且 OSCE 测试对高级学员来讲缺乏相关性,因此需要进一步发展相关技术,以供毕业后培训的更高级学员使用,并对其进行测试证明其评估胜任力的有效性。指导、演示、观察、提供反馈和支持是最佳的培训方式,能引领受训者从具备一般医学评估的初步技能,到成为具有临床麻醉所需的特定技能、具备相应能力的独立从业人员。

医学专业

自古以来,围绕成年人学习的理论就有一个共同的主题:在实践中学习。通过经验进行学习遵循"一个由四阶段组成的循环过程:具体的经验,反思性观察,抽象概念化,主动实验"[10]。在该过程中,反思性观察发挥重要作用,对学习资料不进行内部反思和批判性评价,就不会确切地掌握具体知识。麻醉前门诊为经验和实验提供了充足基础。但如果不对先前固有观念进行内部反思,就难以取得最佳学习效果。

麻醉前门诊逐渐纳入了多学科培训方法,除麻醉科住院医师外,还需对医师助理、高级实习护士、医院医师、外科和内科医师进行继续教育和培训。向这些不同的专业人员教授相关医学知识,是一项具有挑战性的事情。每组群体存在不互相交叉的知识空白[与外科住院医师相比,内科住院医师更熟悉心脏病患者评估的相关指南,但外科住院医师更了解预计失血量,和对特定手术术前(患者)对贫血的耐受性。这两者都不像麻醉科住院医师那样熟悉婴幼儿期生理性贫血,或多种并发症、手术应激、麻醉对患者的生理干扰将如何共同对患者的围手术期风险造成影响]。为确定和解决上述差异性而制订专门的个性化培训,会耗费大量时间,因此教师对学生进行一对一教学和指导,并作为一种单独教学方法并不具可行性。小组培训通常采用传递大量信息的讲授式教学方式。如果没有主动参与的学习心态,学生就不会对知识主题有深刻的理解。以学生为中心的教学方法强调自我导向和主动学习,学生需要确认学习需求、制订目标、寻找资源、评价学习活动效果[11]。该学习方式适用于接受任何培训和经历的所有成年学生。对麻醉科住院医师而言,可结合美国麻醉学会内容大纲 (1) 和麻醉学重点学习计划 (2) 来制订学习课程。

因为麻醉住院医师在手术室轮转期间的工作中,不断接受麻醉前治疗门诊的相关培训,因此在缺少专门培训时,住院医师可进行体验性和反思性学习。但对于这些患者的评估,还缺乏更多来自专家或指导教师的反馈性建议。随着术前医学的不断进步和知识面的逐步扩展(尤其是关于处理各种并发症指南,如:心力衰竭、缺血性心脏病、围手术期抗凝等),许多麻醉医师还未能第一时间掌握最佳临床处理方法。术前医学已经成为一种需要一定技能水平的专业实践,普通麻醉医师还需要具备该技能水平。如果麻醉医师没有接受过危重症方面的专业培训,就不能期待其能在 ICU 里为危重症患者提供相关治疗。同样,我们不期待未接受心脏专科培训的麻醉医师能为心脏移植手术实施麻醉。此外,我们当然不会期望未经过专科培训的人员为学生提供这些专科领域的教学与培训。我们相信,术前培训阶段同样适用上述情况。但即使在经过围手术期医学正式轮转培训后,麻醉科住院医师对于围手术期基本概念的测试上,仍然表现欠佳[12,13]。

在麻醉门诊轮转前后进行测试是一种有效的评估方法,既可衡量受训者的需求,又可了解知识掌握水平的差距,以提醒其应该把学习重点放在哪些方面(测试强化学习的概念,参见第 18 章)。除说教式教学方式外,在轮转前测验时为学员提供互动式复习和自学方式的指导性建议,学员在轮转后测验中获得评分较单纯说教式教学方式更高。自学方式的内容见本章附录;完整的课程范例可在网上的补充材料中找到。主动学习和说教式教学方式被整合纳入交互式学习模块,这是确保在轮转培训期间全程覆盖表 6-2 所列学习核心概念的一种方法。

除核心概念外,麻醉前门诊还会遇到各种各样的疾病和罕见并存疾病。一些并存疾病(如冠心病)是常见疾病,受训者可能会在两周的麻醉前门诊轮换培训期间遇到。虽然有一些疾病(如:重症肌无力、非典型假性胆碱酯酶家族史)并不常见,但麻醉医师是围手术期处理这些疾病的主导者。因为这些疾病较为罕见,所以不能仅仅通过临床经验以一种可预测的方式进行有效教学。让住院医师参与创建迷你教学主题,或基于疾病的"学习卡片"式教学是辅助性的教学方

---

(1)　www. theaba. org/PDFs/BASIC-Exam/Basic-and-Advanced-ContentOutline(2017 年 11 月 17 日访问)。

(2)　www. acgme. org/Portals/0/PDFs/Milestones/AnesthesiologyMilestones. pdf? ver=2015-11-06-120534-217(2017 年 11 月 17 日访问)。

式,有助其在将来临床中遇到患有此类疾病的患者时,可制订针对性处理方法。该方法除了传授给住院医师相关知识外,同时能激发其探究精神。让住院医师将某种疾病的显著特征汇总到一页纸、一张幻灯片或提示卡上,可确保他们从疾病的复杂性方面提炼出相关的麻醉前考虑要点。住院医师不应回答"我不知道",而应通过找到一篇高质量的综述文章,在 UpToDat$^{@}$ 上搜索最新资料或其他可用的摘要资源,让其加深对不熟悉疾病的理解。随后复习存储成组的"学习卡片"(如在专门网站上或汇编成册的文件夹)亦能提供易于理解的知识内容,可全天学习,同时还可参与临床工作。围手术期医学所需的医学专业知识最好通过纳入了主动学习的多模式教学方法进行传授。

由于无法预测每位住院医师可能遇到的病例类型,向他们提供一份经验清单会有助确保其经历完整的轮转培训。尤其是,当按照医师的执业年限划分临床工作时,能激励学员主动探求有价值的学习经验。一些基本类型的术前评估见表 6-3。

表6-3 在麻醉门诊轮转期间有价值的经验示例

患者类型

体弱患者

老年患者

小儿

接受门诊手术患者

既往与麻醉有关并发症患者

伴有多种并发症患者

缺乏健康知识的患者

耶和华见证人患者

"拒绝抢救"的患者

并发症

冠状动脉疾病

心力衰竭

糖尿病

阻塞性睡眠呼吸暂停

肺部疾病

肝脏疾病

肾脏疾病

神经系统疾病

续表

神经肌肉接头障碍

血液疾病

癌症

手术

大血管手术

胸科手术

心脏手术

神经外科手术

肿瘤手术

肥胖手术

关节置换手术

脊柱外科手术

麻醉前门诊常起到预防或初级保健医疗的作用(如:高血压治疗、血脂水平优化、甲状腺功能评估、慢性阻塞性肺疾病初始治疗、血糖控制)。其尤适用于拟实施择期手术(如介入治疗)的患者,这些手术医师没有收治患者入院的权限,不习惯提前看患者,仅仅了解一些基本诊疗常规(如禁食时间)。麻醉前门诊的目的之一,就是合理有效地利用医疗资源,因此能够对这些疾病进行术前评估并确定最佳的治疗方法,对于避免不必要转诊(或延长准备时间等)是相当重要。由于这些主题并不在麻醉科术中轮转期间常规讲授,因此如何有效利用当前的指南,是麻醉前门诊教学的重要组成部分。然而,有些麻醉住院医师可能甚至不知道有哪些指南,应用哪个指南或在哪里找到它。日常应用的算式和工具[如:美国心脏病学院/美国心脏学会(ACC/AHA)对非心脏手术的心脏评估计算法[14]、修订的心脏风险指数[15]、对阻塞性睡眠呼吸暂停(OSA)的 STOP-Bang[16]筛查],最好打印出来并张贴在公告板上,还可通过电脑或智能手机 App 进行访问。(图 6-4 即科室网站的相关资源示例)

日常工作中强化使用这些工具可作为一种教学方式。维基百科或共享文件夹等网络资源是一个有效方法,用于编辑当前相关指南或经常使用的工具[如:美国胸科医师协会桥接指南[17]、阻塞性睡眠呼吸暂停综合征筛查指南、美国外科医师协会美国手术质量改进项目(ACS NSQIP)风险计算器的链接[18]]。上述资料均为住院医师提供便利的获取途径,即使其在麻醉门诊之外轮转期间也能获得相关信息,从而加强对麻醉前门诊知识的学习。但是,仅仅获得指南并不能确保其得到正确的解释和运用。研究表明,麻醉前评估的基础性指南如 ACC/

AHA指南有一半以上时间被麻醉科住院医师不当使用[19]。目前尚不清楚原因是否包括以下几方面：需要进一步求证、培训不满意或教师在临床中的操作不正确，从而影响了受训者。

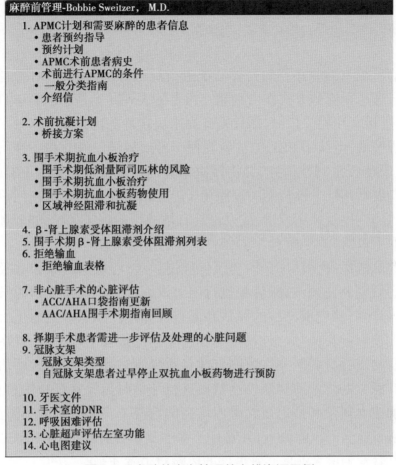

图6-4 麻醉前患者管理的在线资源示例

最后，受训者无论是继续将其作为一个兴趣方向，或只是将这些原则应用到他们的日常临床实践中，围手术期医学轮转将会鼓励住院医师对专业保持热情和长久兴趣。在麻醉前门诊，关注与临床治疗相关的最新研究或循证实践的杂志俱乐部能为临床进修医师和临床医师提供持续性教育。在麻醉前门诊工作的教学经历和经验性工作表明了麻醉专业的动态特征和临床麻醉关注的广泛性。制订学习课程的简便方法建立在以下原则上：

- 确定学生需求（如预考试）
- 提供与核心概念相关的自学模块
- 课堂讲座，包括问答形式和基于病案示例
- 采用主动学习和同时施教实行以问题为中心的学习方式（PBL）

- 利用经验清单来检查各种主题掌握情况
- 编纂最重要的现行指南
- 应用决策性支持工具［如美国区域麻醉学会（ASRA）抗凝药物 App］[20]

决策共享

一旦信息被有效收集且对身体状况进行适当评估后,就可对患者的围手术期风险和合理选择麻醉方式作出判断。患者的表现并不是总以简单直接的方式呈现,不能直接套用相关指南,需权衡证据来决定冲突优先权。这种术前决策是难以进行讲授的,但应用 PBL 方法就更便于开展教学。PBL 是一种行之有效的教学方法,既传授批判性探究,又传授决策技能。麻醉前门诊为 PBL 或案例教学提供了发展批判性思维技能的理想场所。案例教学可为学员在门诊轮转期间未曾遇到的病例提供补充教学,或讨论具有挑战性的临床情况,如耶和华见证人患者或对围手术期"拒绝抢救"（DNR）患者的伦理决策。

与其他麻醉医师、外科医师、初级保健提供者、心脏病专家和呼吸科专家等进行有效的规划和协调,对制订和执行围手术期计划至关重要。如果患者不接受和执行该计划,即使最详尽的评估和调查也无用。如只有当糖化血红蛋白数值提高到促使麻醉科医师与外科医师和患者讨论最佳手术时机,且在麻醉门诊医师或联合初级保健团队或专家制订改善血糖管理计划时,术前评估糖化血红蛋白才是有意义的。术前对缺铁性贫血进行评估时需要制订补铁和复查计划,并对在增加输血风险和推迟血红蛋白增高的情况下实施手术的利弊进行讨论。只有在实施了适当的风险修正,并安排了术中及术后监测和治疗计划的情况下,确定患者术后发生重大不良心脏事件的风险对患者才是有益的。

在该过程中,沟通技巧至关重要。教导学生总是告知患者的最佳预后状况,可能会使患者质疑其他医师的治疗计划,甚至与其最初期望不相符合。麻醉医师把有限的注意力只放在术中阶段,往往会助长一种"这不是我的工作"的态度。其实,作为围手术期专家和医疗专业人员,我们的工作是确保患者接受最好的治疗。对客观信息（如测试结果）和风险评分工具（如 ACS NSQIP[3] 风险计算器）施以重点关注,可消除妨碍科学的最佳实践方法的不良观点（情绪）。在与持有不同意见的专家进行沟通时,以事实和证据为依据,建立适当和清晰的专业沟通模式非常重要。除了观察住院医师的表现外,还可通过多模式模拟训练进行教学,包括:麻醉科、外科、内科医师等,或通过与假扮外科医师的人（虽然准备不

---

(3)　http://riskcalculator. facs. org/RiskCalculator/（2017 年 9 月 17 日访问）。

足但坚持明天做手术)进行简单的角色扮演。优先考虑患者利益最大化,应该是交流的关键内容。虽然有效的沟通技巧很难传授,但良好的沟通模式能教会学生需要模仿的行为方式。麻醉医师在这种环境下的行为表现,是第 19 章阐述的隐藏课程的主要内容。

管理

麻醉门诊最早于 1949 年成立[21],麻醉前评估门诊已存在 20 多年。虽然成立已久,但许多麻醉医师仍不了解麻醉前评估门诊的基本组成部分,如:住院医师和护士的工作流程,患者转诊分流和门诊运营的经济基础。门诊的有效运作与手术室有很大区别。麻醉医师可能不习惯考虑预约等待时间、患者满意度、检查室利用效率、手术取消率。在培训或固定轮转后期,让住院医师进入门诊进行培训是一种有效方法,既可培养其对门诊工作量的适当预期,又可使其了解医院管理和经济效益。在麻醉前门诊开设较好的医院,当外科医师开始让患者转诊到麻醉门诊完成术前准备时,住院医师还并未适应该模式的转变。在建立麻醉前门诊时,外科医师"买单"的一个重要方面是外科医师转诊后获得的临床获益。手术取消率下降和术前检测成本降低是证明医院设立麻醉门诊的价值所在,尤其是目前重视成本控制的时代[22-24]。患者满意度评分亦是一个重要指标。虽然两周轮转学习未能学习到如何运营麻醉门诊的具体细节,但只让学生在主管麻醉门诊的麻醉医师指导下工作一段时间,就能激发其在住院医师培训结束后从事该专业的兴趣。

住院医师参与质量控制计划能使其有机会研究如何以高的成本效益率方式及时提供医疗服务[25]。两周的轮转时间还是相对较短,在麻醉门诊轮转较长时间的住院医师和在麻醉门诊选修学习的住院医师还会参与质量控制计划(参见第 22 章)。此外,许多住院医师会在麻醉门诊轮转时确定一个质控项目,并在完成轮转后选择从事该方面的工作。此类项目驱使学员从事麻醉门诊工作,满足 ACGME 对于参与质控改善计划的要求,还能满足学员自主性学习需要。其通过对工作系统的运作产生实际影响,也为他们参与学习过程的结果提供切实的证据。由住院医师选择和设计的质控项目更有可能引起个人兴趣获得成功。确保质控项目具有真实价值并避免这项工作仅仅是"做工",将具有更大教育价值并产生更高满意度。

结论

训练麻醉住院医师成为术前评估专家,不仅需要传授如何为患者进行手术前准备,还需要告诉这样做的理由。如果不注重提高患者的安全性、舒适度、围手术期总体预后,麻醉前门诊的经历可能会成为住院医师培训结束测试时的另一个桎梏。术前评估专家必须精通医学治疗的各个方面:有效病史的采集、检查技能、疾病知识和如何正确评估这些疾病、解释检查结果、为即将发生的事件作好计划、沟通和协调。表 6-4 列出了如何传授给住院医师这方面知识的建议。

表 6-4　麻醉前门诊临床教学的具体内容示例

技能	教学方法
病史及体格检查	模仿行为
	直接观察
	有反馈的录像考试
医学专业知识	提前测试以评估薄弱领域
	临床常见问题
	说教课程中为不常见问题准备"卡片"
	基于问题的学习(PBL)
	基于网页的文件或维基百科
	预试评估薄弱领域,临床所遇共同问题
指南学习	基于网页文件或维基百科
沟通 / 解决问题	模拟行为
	直接 PBL
	模拟角色扮演
	录像与汇报
管理	模拟行为
	教学展示
	QA/QI 项目

　　医学知识、有效沟通、奉献精神、组织技能、优秀的人际关系技能同样重要,这些无形因素是成为一名术前评估专家的必要条件。如果没有这些领域的专业知识,麻醉前评估过程将不能使患者最大获益。麻醉前评估对患者的围手术期预后起着至关重要的作用,包括降低死亡率[26]。将医师培训成为围手术期专家的教学过程需要反映出这一重要作用,通过纳入动态的、参与性的教学模式,最终激发学生继续学习并能够主导该领域。

(秦学伟、温辉　译,Jeff L. Xu　校)

参 考 文 献

1. Accreditation Council for Graduate Medical Education and the American Board of Anesthesiology. The Anesthesiology Milestone Project. 2015. www.acgme.org/Portals/0/PDFs/Milestones/ AnesthesiologyMilestones.pdf?ver=2015-11-06-120534-217 (accessed November 18, 2017).

2. A. Gharapetian, F. Chung, D. Wong, J. Wong. Perioperative fellowship curricula in anesthesiology: A systematic review. *Can J Anaesth* 2015; 62: 403–12.

3. E. K. Alexander. Perspective: Moving students beyond an organ-based approach when teaching medical interviewing and physical examination skills. *Acad Med* 2008; 83: 906–9.

4. T. Gude, P. Vaglum, T. Anvik et al. Do physicians improve their communication skills between finishing medical school and completing internship? A nationwide prospective observational cohort study. *Patient Educ Couns* 2009; 76: 207–12.

5. H. G. Schmidt, G. R. Norman, H. P. Boshuizen. A cognitive perspective on medical expertise: Theory and implication [published erratum appears in Acad Med 1992 Apr; 67 (4): 287]. *Acad Med* 1990; 65: 611–21.

6. B. Hodges, G. Regehr, N. McNaughton et al. OSCE checklists do not capture increasing levels of expertise. *Acad Med* 1999; 74: 1129–34.

7. G. L. Noel, J. E. Herbers, M. P. Caplow et al. How well do internal medicine faculty members evaluate the clinical skills of residents? *Ann Intern Med* 1992; 117: 757–65.

8. I. P. Carvalho, V. G. Pais, F. R. Silva et al. Teaching communication skills in clinical settings: Comparing two applications of a comprehensive program with standardized and real patients. *BMC Med Educ* 2014; 14: 92.

9. G. R. de Oliveira Filho, L. Schonhorst. The development and application of an instrument for assessing resident competence during preanesthesia consultation. *Anesth Analg* 2004; 99: 62–9.

10. A. Dionyssopoulos, T. Karalis, E. A. Panitsides. Continuing medical education revisited: Theoretical assumptions and practical implications: A qualitative study. *BMC Med Educ* 2014; 14: 1051.

11. J. A. Spencer, R. K. Jordan. Learner centred approaches in medical education. *BMJ* 1999; 318: 1280–3.

12. E. Hennrikus, C. Candotti, A. Bhardwaj. Teaching perioperative medicine to residents. *JCOM* 2013; 20: 117–21.

13. A. O. Adesanya, G. P. Joshi. Comparison of knowledge of perioperative care in primary care residents versus anesthesiology residents. *Proc (Bayl Univ Med Cent)* 2006; 19: 216–20.

14. L. A. Fleisher, K. E. Fleischmann, A. D. Auerbach et al. 2014 ACC/AHA Guideline on perioperative cardiovascular evaluation and management of patients undergoing noncardiac surgery: A report of the American college of cardiology/American heart association task force on practice guidelines. *J Am Coll Cardiol* 2014; Dec 9; 64(22): e77–137.

15. T. H. Lee, E. R. Marcantonio, C. M. Mangione et al. Derivation and prospective validation of a simple index for prediction of cardiac risk of major noncardiac surgery. *Circulation* 1999; 100: 1043–9.

16. F. Chung, B. Yegneswaran, P. Liao et al. STOP questionnaire: A tool to screen patients for obstructive sleep apnea. *Anesthesiology* 2008; 108: 812–21.

17. J. D. Douketis, A. C. Spyropoulos, F. A. Spencer et al. Perioperative management of antithrombotic therapy: Antithrombotic therapy and prevention of thrombosis, 9th edn.: American College of Chest Physicians evidence-based clinical practice guidelines. *Chest* 2012; 141 (2 Suppl): e326s–50s.

18. American College of Surgeons. New ACS NSQIP Surgical Risk Calculator offers personalized estimates of surgical complications. *Bull Am Coll Surg* 2013; 98: 72–3. http://riskcalculator.facs.org/RiskCalculator/ (accessed September 17, 2017).

19. M. M. Vigoda, B. Sweitzer, N. Miljkovic et al. 2007 American College of Cardiology/American Heart Association (ACC/AHA) Guidelines on perioperative cardiac evaluation are usually incorrectly applied by anesthesiology residents evaluating simulated patients. *Anesth Analg* 2011; 112: 940–9.

20. American Society of Regional Anesthesia. American Society of Regional Anesthesia (ASRA) app for anticoagulants. www.asra.com/page/150/asra-apps (accessed November 18, 2017).

21. J. A. Lee. The anaesthetic out-patient clinic. *Anaesthesia* 1949; 4: 169–74.

22. S. P. Fischer. Development and effectiveness of an anesthesia preoperative evaluation clinic in a teaching hospital. *Anesthesiology* 1996; 85: 196–206.

23. G. S. Murphy, M. L. Ault, H. Y. Wong, J. W. Szokol. The effect of a new NPO policy on operating room utilization. *J Clin Anesth* 2000; 12: 48–51.

24. M. B. Ferschl, A. Tung, B. Sweitzer et al. Preoperative clinic visits reduce operating room cancellations and delays. *Anesthesiology* 2005; 103: 855–9.

25. J. R. Starnes, M. D. McEvoy, J. M. Ehrenfeld et al. Automated case cancellation review system improves systems-based practice. *J Med Syst* 2015; 39: 134.

26. J. D. Blitz, S. M. Kendale, S. K. Jain et al. Preoperative evaluation clinic visit is associated with decreased risk of in-hospital postoperative mortality. *Anesthesiology* 2016; 125: 280–94.

附录——学习示例

（课程样本：麻醉门诊轮转课程范例，可在 www. cambridge. org/9781316630389 网络链接查询）

病例 6.1　A 先生（麻醉前评估）

患者男性，64 岁，拟实施切口疝修补术，在麻醉科门诊进行术前检查。4 年前因胃癌实施开腹胃部分切除术后患有切口疝四年。患者有肥胖、高脂血症、高血压（HTN）、2 型糖尿病（DM）、非缺血性心肌病和代偿性收缩性心力衰竭（HF）等病史（PMH）。11 个月前常规超声心动图检查显示：射血分数 40%，左心室中度肥大，未合并瓣膜病变。患者主诉运动耐量可，能从家中步行往返至街边取邮件。工作时可由楼梯步行至二楼，期间未出现气短、胸痛等症状。

- 既往史：肥胖、高血压、糖尿病、心力衰竭、胃癌
- 手术史：胃部分切除术、阑尾切除术、左膝关节置换术
- 用药史：阿司匹林 81mg；酒石酸美托洛尔 25mg，2 次 /d；利辛普利 20mg，1 次 /d。罗伐他汀 40mg，1 次 / 晚；鱼油
- 过敏史：否认药物过敏史
- 个人史：吸烟史 30 年，一包烟 /d。既往酗酒史，但已戒酒 10 年
- 体格检查：
  - 生命体征：血压：130/75mmHg；心率：65 次 /min；呼吸：14 次 /min；吸空气时血氧饱和度：99%；体重：85kg；身高：5 尺 8 寸 ≈173cm
  - 气道：马氏 3 级；张口度良好；甲颌间距 5cm；正常牙裂
  - 心脏：节律齐，无杂音，无摩擦音
  - 肺脏：无过度呼吸，双侧呼吸音对称

1. A 先生需要做哪些术前实验室检查？勾选所有适用选项

☐ A. CBC（全血计数）

☐ B. BMP（基础代谢功能检查）

☐ C. 凝血酶原时间 / 活化部分凝血酶原时间 / 国际标准化比值（PT/APTT/INR）

☐ D. 肝功能

☐ E. 以上均不是

答案：A，B

未合并明显全身性疾病（ASA I/Ⅱ期）实施低危手术的患者，无须进行基本实验室检查。研究表明：很多术前检查并不具备明确指征，实验室检查结果显示

异常时较少需要采取处理措施,且异常检查结果与不良结局并不具明显相关性。

- Choosing Wisely-American Society of Anesthesiologists. www. choosingwisely. org/societies/american-society-of-anesthesiologists/（2017 年 11 月 17 日访问）

- B. J. Narr, T. R. Hansen, M. A. Warner. Preoperative laboratory screening in healthy Mayo patients: Cost-effective elimination of tests and unchanged outcomes. Mayo Clin Proc, 1991; 66: 155

全血细胞计数——术前全血细胞计数是合理的检查指标。

- 研究表明,即使在没有失血的情况下,接受非心脏大手术患者术前贫血与 30 天死亡率增加有关

○ G. Fritsch, M. Flamm, D. L. Hepner, et al. Abnormal preoperative tests, pathologic findings of medical history, and their predictive value for perioperative complications. Acta Anaesthesiol Scand, 2012; 56: 339

- 美国家庭医师协会（AAFP）推荐:术前检查应根据患者可能合并贫血的疾病（如:慢性炎症、慢性肾脏病、慢性肝病、慢性肺病、临床表现或贫血相关症状）,或预计手术会出现大失血

○ M. A. Feeley, S. Collins, P. R. Daniels, et al. American Academy of Family Physicians preoperative testing before noncardiac surgery: Guidelines and recommendations. Am Fam Physician, 2013, Mar 15; 87 (6): 414-18. www. aafp. org/afp/2013/0315/p414.html（2017 年 11 月 17 日访问）

既往史——鉴于 A 先生糖尿病史且服用利辛普利（血管紧张素转化酶抑制剂）,因此应进行 BMP 检查。

- AAFP 推荐 BMP 不作为常规检查,而要根据病史和体格检查结果来选择检查项目,如:慢性肾脏疾病、心力衰竭、复杂糖尿病、肝脏疾病、某些药物包括利尿剂、血管紧张素转化酶抑制剂（angiotensin converting enzyme inhibitor, ACEI）或血管紧张素受体拮抗剂（ARB）等

○ M. A. Feeley, S. Collins, P. R. Daniels, et al. American Academy of Family Physicians preoperative testing before noncardiac surgery: Guidelines and recommendations. Am Fam Physician, 2013, Mar 15; 87 (6): 414-18. www. aafp. org/afp/2013/0315/p414.html（2017 年 11 月 17 日访问）

肝功能——本病例无对术前肝功能全项进行检测的指征。

- 如果病史和体格检查未提示肝脏疾病,则不需要进行肝功能和 / 或肝损害检查,有证据表明意外情况发生率很低且因此而改变麻醉处理方式的可能性非常低

○ G. W. Smetana, D. S. Macpherson. The case against routine preoperative laboratory testing. Med Clin North Am, 2003；87：7

凝血功能检查：本病例中没有明确的获取术前凝血功能（PT/PTT/INR）指征。

● AAFP 推荐对下述患者进行凝血功能检查：导致凝血平衡受损疾病（如：肝脏疾病、造血系统疾病）、服用抗凝剂患者及病史和体格检查结果提示存在凝血功能障碍患者（如：自发性瘀血、手术出血过多、已知遗传性凝血病家族史）

○ M. A. Feeley，S. Collins，P. R. Daniels，et al. American Academy of Family Physicians preoperative testing before noncardiac surgery：Guidelines and recommendations. Am Fam Physician，2013，Mar 15；87（6）：414-18.www. aafp. org/afp/2013/0315/p414.html（2017 年 11 月 17 日访问）

2. 你还将为 A 先生做哪些其他术前检查？勾选所有适用选项

□ A. 心电图（ECG）

□ B. 经胸超声心动图

□ C. 压力测试

□ D. 胸部 X 线片（CXR）

□ E. 肺功能测试（PFTS）

答案：A

心电图——考虑到患者有心脏病史，应进行术前心电图检查。但患者心功能大于 4 个代谢当量（MET）且无症状，因此心电图的作用非常低。

● 对已知有冠心病或其他明显器质性心脏病患者，术前可进行静息 12 导联心电图检查，低危手术除外（Ⅱa）

● 无症状患者术前可考虑进行静息 12 导联心电图检查，低危手术除外（Ⅱb）

● 低风险手术患者无必要在术前进行常规静息 12 导联心电图检查

○ 2014 ACC/AHA Guideline on Perioperative Cardiovascular Evaluation and Management of Patients Undergoing Noncardiac Surgery：Executive Summary：A Report of the American College of Cardiology/American Heart Association Task Force on Practice Guidelines. J Am Coll Cardiol，2014，Dec 9；64（22）：e77-137

肺功能检查 / 胸部 X 线——A 先生伴有术后并发症的数个高危因素包括：年龄 >60 岁、吸烟史、上腹部手术史、心力衰竭、ASA>Ⅱ，但尚无证据表明术前肺功能检查能预测术后肺部并发症（PPC）或改变本病例的麻醉处理方案。

● PPC 的危险因素包括：年龄 >60 岁、慢性阻塞性肺疾病（COPD）、吸烟、充血性心力衰竭、功能依赖、美国麻醉医师协会（ASA）分级为Ⅱ级或以上、阻塞性睡眠呼吸暂停、血清白蛋白降低、手术因素（手术时间 3h 以上、主动脉瘤修补术、胸外科、腹腔外科、神经外科、头颈外科、急诊或血管外科手术）、全身麻醉、感觉

器官受损、胸部检查异常、饮酒、体重下降

- 文献综述并未发现肥胖、哮喘、运动能力、糖尿病、人类免疫病毒（HIV）感染是危险因素的相关证据
- 重要的 PPC 包括：肺不张、肺炎、呼吸衰竭、慢性基础性肺部疾病加重
- PPC 对患者发病率、死亡率、住院时间的影响与心脏并发症类似。在老年患者中，PPC 较心脏并发症更能预测术后的长期死亡率

  ○ Qaseem, V. Snow, N. Fitterman, et al. Risk assessment for and strategies to reduce perioperative pulmonary complications for patients undergoing noncardiothoracic surgery: A guideline from the American College of Physicians. Ann Intern Med, 2006；144：575

- 在一项针对严重 COPD 患者的研究中（$FEV_1 < 50\%$ 的预测值），术前肺功能检查并不能预测肺部并发症风险，而手术时间长短、ASA 分级、手术类型都是重要的预测因子

  ○ J. A. Brooks-Brunn. Predictors of postoperative pulmonary complications following abdominal surgery. Chest, 1997；111：564

- 在另一项研究中，将严重气流阻塞且 FEV_1 低于预测值 40% 的吸烟者与 FEV_1 正常的吸烟者相比较，发现在肺活量异常的患者中只有支气管痉挛更为常见。术后肺炎、插管时间延长、重症监护室住院时间延长、死亡在两组之间没有明显差异

  ○ D. O. Warner, M. A. Warner, K. P. Offord, et al. Airway obstruction and perioperative complications in smokers undergoing abdominal surgery. Anesthesiology, 1999；90：372

- 术前肺功能检查和胸部 X 线不能作为预测 PPC 风险的常规检查

  ○ Qaseem, V. Snow, N. Fitterman, et al. Risk assessment for and strategies to reduce perioperative pulmonary complications for patients undergoing noncardiothoracic surgery: A guideline from the American College of Physicians. Ann Intern Med, 2006；144：575

- 随后的研究证实，肺活量测定和肺部一氧化碳弥散容量（DLCO）对胸腔镜肺部切除术的手术风险有准确评估价值。但是，在胸腔镜下进行肺叶切除术时，FEV_1 和 DLCO 对 PPC 的预测价值并不十分明确，研究结果并不一致

  ○ R. Zhang, S. M. Lee, C. Wigfield, et al. Lung function predicts pulmonary complications regardless of the surgical approach. Ann Thorac Surg, 2015；99：1761

  ○ M. F. Berry, N. R. Villamizar-Ortiz, B. C. Tong, et al. Pulmonary function tests do not predict pulmonary complications after thoracoscopic lobectomy. Ann

Thorac Surg,2010 ;89 :1044

超声心动图——并无充分证据显示 A 先生术前需要超声心动图检查。

- Ⅱa 级推荐：
  - 对不明原因呼吸困难患者,应在术前进行左心室功能评估(证据等级：C 级)
  - 对伴有呼吸困难加重或至其他临床状态改变的心力衰竭患者,术前应进行左心室功能评估(证据等级：C 级)
- Ⅱb 级建议：
  - 对于临床状况稳定、既往有左心室功能不全的患者,如果 1 年内未对其进行评估,可考虑对左心室功能再次进行评估(证据等级：C 级)
- Ⅲ级建议
  - 不推荐术前常规进行左心室功能评估(证据等级：B 级)
- 2014 ACC/AHA Guideline on Perioperative Cardiovascular Evaluation and Management of Patients Undergoing Noncardiac Surgery：Executive Summary：A Report of the American College of Cardiology/American Heart Association Task Force on Practice Guidelines. J Am Coll Cardiol,2014,Dec 9 ;64(22):e77-137

应激试验——在低危或中危非心脏手术的无症状稳定患者,不建议实施基线心脏检查(经胸超声心动图 / 经食管超声心动图［TTE/TEE］)或心脏应激试验。

- Choosing Wisely-American Society of Anesthesiologists. www. choosingwisely. org/societies/american-society-of-anesthesiologists/(2017 年 11 月 17 日访问)

3. 手术当天你会让患者继续服用哪些药品？勾选所有适用选项

☐ A. 酒石酸美托洛尔

☐ B. 依那普利

☐ C. 瑞舒伐他汀

☐ D. 阿司匹林

☐ E. 以上均不是

答案：A,B,C,D

Beta 受体阻滞剂——A 先生应该继续服用美托洛尔。

- Ⅰ级建议：
  - 对于长期服用 β- 肾上腺素受体阻滞药的手术患者,应继续服用 β- 肾上腺素受体阻滞剂(证据等级：B 级)
- Ⅱa 级建议：
  - 应根据临床具体情况指导术后应用 β- 肾上腺素受体阻滞药,与何时开始

用药无关(证据等级:B 级)

- Ⅱb 级建议:

○ 对于术前风险分层检查中发现的中危或高危心肌缺血患者,需在围手术期开始应用 β- 肾上腺素受体阻滞剂(证据等级:C 级)

○ 对伴有三种或三种以上改良心脏风险指数(RCRI)的危险因素(如:糖尿病、心力衰竭、冠心病、肾功能不全、脑血管病、高危手术)患者,需在手术前开始使用 β- 肾上腺素受体阻滞剂(证据等级:B 级)

○ 对有确信的接受长期 β- 肾上腺素受体阻滞药治疗适应证,但无其他 RCRI 危险因素患者,在围手术期使用 β- 肾上腺素受体阻滞药可作为降低围手术期风险的方法,其益处尚不确定(证据等级:B 级)

○ 对开始接受 β- 肾上腺素受体阻滞药治疗的患者,需预先开始围手术期 β- 肾上腺素受体阻滞药治疗,以评估其安全性和耐受性,最好在手术前一天以上(证据等级:B 级)

- Ⅲ级建议:

○ 不应在手术当天开始应用 β- 肾上腺素受体阻滞药进行治疗(证据等级:B 级)

- 2014 ACC/AHA Guideline on Perioperative Cardiovascular Evaluation and Management of Patients Undergoing Noncardiac Surgery:Executive Summary:A Report of the American College of Cardiology/American Heart Association Task Force on Practice Guidelines. J Am Coll Cardiol,2014,Dec 9 ;64(22):e77-137

ACEI 类——A 先生应继续服用利辛普利。继续服用 ACEI/ARB 类药物患者在术中发生一过性低血压的比率较高,其他预后情况并无差异。

- Ⅱa 级建议:

○ 围手术期可继续使用 ACEI 抑制剂或 ARB(证据等级:B 级)

○ 如术前使用 ACEI 或 ARB,在临床情况允许的情况下,术后应尽快重启使用(证据等级:C 级)

- 2014 ACC/AHA Guideline on Perioperative Cardiovascular Evaluation and Management of Patients Undergoing Noncardiac Surgery:Executive Summary:A Report of the American College of Cardiology/American Heart Association Task Force on Practice Guidelines. J Am Coll Cardiol,2014,Dec 9 ;64(22):e77-137

他汀类——A 先生应该继续服用罗伐他汀。

- Ⅰ级建议:

○ 目前正在服用他汀类药物并计划实施非心脏手术的患者,应继续服用他汀类药物(证据等级:B 级)

- Ⅱa 级建议：
- 血管外科手术患者围手术期应开始使用他汀类药物（证据等级：B 级）
- Ⅱb 级建议：
- 根据目标导向的药物治疗（GDMT）的临床适应证，实施高危手术的患者围手术期应开始使用他汀类药物（证据等级：C 级）
- 2014 ACC/AHA Guideline on Perioperative Cardiovascular Evaluation and Management of Patients Undergoing Noncardiac Surgery：Executive Summary：A Report of the American College of Cardiology/American Heart Association Task Force on Practice Guidelines. J Am Coll Cardiol，2014，Dec 9；64（22）：e77-137

阿司匹林——A 先生应继续服用阿司匹林。

- Ⅰ级建议：最好是在裸金属支架（BMS）植入后 30 天或药物洗脱支架（DES）植入 6 个月后实施择期非心脏手术
- 对冠状动脉支架植入术后接受血小板双抗治疗（DAPT）的患者，如必须实施手术须停用 P2Y12 抑制剂，建议尽可能继续使用阿司匹林且术后尽快重启 P2Y12 血小板受体抑制剂（证据等级：B 级）
- Ⅱa 级建议：正在服用 P2Y12 抑制剂的患者，需实施非心脏手术时，临床医师应就手术出血风险与停止或继续使用抗血小板治疗的相对风险达成共识（证据等级：C 级）
- Ⅱb 级建议：
- 对需停止 P2Y12 抑制剂治疗的 DES 植入后患者，如果预计推迟手术风险大于支架血栓形成风险，可考虑在 3 个月后实施择期非心脏手术（证据等级：C 级）
- Ⅲ级建议：患者需在围手术期停用 DAPT 双抗治疗，在 BMS 植入后 30 天内或 DES 植入后 3 个月内，避免实施无获益的择期非心脏外科手术（证据等级：B 级）
- 2016 ACC/AHA Guideline Focused Update on Duration of Dual Antiplatelet Therapy in Patients with Coronary Artery Disease. Circulation.2016；134：e123-e155

4. A 先生在做手术前应该让内科医师为其做检查吗？

☐ A. 是

☐ B. 否

答案：B

否——内科医师进行术前评估与术后预后效果改善无相关性。

此前关于内科医师进行术前评估的研究未能显示出对术后结局产生积极影

响。大的择期非心脏手术前的内科医师会诊会导致死亡率增加、住院时间延长、术前药物干预和检查次数增多。这些研究结果强调,需更好地了解会诊影响预后的机制,并确定有效干预措施来降低围手术期风险。

• D. Auerbach. Opportunity missed: Medical consultation, resource use, and quality of care of patients undergoing major surgery. Arch Intern Med, 2007 ; 167 : 2338-44

相比而言,在术前评估门诊(由麻醉医师或住院医师主导)开展系统化术前评估,会使病情复杂的患者获益,并改善围手术期的进程和预后。

未经过围手术期医学培训的内科医师进行术前评估会导致住院时间延长、术后死亡率增加;在一家医疗机构进行的相关研究指出,由手术科室住院医师主导的术前评估门诊(PEC)患者死亡率较低;而在另一家医疗机构的相关研究表明,由麻醉医师主导的 PEC 是择期手术患者术后死亡率较低的独立相关因素。

由内科医师、麻醉医师或手术科室住院医师主导的术前评估相关研究会产生不同的结果,可能是因为围手术期医师在整个围手术期改善了协调能力,同时麻醉医师对拟实施的手术方案、麻醉方案有了更深入的了解。

• S. Vazirani, A. Lankarani-Fard, L. Liang, et al. Perioperative processes and outcomes after implementation of a hospitalist-run preoperative clinic. J Hosp Med, 2012 ; 7(9): 697-701

• J. D. Blitz, S. M. Kendale, S. K. Jain, et al. Preoperative evaluation clinic visit is associated with decreased risk of in-hospital postoperative mortality. Anesthesiology, 2016 Aug; 125(2): 280-94

（秦学伟、温辉　译,Jeff L. Xu　校）

第7章

术间教学

Edwin A. Bowe

背景

麻醉科住院医师是在手术室完成大部分培训的，并且大多数麻醉医师也是在手术室进行麻醉药物的管理或监督，因此手术室是进行麻醉临床教学的最重要场所。在手术室不仅要求教授具体知识（如检查麻醉功能否正确使用），而且还应教授临床判断（如"患者低血压最可能原因是什么，以及优先考虑的处理措施是什么"）。有关临床教学的相关内容参见第3章。尽管在手术室进行教学很重要，但学员（即麻醉科住院医师）（如：管理麻醉药、观察手术进度）和主治麻醉医师（如：提供安全的麻醉药使用经验、实现预期目标的产量压力）也存在矛盾冲突。本章将探讨在手术室为住院医师提供教学经验的一些方法。

马尔科姆·格拉德威尔（Malcolm Gladwell）在《异类》这本书中提出了这样一个概念：在大多数领域中想要成为大师，必须进行10 000个小时的练习。这个概念源于克拉姆普、特施罗默和爱立信对小提琴学生的研究结果显示，在他们判定为"好"、"更好"或"最好"学生之间的主要区别是学习时间的长短。正如爱立信在他的《山峰》一书中指出的那样，格拉德威尔不恰当地应用了该结果。首先，尽管平均花费了10 000个小时的练习时间，"最佳"学生仍不是小提琴大师。其次，10 000h是个平均值，一些"最好的"学生练习多于10 000个小时，而另一些则练习时间更少。第三，耗时多少在各个领域都不相同。第四，小提琴学生不仅练习，而且"刻意练习"（框7-1），其中包括针对特定目标的个性化培训。

框7-1 刻意练习的特点

1. 设计特定目标
2. 专注于实践
3. 绩效评估 - 目标是否实现，可以做哪些改进
4. 挑战扩展目标

1989年,美国麻醉学会(ABA)将住院医师培训的期限从三年("一年内科实习医师"加两年临床麻醉)增加到四年("一年内科实习医师"加三年临床麻醉)[1]。延长培训时间的原因之一是增加住院医师在重症监护医学(CCM)学习时长,而不会减少在手术室的培训时间。也有人说,随着专业发展得越来越复杂,在手术间需要更多时间,而且培训时间也应当延长。2017年,美国麻醉学会要求在手术室外进行10个月培训[2周术前评估诊所、2周麻醉后恢复室(PACU)、周手术室外麻醉、4个月重症监护医学、2个月产科麻醉、3个月疼痛治疗],其中3个月(1个月疼痛治疗、2个月重症监护医学)可在临床第一年进行。在36个月临床麻醉培训周期中,最多可剩余29个月常规手术室麻醉培训。假设每周平均有60个小时临床工作(这个数字几乎肯定要高于平均水平,因为住院医师提供的数据包括术前评估患者所花费时间、讲座时间等),因此在手术室的时间不到7 000个小时。如果住院医师在手术室外轮转时长(如PACU)超出了培训计划,并且在轮转中选修了其他课程(如经食管超声心动图),那么这个数字会进一步减少,麻醉住院医师在手术室中花费的最大时间大约与平均等级为"好"的小提琴学生练习所花费时间相同。鉴于此,保证住院医师在手术室培训时长是取得最大教学收益的重中之重。

目标

美国麻醉学会(ABA)与美国毕业后医学教育认证委员会(ACGME)联合确定了用于评价住院医师的里程碑项目(框7-2)[2]。

框7-2 麻醉学里程碑项目

患者管理1:麻醉前患者评估和准备。

患者管理2:麻醉计划和实施。

患者管理3:围手术期疼痛管理。

患者管理4:麻醉并发症处理。

患者管理5:危机管理。

患者管理6:非手术危重患者分类和管理。

患者管理7:急性、慢性和与癌症相关疼痛咨询和管理。

患者管理8:专业技能:气道管理。

患者管理9:专业技能:监护设备的使用和解读。

患者管理10:专业技能:区域麻醉。

医学知识1:美国麻醉学会概述的生物医学、临床医学、流行病学和社会行为科学相关知识。

基于系统的实践1:在医疗保健系统内协调患者护理。

基于系统的实践2:患者安全和质量改善。

基于实践的学习和改进 1：将质量改进和患者安全举措纳入个人实践。

基于实践的学习和改进 2：对实践进行分析，以确定需要改进领域。

基于实践的学习和改进 3：自主学习。

基于实践的学习和改进 4：对患者、家庭、医学生、住院医师和其他卫生专业人员的教育。

专业精神 1：对患者、家庭和社会的责任。

专业精神 2：诚实、正直和道德行为。

专业精神 3：对公共机构、学校及同事的承诺。

专业精神 4：接收并提供反馈。

专业精神 5：保持个人、情感、身体和心理健康的责任。

人际沟通技巧 1：与患者和家属沟通。

人际沟通技巧 2：与其他专业人员沟通。

人际沟通技巧 3：团队和领导技巧。

在所列项目中，手术室是麻醉教学（图 7-1）和围麻醉期管理（图 7-2）的最佳场所。

准一级	一级	二级	三级	四级	五级
	制订患者监护计划，应考虑患者现病史、既往病史、患者本身及手术风险	为常规患者制订麻醉计划，包括对现病史、既往病史、患者本身、麻醉和手术风险及患者选择的考虑	为接受普通亚专业手术患者制订麻醉计划，包括考虑医疗、麻醉和手术风险因素，并考虑患者的麻醉选择	制订麻醉计划，包括考虑医学、麻醉和手术风险及患者对麻醉的选择	独立制订麻醉计划，其中应考虑复杂患者和手术的医疗，麻醉和手术危险因素及患者选择
	适应新环境及提供患者监护	进行常规麻醉，包括在基本麻醉监护与围麻醉期管理	在间接监督下进行亚专业麻醉，但对于更复杂的程序和患者可能需直接监督	有条件地进行复杂的麻醉，指导他人管理复杂临床问题	独立进行复杂麻醉管理
		适应新环境及提供麻醉监护			

图 7-1 里程碑式患者治疗 2——麻醉计划和实施

（摘自 ABA/ACGME "麻醉学里程碑项目"）

准一级	一级	二级	三级	四级	五级
	识别患有严重疾病或恶化患者；为常见急性事件启动基本医疗服务；适当寻求帮助	做出鉴别诊断，包括最可能导致急性恶化病因；在上级医师指导下治疗并适当寻求直接监督	在间接情况下识别和管理临床危机可能需要直接监督	有条件地独立确定和管理临床危机；对危机应对团队的领导承担越来越大的责任	协调危机小组进行临床工作

图 7-2 里程碑式患者治疗 4——围麻醉期管理

（摘自 ABA/ACGME "麻醉学里程碑项目"）

也可认为在危机管理中手术室是指导住院医师的最佳场所(图 7-3)。

准一级	一级	二级	三级	四级	五级
	术前评估并识别相关并发症;在监护下处理相关并发症	麻醉后评估以识别围麻醉期并发症;在监护下进行麻醉并发症初步治疗	识别和管理亚专科或疑难患者特有麻醉并发症,并可咨询上级医师	可在独立情况下识别和管理所有麻醉并发症	独立识别和处理所有麻醉并发症

图 7-3 里程碑式患者治疗 5——危机管理

(摘自 ABA/ACGME "麻醉学里程碑项目")

这三个重要项目可在手术室轮转过程中合并为一个目标:"在手术室轮转结束时,一个成功完成培训的住院医师能够制订麻醉计划并为复杂的手术患者进行麻醉,以及识别和处理并发症包括一些危机事件。"手术室轮转期间的教学应完成此目标。本书其他章节也会介绍手术室中的其他相关课程(如气道管理的专业技能)。

手术室学习经历

无论何时,在手术室学习都会受到四个方面的影响。

分配

住院医师的学习质量在一定程度上取决于病例分配。手术过程、患者并发症、监护需求、教职人员的经验等多种因素,以及住院医师和教职人员的配比都对住院医师学习有影响(框 7-3)。

> 框 7-3 分配手术室时要考虑的一些教育因素
> - **手术**:手术是否提供了独特的经验(如住院医师第一次管理颈动脉内膜剥脱术)?住院医师是否在手术中学到更多管理经验(如扁桃体切除术和腺样体切除术)?
> - **麻醉技术**:手术过程中住院医师是否需要更多麻醉技术与经验(如儿童麻醉诱导)?
> - **监测技术**:该方法是否为监测教学提供了有利教学的机会(如运动诱发电位)?
> - **患者并发症**:患者存在并发症,即使手术很普通,也提供了学习机会(如对带起搏器的患者进行结肠镜检查)?
> - **住院医师经验**:住院医师的经验如何(尽管对 30 岁健康患者进行腹腔镜阑尾切除术,对三年级住院医师可能没有难度,但这种手术却为住院医师在前两个月学习中提供了宝贵经验。如果对孕 23 周女性做同样的手术,则可能不适合初级住院医师,但确实为高年级住院医师提供了绝佳学习机会)。

- **教师的经验**：在其他领域的研究表明，住院医师与新老师相处更加融洽，有利于教学。因此，指派新的教职员工与新住院实习医师一起工作可能更具教育意义。
- **教师的专业知识**：尤其对于手术过程复杂或患有严重并发症患者，如果安排相关专业领域教师与住院医师一起工作，可能会提升教学效果（如和心脏麻醉医师对带有左心室辅助设备患者进行结肠镜检查，比和在区域阻滞方面有专长的麻醉医师学到的更多）。

理想情况下，应根据个人的教育需求和经验为每个住院医师分配病例。所以必须对每个住院医师的学习状态（如每个住院医师完成的轮转）以及住院医师的经验（如完成的心脏外科手术例数）有所了解。可通过为住院医师制订轮转时间表和实时更新住院医师的病例统计完成上述目标。

合理安排是为住院医师制订今后学习目标的第一步。这些目标是由带教老师按照计划进行的，且简短的病例讨论对于初级带教老师教学来说更有效。

术前教学

手术室教学始于住院医师与带教老师对患者的术前讨论，通常包括对患者的评估及麻醉计划。带教老师可询问住院医师选择某种特定技术的原因，及这种技术的优势在哪里。从本质上讲，这类似于美国麻醉学会规定的应用考试的标准化口试部分（以前称为第二部分考试或"口头考试"），在这部分里，应试者将解释他们将要做的事情及原因。带教老师可通过类似的方式询问住院医师的麻醉计划，如果情况改变，麻醉计划将如何改变（如"如果术前经胸超声心动图显示患者的心脏杂音是由主动脉瓣狭窄而非血流杂音引起，您将如何处理？"）。

术前讨论还可确定第二天要讨论的主题，这为带教老师和住院医师确立了学习目标。如果住院医师从未做过某种外科手术（如住院医师首次行颈动脉内膜剥脱术）的麻醉，或患者患有特殊并发症（如主动脉瓣狭窄），那么就应要求住院医师提前学习相关知识。这种情况下，如果带教老师推荐相关参考文献进行学习就会有帮助。如果外科手术操作或患者没有特别之处，就可引导住院医师学习其他相关内容。如可以是一种药物或一类药物（如神经肌肉阻滞药物）的药理作用，监测项目（如麻醉工作站上的流量 - 定量环和压力 - 定量环）或文献资料（如最近的评论文章或特别重要的文章）。

当强调手术室效率时，也许会造成麻醉医师对前一天分配给他们的患者关注不足，相应的，麻醉带教分组可能会被打乱，住院医师和带教老师将被分开，一个麻醉医师被重新分配到另一个术间等。即使发生这种情况，住院医师没有麻醉预先安排或没有访视患者，也没有与前一天安排的主治麻醉医师一起工作，此时住院医师也可从术前讨论和文献阅读中有所收益。

术中麻醉管理

术中教学不仅能够帮助住院医师应对常规事件,而且也有利应对突发事件。从竞技到医学的任何领域都强调"思维模式"的重要性。住院医师学会预测手术进程,可以清楚下一步应该做什么,且有利于快速识别突发事件。因此,这种思维模式的建立是手术室教学中最重要的组成部分,其中最基本的就包括在全身麻醉诱导前的常规准备(框 7-4)。

> **框 7-4 麻醉前准备**
> - 自我介绍
> - 核对患者信息(姓名、出生日期、病历号)
> - 询问患者禁食禁水时间
> - 核对术式
> - 核对并确认术前评估,回答患者的问题
> - 将患者运送到手术室
> - 协助患者从转运床到手术床
> - 检查患者在手术床的位置,包括约束患者
> - 接监护并查看患者生命体征
> - 给患者吸氧去氮
> - 进行三方核对

住院医师教学中这种心理模型似乎看起来是最容易的,但对新住院医师而言则可能会很困难。一位麻醉医师习惯使用监护仪的顺序是:首先使用脉搏血氧仪,其次是血压袖带,最后是心电图,而另一位麻醉师则可能有所不同。缺乏一致性可能会导致新住院医师在发展自己的思维模式方面产生困惑。通过观察住院医师的表现,可询问住院医师为什么按特定次序使用监护仪。("我注意到您应用监护仪顺序,有什么依据吗?")在这种情况下,就需要解释一下选择这种监护顺序的理由,如"对于健康患者,首先连接脉搏血氧仪,以便了解患者吸空气状态下的血氧饱和度,看到数值后便开始吸氧去氮;然后测量无创血压,在测量血压过程中,将继续吸氧去氮并连接心电图。但这个顺序并非一成不变,如果患者血压低,我将首先测量血压。"尽管这看起来很单调乏味,但对于第一个月在手术室轮转的住院医师来说非常重要。如前所述,师生之间的对话不仅指导住院医师的术前准备步骤,而且提供选择此步骤的理由。此外,它与思维模式的发展相一致,即提出在不同情况采取不同措施。从麻醉诱导到术中麻醉管理到患者转入 PACU 与护士交接的所有阶段,都可提供类似的解释说明。

术中的具体事件也可以是术中教学的一部分(如当测得动脉血气时,请住院医师计算动脉血氧含量)。但这样的学习内容可在教室里进行。在手术室可让住院医师将具体事件放在临床工作环境中进行考量(如给贫血患者测量动脉血气时,请住院医师计算维持正常氧气输送所必需的心排出量,然后询问该患者的心排出量是否达到预期)。

教学中也可对未发生的特殊事件进行教学,如"如果进行神经阻滞前使用了丙泊酚,无法进行面罩通气,你会怎么做?"对于在手术室轮转第一个月的住院医师,会教一些简单技巧,如拧紧减压阀,抬下颌或置入口咽通气道。对于高年资住院医师,可能会引申出困难气道的讨论。问题的复杂性和讨论的深度显然需根据住院医师的经验进行调整,问题可以是:"如果在丙泊酚给药后患者血压下降,你会怎么做? 低血压最可能原因是什么? 使用丙泊酚后哪些患者发生低血压的风险最大? 有哪些丙泊酚替代品? 你将如何选择药物?"这些问题不一定需要标准答案。实际上,这种情况会使住院医师在没有单一最佳答案情况下,在权衡利弊后考虑多种处理方法。对于高年资住院医师来说,其目的就是让他们考虑替代方案,并探讨其结果。

避免重复劳动可提高临床带教老师的工作效率。在手术室带教老师与住院医师一起工作时可利用碎片时间进行教学,可参照《麻醉临床病例》等许多以问答形式编撰的书籍进行术中教学(示例:关于主动脉瓣狭窄章节询问和回答有关主动脉瓣狭窄的症状、长期预后和病因;主动脉瓣面积计算方法和定义;心律失常的定义;主动脉瓣狭窄患者的低血压最佳治疗方法)。《麻醉危机管理》介绍了一些突发情况(如过敏反应),并概括了定义和病因、临床表现、治疗方法及相关并发症。《循证麻醉实践》描述了事实依据(如术前理想的血红蛋白浓度)。《浮士德麻醉学评论》简要讨论了某些问题(如对动脉压力波形的解释)。《麻醉实践精华》提供了关于多种药物(如阿托品)、疾病状态(如肌萎缩性侧索硬化)和外科手术(如腹腔镜胆囊切除术)的一页大纲,因为内容都在一个页面中,尽管方便但内容的质量差异显著,并且多数情况下处理措施也相对简单。这些书都对定义进行了简要系统的讨论,很适合以"一分钟教学法"的形式使用(参见第 3 章)。《麻醉与罕见疾病》讨论了按器官系统分类的疾病,章节很长,分类明确(如关于神经肌肉疾病的一章有两到三页专门介绍肌强直),可为手术室中的简短讨论提供理论基础。《姚和阿图西奥麻醉学》采用"问与答"形式以"问题导向的患者管理"对器官系统组织的各种状况或手术进行更全面讨论(如呼吸系统部分分为四个章节:哮喘、慢性阻塞性肺疾病;支气管镜、纵隔镜和开胸术;误吸性肺炎和急性呼吸衰竭;肺移植);优点是内容覆盖范围广容易理解,缺点是有点局限。

术后管理

对于麻醉住院医师应在患者术后进行随访,相关内容详见第 20 章。

麻醉后恢复室(PACU)轮转的住院医师应注重患者的术后管理,包括患者术后到出院期间的管理及术后转入重症监护室的危重症管理(参见第 8 章)。内容虽不同,但和手术室的教学方法基本一致。由于麻醉相关并发症并不常见,因此大多数住院医师没有太多麻醉并发症处理经验。虽然基础知识学习简单,但角色扮演练习会使学习事半功倍(示例:向扮演患者或家属角色的人解释角膜损伤的管理和治愈过程)。在 PACU 工作的住院医师对正在接受治疗的患者没有进行连续监测,因此注意力和产量压力就小一些,这样就有时间通过播客 / 视频或其他电子学习方法进行学习。这些方法将在本章和第 16 章中介绍。

分散教学

麻醉医师的警惕性是麻醉安全的关键[3]。一个令人关注的问题是,在手术室进行教学是否会减弱麻醉医师在工作中的警惕性。Weinger 等人的研究[4]中测量了对位于监护仪附近的尺寸为 1cm 红色警示灯的反应潜伏期。反应潜伏期指的是从随机打开红灯到麻醉医师实施处理措施的时间间隔。作者提到在整个过程中,十二个教学案例的反应潜伏期比十二个非教学案例在统计学上显著增加。当观察病例的五个不同时期时,反应潜伏期仅在麻醉诱导期(97s ± 19s vs 44s ± 12s)和麻醉苏醒期(75s ± 20s vs 20s ± 2s)增加。根据受试者的心率、反应潜伏期及受试者和独立观察者的评分,诱导期和苏醒期也被认为是工作量最大的时期。该研究显示,在麻醉维持阶段(即较低工作量时间),在教学和非教学情况下的反应潜伏期均无明显差异。此外,该研究中的受试麻醉医师(被测量了反应潜伏期)是老师,并不是作为大多数麻醉科住院医师。数据表明在工作量较低期间,即在不复杂的麻醉维持阶段,教学对警惕性的影响最小,这意味着麻醉维持阶段是教学理想时间。

麻醉患者安全基金会(APSF)在 2016 年举办的研讨会上解决了手术室中注意力分散的问题。匿名听众反馈结果是,绝大多数参会者(95%)意识到麻醉工作环境中的干扰可能会危及患者安全(有趣的是,电子病历和电子麻醉记录也被认为是一种干扰)。大多数参会者(65%)不赞成禁止在手术室使用非临床电子设备或阅读;86% 的参会者认为,在手术室使用个人电子设备或阅读的零容忍政策过于严格,通常情况下个人电子设备的使用和阅读是可以接受的。由于教学活动会涉及临床相关材料,因此这些不会损害患者安全和术中管理的行为是可以接受的。研讨会中没有要求参会者讲授教学形式[3]。

教学演示

见框 7-5 手术室中的教学案例。

框 7-5 教材的不同呈现方式：向给类癌切除手术做麻醉的住院医师进行演示

- 问答模式（如问一系列有关类癌综合征的问题）
- 文献回顾（如给住院医师一篇关于类癌综合征麻醉的相关文章，并进行讨论）
- 问答讲义（如给住院医师发放讲义，其中包含一系列与第一个示例类似问题）
- 视频教学（如要求住院医师观看有关类癌综合征患者麻醉管理的视频）
- 网络互动学习（如制作一个互动程序，指导住院医师了解与类癌综合征患者的麻醉管理相关内容）

问答模式 我们大多数人在培训期间是在手术室进行学习，其中包括老师提出一系列问题，医学生或住院医师进行更深入的理解。

优势

- 可以做到因材施教

劣势

- 学习过程中需要老师指导

文章回顾 如本章前面所述，术前电话沟通提供了文献学习的机会，目的是期望住院医师会提前阅读文献，并且第二天讨论该文献。但有时情况并非如此，可能会在手术室出现为住院医师提供一篇文献供学习的情况。

优势

- 即使没有老师，住院医师也可以学习
- 住院医师与教师之间的互动处在更高层次（类似于"翻转课堂教学法"）
- 住院医师对所学知识有切实的了解

劣势

- 如果在麻醉期间阅读文献，可能会导致住院医师分心

问答讲义 向住院医师提问。这些问题可以是单选，也可以是多选。多项选择题中的多个来源。一些教科书提供了问题和答案，但是教科书中的答案令人质疑。美国麻醉医师学会每年会安排包括 200 个项目的麻醉学继续教育、自我教育、评估计划，每个项目都包括问题、答案、讨论、参考文献（在使用其他来源的文献时，须谨慎以免违反版权法）。在工作量不大的麻醉维持期，上级医师不在术间时，住院医师应完成这些问题的作答。当上级医师返回后，可以讨论住院医师的答案。也可通过电子学习的方式完成（如通过电子邮件将问题以表格的方式发送给住院医师，并让住院医师填写表格并以电子方式回复）。

优势

- 不在术间也可以学习
- 住院医师与上级医师之间的讨论会更加深入
- 住院医师对当天所学有切身体会(如果使用电子邮件,住院医师可以更容易保存)

劣势

- 这些问题是预先编写的脚本,并不针对某个住院医师
- 住院医师可能会使用网上资源来回答问题,在这种情况下,虽然学习仍在继续,但反馈回来的信息不会很好反映出住院医师的知识含量
- 住院医师可能因为回答问题、在网上查找答案或两者兼而有之而分心

视频教学　可以向住院医师提供一些视频,然后可以根据内容提问题(类似于"翻转课堂教学法"),添加音频(即带有叙述的视频,而不是简单的系列幻灯片,所有内容都出现在幻灯片上)似乎是一个坏主意。因为音频可能会干扰手术室中的其他对话及监护仪报警。相反,由于噪声或进行中的对话,音频可能也很难听见。

优势

- 学生可以在手术室外学习
- 住院医师和上级医师之间的讨论会更加深入

劣势

- 手术室工作人员可能会认为住院医师使用视频学习与患者的管理不相关
- 一旦视频开始,比起放下一张纸或停止在电脑或平板电脑上输入答案,暂停视频的可能性更小,从而使视频更分散注意力
- 视频中的音频更有可能分散住院医师和术间其他工作人员的注意力
- 制作视频相对浪费劳动力

网络互动学习　有一些创作程序可提高网上学习体验,其中最复杂的程序使创建者产生更多体验,使每个用户都有独特体验,并对某一问题进行互动(参见第 16 章)。这是最接近一对一教学经验的学习方式,同时学习期间也不需要教师在现场。学生会在网络互动学习中获得材料并回答问题。假如网络互动学习分享了一例类癌综合征患者术中发生低血压,要求住院医师在几种药物中选择给予治疗。如果选择了 β- 肾上腺素受体激动剂,这时可以引导住院医师到 β- 肾上腺素受体激动剂与肿瘤释放的血管活性物质诱发恶性低血压相关联问题中。然后,可将住院医师引导到原来的问题上,或者开始其他不选用 β- 肾上腺素受体激动剂治疗的问题中。循环往复直到住院医师回答正确为止,同时对类癌患者低血压处理也进行了更详细讨论。在 2017 年,Adobe 的 Captivate 程

序可能是编写电子学习项目最强大的程序。创建具有详细报告的复杂子项目极其错综复杂(这需要教师耗费大量时间来学习该程序,或者需要很大成本雇用专人进行编写)。另外,该程序价格昂贵(某些大学与 Adobe 达成协议,允许教职员工使用 Captivate,因此收购成本就不再重要)。另一方面,Google 的 Google for Education 程序也是一个强大的电子学习程序,然而 Google 的程序虽然容易学习但更局限。目前,Google 程序对那些已经注册了"Google for Education"程序的机构是免费的。住院医师完成网上学习项目后,可通过电子方式反馈给教师。住院医师的初步反应可作为个体化讨论和评估的基础,以确保住院医师对处理的理解。

优势

- 主治医师不在时也可以学习
- 脚本针对住院医师的表现进行调整,允许个性化学习
- 住院医师和上级医师之间的讨论更加深入

劣势

- 内容的创建非常耗时
- 住院医师利用网上资源回答问题,所以住院医师的反馈可能不会反映出住院医师的知识面
- 网上学习项目可能会分散住院医师对患者管理的注意力

给新教师的建议

培训期间很少对住院医师进行有关教学的指导(参见第 21 章)。培训结束后,通常认为一个住院医师可以完成某一个病例,那么他就有能力教其他住院医师也完成同样病例。尽管新毕业生可以准确指导他人进行麻醉,但这并不能保证这个毕业生是一名合格的老师。如前所述,其他工作领域研究发现,如果教师最近完成了学生目前正在接受的培训任务,那么他的教学 / 学习能力就会得到加强。在新教师适应教师角色的同时,他们也在为 ABA 应用考试做准备,这使得他们的教学效率变得更加重要。以下建议可能对作为一名教师的头几年有帮助:

开拓一些几乎可以在任何情况下使用的教学范畴。如:讨论常用麻醉药物(如:芬太尼、咪达唑仑)的药理学、监测技术(如:神经刺激器、二氧化碳波形)、生理学(氧供 / 氧耗、肾功能评估)或麻醉机(如:蒸发器功能,呼吸回路和阀门)。

使用近期麻醉相关文献。一篇综述可以根据是否有利于实践进行讨论。除此以外,可以通过对方法论的评估讨论一篇论著(如:排除标准是否过于严格、研究方法是否合适、有多少患者在随访中丢失、统计分析是否合适)。这不仅适

用于住院医师所在的具体领域,而且还引发了对适当研究方法的讨论(参见第23章)。

即使是全责主治麻醉医师也不可能一年在手术室中工作超过228天。如果一个住院医师培训项目每年总共有12个住院医师,新任主治麻醉医师一年内只与一年级住院医师合作且时间相同,那么该主治医师将在一年内与每位第一年住院医师合约19次(显然,如果计划中的住院医师人数增加或者主治麻醉医师同时与一年级以上的住院医师合作,则合作次数会减少)。这也意味着主治麻醉医师只需准备19份不同的材料。如果新主治麻醉医师每个月从文献中选择一篇文章,那么在第一年结束时,将为每位住院医师每天提供19门必要科目中的12门学习。在几年的时间里,每月增加一篇文章,就会产生大量可用于术中教学的资料。

记录每位住院医师的材料都具有价值。想必大多数上级医师也都有许多想要与每位住院医师分享的资料,并且希望避免分享重复的资料。同时需要保持某种形式的"日志"来记录所提供的资料以利于学习。带有每个住院医师姓名和每个内容部分标题的表格(图7-4),以确定上级医师要讨论的主题没有重复,也为了选择次日患者最相关病例资料。

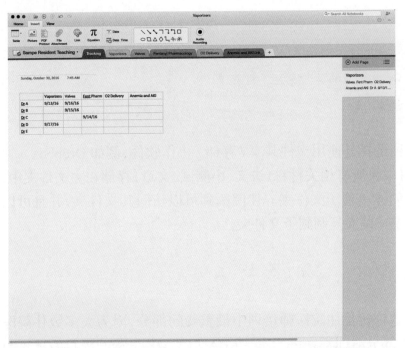

图7-4 微软 OneNote 笔记本示例显示了每个住院医师的资料。可以看到每个要讨论的主题都有其自己的选项卡,可在相关选项卡中输入相关内容,以便在术前讨论期间下发到住院医师

虽然记录功能可以通过电子表格形式来完成,但是许多应用程序都配备的笔记本功能(包括表格和教学资料)不仅有助于向住院医师分发电子资料,同时使添加或删除资料变得更容易。

随着电子笔记本创建的潜力不断增加,现在可以为每个住院医师或每个学习内容单独设置(图 7-5)。讲义、文章或小测验可一次创建,然后分发给住院医师进行讨论。

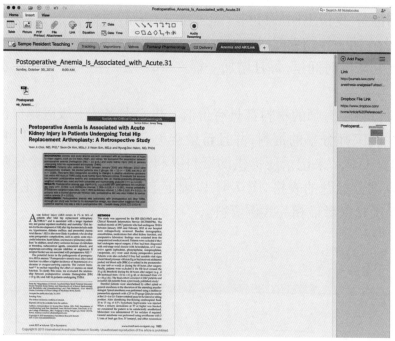

图 7-5　OneNote 笔记本示例显示了要分配 / 审查的文章

另一种选择是使用文件共享 / 存储 / 协作软件,例如 Dropbox。通过这种技术,教师可以将所有相关材料(讲义、小测试、文章)存储在主文件夹中,并为每个住院医师创建单独子文件夹。住院医师可以访问其文件夹,并且可以根据需要将资料从主文件夹复制到子文件夹。

结论

手术室轮转是住院医师培训中最重要的部分,因为大多数住院医师在完成培训后,大部分时间都在手术室。ABA/ACGME 里程碑项目叙述了与术中学习相关的目标。坚持"刻意练习"的要素(特定目标、对绩效的评估以及强调需要改进的领域、不断挑战学习者的反馈)应提高术中教育的效率。术前排班开启了手术室学习之旅,也决定了住院医师第二天所学内容。住院医师与就诊者的术前沟通不只讨论患者第二天的麻醉管理,而且应以教学为目标。这样得到的相关病例资料才可以使次日的学习更有效。手术室教学可以采用多种形式,从一对一问答模式到问题为导向的讲义,再到网上互动学习。在上级麻醉医师不在场的情况下同样可以进行的学习方法有可能最有效。多种资源可以为手术室中小型讲课提供支持;其他人提出的问题也可被用作教学资料。为每位住院医师制订"档案"并追踪其教学内容不仅可化繁为简,而且可涵盖所有重要信息。

(耿倩 译,Chris Lee 校)

参 考 文 献

1. J. E. Havidich, G. R. Haynes, J. G. Reves. The effect of lengthening anesthesiology residency on subspecialty education. *Anesth Analg* 2004; 99: 844–56.

2. Accreditation Council for Graduate Medical Education and the American Board of Anesthesiology. The Anesthesiology Milestone Project. 2015. www.acgme.org/Portals/0/PDFs/Milestones/AnesthesiologyMilestones.pdf. (accessed November 18, 2017).

3. B. J. Thomas. Distractions in the operating room: An anesthesia professional's liability? *APSF Newsletter* 2017; 31: 59–61.

4. M. B. Weinger, S. B. Reddy, J. M. Slagle. Multiple measures of anesthesia workload during teaching and nonteaching cases. *Anesth Analg* 2004; 98: 1419–25.

第8章

重症监护室教学

创建有效的教育体验

Gary R. Stier

引言

无论对教师还是学生,在重症监护室(ICU)环境中教学充满挑战。患者治疗的动态变化、不断扩大的临床工作量、文书要求、频繁的中断以及危重患者管理需要渊博的知识严重妨碍了有效的教学。此外,教师可能缺乏如何最好地提供优质教学经验的足够知识,以达到预期的结果。如果将适当的内容包含在精心设计的课程中,并将相关教学理论与教育方法相结合,激发学员的学习热情和动机,ICU环境中的教育将最为成功。有效的角色塑造、反馈和教师自我反思是成功学习体验的必要组成部分(图8-1)。本论述将回顾ICU内创造有效且有益的教学经验所需的相关教育方法和工具。

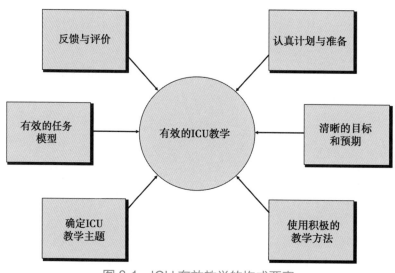

图 8-1 ICU 有效教学的构成要素

建立学习期望

准备与学习目标

　　教学效果始于明确详细的学习目标和与学员教育水平相适应的目标。创建一个有组织的框架是必要的，以指导学员，并传达明确的预期教学成果。学习目标应描述学习体验结束时要展示的具体知识、技能和态度。无法确定教育目标是导致学习失败的主要原因之一。在制订 ICU 学习目标时，有三个框架特别有效：

　　1. 美国毕业后医学教育认证委员会（Accreditation Council for Graduate Medical Education，ACGME）6 大基本能力教育目标（www. acgme. org/Portals/0/PFAssets/ProgramRequirements/CPRs_2017-07-01.pdf，2017 年 11 月 3 日访问）

　　2. 麻醉学里程碑项目（www. acgme. org/Portals/0/PDFs/Milestones/Anesthesiology-Milestones. pdf，2017 年 11 月 3 日访问）

　　3. 布鲁姆教育目标分类法[1]

　　这三个纲要的结合为制订有意义的教学目标提供了一个有组织且详细的路线图（表 8-1）。

　　ACGME 确定了学员在完成住院医师培训后应具备的六项核心胜任力（或特征）。这六项能力包括：

- 患者管理
- 医学知识
- 人际沟通技巧
- 专业精神
- 基于实践的学习和改进
- 基于医疗系统的诊疗

　　六种胜任力都有大致的学习目标；这些目标可用作定制 ICU 教学效果的良好起点。ACGME 麻醉学里程碑项目是一个额外的框架，可用于将教学目标结果组织成适合每个学员水平的发展阶段（即研究生一年级，PGY-1；到研究生四年级，PGY-4）。表 8-1 列出了特别适用于 ICU 的麻醉学里程碑项目（由 ABA 和 ACGME 联合开发）类别。最后，布鲁姆教学目标分类法是一个互补的框架，用于将教学目标分类为代表不同学员水平的层次结构。其有助于在适当的 ACGME 胜任力类别内进一步组织和后续评估学习成果。布鲁姆分类法侧重于三个关键领域的教学成果：认知（知识）、精神运动（技能）和情感（态度和行为）。

表 8-1　制订 ICU 学习目标的方式

---

1. 从 ACGME 的 6 大基本能力开始,如基本要求中所述

2. 定制每个基本能力范围内的概括性目标,以反映 ICU 相关主题,重点关注:

　　a. 美国麻醉学会(American Board of Anesthesiology,ABA)提供的重症监护分类主题

　　b. 重症监护相关的 ABA 培训考试关键词

3. 明确规定每一级别学员的预期目标,包括与 ICU 最相关的 ACGME 麻醉学里程碑,例如:

　　a. 患者管理(patient care,PC)

　　　ⅰ. PC-5:危机管理

　　　ⅱ. PC-6:非手术危重患者的分诊与管理

　　　ⅲ. PC-8:技能:气道管理

　　　ⅳ. PC-9:技能:监测与设备的使用及参数解读

　　b. 基于医疗系统的诊疗(system-based practice,SBP)

　　　ⅰ. SBP-1:医疗系统内协调患者诊治

　　c. 医学知识(medical knowledge,MK)

　　　ⅰ. MK-1:生物、临床、流行病学和社会行为科学知识

　　d. 基于实践的学习和进步(practiced-based learning and improvement,PBL & I)

　　　ⅰ. PBL & I-3:自主学习

　　e. 专业精神(professionalism,P)

　　　ⅰ. P-4:接受和给予反馈

　　f. 人际关系与沟通(interpersonal and communication,IC)

　　　ⅰ. IC-2:与其他专业的医护人员沟通

　　　ⅱ. IC-3:团队合作与领导技能

4. 确保每个 ACGME 胜任力类别的目标包括认知、精神运动和情感领域

5. 如布鲁姆分类法中所述,在每个胜任力类别中设定目标和目的,以反映不断增加的复杂性和认知能力

认知和精神运动领域最符合 ACGME 患者管理和医学知识核心能力;情感领域与人际沟通和专业能力最相关。在每个领域中,具体目标都是按照复杂程度的增加来安排的,适应不同水平的学员。就认知(知识)领域而言,布鲁姆将教育目标分为六类(按顺序):

- 知识
- 理解力
- 应用

- 分析
- 综合
- 评价

每个类别都代表着递增的高阶思维,并取决于它之前的认知水平。具体来说,学员必须首先掌握这些知识,然后才能用来理解、应用、分析和全面评估特定的临床状况。在这种情况下,学习目标应首先确定学员在轮转期间应熟悉的特定医疗状况,并确定学员随后必须通过行动(包括反应时效、工作、管理决策和结果评估)表明对疾病的理解。应为每一级别的学员明确列出目标。例如考虑一个感染性休克的患者;适当的学习目标包括:

- 能证明对感染性休克症状和体征的认识
- 对可能的传染源进行鉴别诊断的能力
- 通过后续医疗决策了解感染性休克管理的证据
- 通过恰当的临床检验评估治疗反应的能力

在本例中,每个目标都是按照布鲁姆的建议,逐步评估高阶思维技能。PGY-1 学员可能只需证明对感染性休克体征和症状的了解,而 PGY-4 学员则需要达到上述所有目标。

针对精神运动(操作技能)领域的教学目标应明确地确定、定义和概述学员预期展示的具体能力;解释技能预期发生的情况;并描述预期技能可接受表现的标准。

关注情感领域的学习目标可能包括以下内容:

- 尊重他人
- 表现出对所教授特定主题的关注
- 积极参与小组讨论
- 显示自主学习的证据
- 在与团队成员、员工和家庭的互动过程中遵循有效的沟通技巧和专业精神
- 有效安排时间以满足患者和护理团队的需求

学习目标可在轮转前以纸质副本、电子邮件或提供部门维基或其他在线网站链接的方式分发给住院医师。理想情况下,ICU 轮转主任在轮转开始前会见每位住院医师,以确保了解目标。

期望值必须与团队组成、培训水平和以前的 ICU 经验相一致。明确每个ICU 成员的角色和职责是很重要的,并且应该明确关于知识、表达方式、技术技能和评估方法的期望。未能达到预期的学习效果通常与以下因素有关:

- 缺乏明确的目标和预期
- 注重叙述数据和事实,而不是培养解决问题的技能和态度

- 不能让学员积极参与学习过程
- 以错误的学员水平为目标施教
- 对学员缺乏个性化的关注

一个设计良好、目标明确的教学课程将避免这些错误。

重症监护室教学：如何教学

主动教学法

一旦制订了学习目标和期望，就可以使用有效的教学方法促进预期教学成果实现，从而最大限度地促进学员成长。多年来，各种以成人学习为重点的教学理论得到推广并能为教师提供信息。特别相关的教育理论包括马尔科姆·诺尔斯·安德拉格学习理论和大卫·科尔布经验学习周期[2,3]。一个共同的主题是强调主动学习的重要性，在主动学习中，学员发展新的概念和范例，整合过去和当前经验，即发展和完善疾病脚本（参见第 3 章）；激发在新情况下检验理论的欲望；并促进自主学习的意愿和动机。ICU 中遇到的主动学习机会的例子包括清醒插管或放置肺动脉导管的适应证和操作，以及使用床旁超声检查缺氧加重的患者。

主动教学技术的整合更有效地提高了学生的参与度，要求学员"处理信息、参与解决问题和阐述临床决策"。在这种情况下，较少强调教师作为知识的来源，而更多地强调学生自我导向和自主性。从本质上讲，教师被视为学习的促进者，通过整合教学方法，激发学生学习动机，让学生参与沟通，确定最佳学习机遇。主动学习的核心要素集中于学生活动和对学习过程的投入，而传统的授课形式是学生被动地接受教师提供的信息（如：说教式讲座、床旁教学）。

ICU 环境提供了很多可以利用主动教学方法的机会：临床查房、教学会议、期刊俱乐部、小组讨论和模拟学习活动等。表 8-2 概述了主动教学方法的示例。

一分钟教学法尤其是一个详尽且有效的主动教学工具，可在临床教学查房中吸引学员。一分钟教学法最早描述于 1992 年，是临床教学的五步"微技能"模式，围绕该模式可以建立师生对话。在这种方法中，指导教师听病例汇报并避免打扰。当学员完成对病史、体格检查和数据的陈述后，指导教师开始使用表 8-2 中概述的五个步骤进行教学。框 8-1 提供了一分钟教学法对话的示例：

表 8-2　主动教学方法

主动教学方法	方法描述	优点
临床教学查房		
一分钟教学法[4]	临床教学查房法由 5 个步骤组成 (1)初步判断(即发生了什么事?) (2)探究支持论据 (3)教授总体原则 (4)强调做好的工作 (5)对于错误和遗漏予以指导	时效性 注重学习 查房时让学生参与 促进解决临床问题
SNAPPS[5] 总结 缩小 分析 检查 计划 选择	以学员为中心的模式包括 6 个步骤 (1)总结既往学习及发现 (2)缩小鉴别诊断 (3)分析鉴别诊断 (4)以问题检查学生 (5)计划管理 (6)选择病例相关问题进行自主学习 老师在第 4 步进入讨论	强调有组织的沟通,并激发对鉴别诊断和管理的讨论。整个小组均可参与讨论
病历引导回顾	学员介绍指定的患者,详解诊断和诊疗计划	考查学生为作业、评估、诊断和治疗计划辩护的能力
教学会议		
翻转课堂	指定的阅读 / 学习活动在正式教学活动之前进行。随后的讨论发生在分配的材料上	促进自主学习;注重更高水平的认知技能;将更多的时间用在将学到的知识用于患者治疗
观众反应系统 (答题器)	使用幻灯片演示,将针对主题的多选题呈现给学员,观众使用"答题器"匿名回答	提升热情和参与度;考查知识水平;安全的环境
基于问题学习	病历分享后根据诊断和治疗主动讨论	增强批判性思维技能,例如:将知识应用于实际环境,分析问题并制订解决方案,评估推理过程或执行
模拟训练		
人体模型、任务培训器、真实志愿者模型	讲师指导使用人体模型或志愿者学习临床常规流程 / 临床情景 / 团队建设	有机会在安全和受保护的教学环境中学习和实践操作技能
危机管理	使用人体模型或计算机软件在小组环境中模拟临床危机管理情景	教授沟通技巧、团队领导能力和医学知识

框 8-1　一分钟教学法示例

学员:"男性患者,82 岁,既往老年痴呆,糖尿病和心血管疾病病史,因意识状态改变、发热、气促 2 天,从专业护理机构到急诊科就诊。"

指导教师:初步判断:"你认为患者是什么情况?"

学员:"我认为很有可能的诊断是感染,可能是肺部感染。"

指导教师:探究支持论据:"为什么你认为是肺部感染?有其他诊断可能性吗?"

学员:"肺部感染患者可能表现为气促和发热。患者可能有其他感染源,如泌尿系感染、深静脉血栓、肺栓塞或神经系统感染。"

指导教师:教授总体原则:"患者有留置尿管,因此最可能的感染源应为尿道,由尿常规和尿培养,以及血培养开始最恰当。"

指导教师:强调正确的部分:"你的汇报条理清晰,并着重于感染作为意识状态改变的可能诊断。"

指导教师:对于错误和遗漏予以指导:"在你汇报中应包括长期留置尿管的陈述,并说明这可能是患者感染和意识状态改变的原因。"

　　如图所示,"一分钟教学法"是一种有用的技术,在这种技术中,可以组织简短的临床教学,让学生在无威胁性的环境中积极参与。而且,该方法可促进对临床问题的掌握,使学员和老师能够识别知识差距,专注于学习,并已证明可以改善关键的教学行为。

　　其他有用的主动教学技术包括 SNAPPS 技术[5]和"翻转课堂"(参见第 15 章)方法(表 8-2)。SNAPPS 方法类似于"一分钟教学法",可使学员与指导教师进行交互式讨论。翻转课堂形式有利于学员与指导教师之间互动,并可轻松融入更传统的教学会议形式中。这种技术分配所需的阅读或视频材料,以便学员在课外(通常是教学会议的前一天)复习;在预定会议当天,教学时间用于以学生为中心的活动,例如基于问题的交互式学习问答环节。翻转课堂形式主动调动学员的积极性,并探究学员对主题的理解。

重症监护室教学:该教什么

　　ICU 环境为学员提供了很好的机会来拓展布鲁姆教育目标的所有三个领域的能力:认知、精神运动和情感。知识通过各种经验获得:

- 临床查房和床旁教学
- 问题为中心的正式教学会议
- 基于网络的资源,包括:自主学习模块、网络广播、播客以及高分辨率视频节目。例如:
  - Society of Critical Care Medicine Learn ICU(www. learnicu. org/,2017 年 11

月 3 日访问）

- ○ UpToDate（www. uptodate. com/，2017 年 11 月 3 日访问）
- ○ Anesoft Corporation（http://anesoft. com/，2017 年 11 月 3 日访问）
- ○ Open Anesthesia（www. openanesthesia. org，2017 年 11 月 3 日访问）
- ○ MedEdportal（www. mededpartal. org，2017 年 11 月 3 日访问）
- ○ Medscape Critical Care（www. medscape. com/criticalcare，2017 年 11 月 3 日访问）
- • 高水平同行评审出版物的指定阅读书目
- • 专业协会提供的以重症医学为重点的教育材料，例如：
- ○ Society of Critical Care Medicine（www. sccm. org，2017 年 11 月 3 日访问）
- ○ European Society of Critical Care Medicine（www. esicm. org，2017 年 11 月 3 日访问）
- ○ American College of Chest Physicians（www. chestnet. org，2017 年 11 月 3 日访问）
- ○ Society of Critical Care Anesthesiologists（https://socca. org，2017 年 11 月 3 日访问）

特别是重症医学麻醉医师协会发布了 ICU 住院医师指南（https://socca. org/residents-guide，2017 年 11 月 3 日访问），这是本关于 ICU 轮转中遇到的重要重症监护问题的简明手册。应特别关注包括在 ABA 大纲中的 ICU 相关主题（www. theaba. org/PDFs/BASIC-Exam/Basic-and-Advanced-ContentOutline，2017 年 11 月 3 日访问）和 ABA ITE 关键词（表 8-3 和表 8-4）。

表 8-3　重症医学：学什么

ABA 培训内容大纲 - 重症医学主题
创伤
创伤患者失血性休克的评估
群体伤亡：危机管理和团队合作、烧伤管理
生物战
休克状态
病原学和病理生理学分类
脓毒症休克和危及生命的感染全身炎症反应综合征（SIRS）、多器官功能障碍综合征（MODS）

续表

ABA 培训内容大纲 - 重症医学主题
中毒和药物过量
近溺水状态
感染控制
预防针刺伤
长期置管导致的脓毒症
院内感染抗生素：抗菌、抗真菌、抗病毒、抗寄生虫
抗生素：抗生素耐药
呼吸机管理
通气模式：容量控制通气、压力控制通气、呼吸末正压（PEEP）、吸入氧浓度、潮气量
从压力支持通气到脱离呼吸机的过渡

表 8-4　重症医学：学什么。2016 年 ABA ITE 发布的关键词示例

ABA ITE2016ICU 相关关键词	
困难气道 - 预测因素	羟乙基淀粉 - 并发症
锁骨下静脉解剖	羟乙基淀粉 - 凝血功能影响
中心静脉压（CVP），波形及相关病理	新鲜冰冻血浆：适应证
脓毒症休克：代谢影响	心血管的影响：血管升压素
目标导向治疗：脓毒症	右美托咪定：中枢神经系统（CNS）影响
静脉补液和脓毒症	心包积液 - 影像
滞留通路导致的脓毒血症：预防	心肺复苏后低体温
低混合静脉氧 - 鉴别诊断	器官捐献：尿崩症
混合静脉氧合 - 决定因素	糖尿病酮症酸中毒：治疗
肺毛细血管楔压：精确测量	五羟色胺综合征：临床表现
肺顺应性 - 测量	抗利尿激素分泌不当综合征（SIADH）：诊断
肺血管阻力 - 计算	低钠血症：原因
肺栓塞：诊断性检查	低钠血症：鉴别诊断
肺泡通气和 $PaCO_2$ 的关系	血浆渗透压：成分
高碳酸血症 - 全身影响	造影剂：肾毒性
脱离机械通气 - 管理	高压氧：适应证
输血相关急性肺损伤（TRALI）	针刺伤：暴露后预防
胶体输注：并发症	

一旦确定,这些主题应列在轮转医师学习目标的"患者诊疗"和"医学知识"部分。

ACGME 麻醉学里程碑可作为按教育水平组织主题的参考。例如 PGY-1 住院医师应获得 ICU 内常见内科和外科问题的医学知识(里程碑 1 级),而 PGY-3 住院医师应能证明其对危重症患者更复杂的内科和外科疾病的知识(里程碑 3 级)。

ICU 提供了一个独特的环境来练习技术要领(操作)技能。操作性技术包括非手术室环境下气道管理和气管插管、有创动脉和中心静脉置管、腰椎穿刺、床旁超声(POCUS)、穿刺引流和胸腔穿刺等(表 8-5)。

表 8-5 ICU 相关技术

操作	用途
动脉置管	• 血流动力学监测 • 动脉血气 • 动脉乳酸水平
中心静脉置管(CVP 置管、肺动脉置管)	• 血流动力学监测 • 静脉血气(混合静脉氧 MVO_2) • 中心静脉通路
腰椎穿刺	• 诊断中枢神经系统感染 • 诊断蛛网膜下腔出血
气管插管 • 清醒纤支镜插管 • 清醒直接喉镜插管 • 静脉诱导	• 呼吸衰竭 • 意识状态改变
经皮气管切开	• 长期气管插管 • 紧急气道
超声检查 • 血管 • POCUS	• 建立血管通路 • 心脏评估(功能、积液、瓣膜形态、容量)
机械通气管理	• 呼吸衰竭 • 呼吸机脱机
骨髓腔通路	• 紧急静脉通路
胸腔穿刺和置管	• 胸腔积液引流 • 胸腔积液诊断穿刺 • 气胸
腹腔引流	• 治疗性 • 诊断性
胸段硬膜外穿刺置管	• 疼痛管理(如肋骨骨折等)

可通过多种方式教授这些技能：教师示范、直接监督、网络操作视频以及使用人体模型或任务培训器进行模拟培训。操作视频，例如操作咨询[1]是回顾重症护理技术(尤其是有创血管操作，如：留置动脉导管及中心静脉导管)的绝佳资源。新英格兰医学杂志网站上有一个强大的视频库，内容涵盖重症医疗环境中相关操作演示[2]。这些视频是 10~15min 的教程，回顾特殊操作演示的每个步骤。除了使用 POCUS 辅助引导建立有创血管通路(如中心静脉和动脉导管)外，POCUS 在 ICU 中还具有其他应用，包括容量评估和确定肺部病变(气胸、肺炎等)。POCUS 可以通过网络视频教学、教师演示和教学讲座学习。模拟培训(参见第 17 章)是一种特别有效的以学员为中心的主动教学训练，可促进所有三个教学领域(知识、技能、态度)的学习。模拟利用多种设备，包括任务培训器、高保真人体模型、模拟患者和计算机模拟软件。模拟培训在教授 ICU 相关技术技能方面特别有用，例如气道管理(参见第 10 章)、建立血管通路、支气管镜检查和POCUS(参见第 13 章)。高保真人体模拟器挑战学员在无威胁的教育环境中整合认知、精神运动和情感技能。模拟情景侧重危机管理，例如：心搏骤停、急性呼吸衰竭、过敏休克、脓毒症休克、多处创伤、外科气道和心律失常均是适用于危重症医疗经验的相关场景。模拟场景后汇报会提供了一个互动的教育机会，以审查学员的行为并提供教学。与传统教学课程相比，模拟培训证实对学员更具吸引力。

ICU 环境是培养情感技能的绝佳场所，包括人际交往和沟通能力、专业精神和团队领导能力。与其他医疗卫生专业人员(如呼吸治疗师、护士、营养师、理疗师)频繁互动，培养学员健康、适当的人际交往和沟通技巧，以加强团队治疗模式。在 ICU 环境中，学生可以了解到，通过让医护人员参与管理决策和制订治疗计划，可以加强有效和安全的治疗。转诊(交接)为提高沟通技巧提供了宝贵的机会；事实上，无效交接与医疗错误和对患者的伤害有关[6]。多种正式的交接方法和方案已得到推广，可作为制订 ICU 特定治疗交接流程的指南[7]。另一种证实可改善员工之间沟通的工具是医疗保健研究与质量局(AHRQ)TeamSTEPPS®(提高工作表现和患者安全的策略和工具)方法[3]，这是一个基于循证医学的协作与沟通计划，旨在优化医疗保健服务系统的团队表现。TeamSTEPPS 框架由五个关键原则组成：团队结构、领导能力、情况监控、相互支持与沟通。已证明，TeamSTEPPS 方法可通过更好的沟通，加强问题解决以及在 ICU 内实施安全观来改善患者治疗[8]。

---

(1)　www. proceduresconsult. com/medical-procedures/anesthesia-specialty. aspx(2017 年 11 月 3 日访问)

(2)　www. nejm. org/multimedia/medical-videos(2017 年 11 月 3 日访问)

(3)　www. ahrq. gov/teamstepps/index. html(2017 年 11 月 3 日访问)

专业精神(参见第 19 章)是在 ICU 高强度环境中经常受到挑战的一种附加情感技能。临床职责的多任务处理,回应 ICU 交班期间许多员工针对学员的问题,安排必要的实验室检测和影像学检查,以及获得亚专业咨询均产生压力,可以测试一个人的耐心。指导教师角色建模与专注于沟通和专业技能的正式说教式教学相结合,为学员提供了进一步发展这些能力的有用工具。领导能力是 ICU 经历中可以发展的额外技能。掌握患者医疗计划、决策和管理重大事件是学员培养基本团队领导能力的实例。最后,模拟(特别是跨学科模拟)是一个很好的工具,可在一次教学训练中培养所有三种情感技能——沟通、专业精神和团队领导。这些能力可作为模拟场景的一部分进行评估,进一步加强模拟训练在全面 ICU 课程中的价值。

角色示范

有效的角色示范是成功教学的关键要素。观察指导教师与专业医务人员进行恰当互动和沟通的方式是临床教学的重要组成部分,特别是因为其有助于提高学员的专业水平和沟通技巧。尤其是家庭会议,提供了一个可以展示指导教师角色示范的环境。在这些会议中,明确表达期望、尊重和富有同情心、展示良好的倾听技巧以及留出足够的时间提问均是有效角色示范的特征。在日常工作中,一个正面的角色示范表现出对教学的热情、出色的推理能力、领导能力、组织能力以及对临床需求的优先考虑。在 ICU 环境中,角色示范成为向学生传递价值观、态度和思维方式以及行为的更强大的措施之一。实际上,教师角色示范可能比传统专注于专业性的教学讲座更有效。具有良好角色塑造能力的教师会对学员产生深远而持久的影响,极大提高教学效果。

反馈与评估

学员反馈

及时反馈对学员的教育成长至关重要。反馈的目的应该是激发自我反思和激发学习动力。反馈可以在病例陈述后、ICU 查房后或稍后在更保密的环境中提供。为了使反馈最有效,确保学生首先了解轮转的既定目标和预期结果是至关重要的。反馈应该是对观察到的学员行为的回顾,并且是具体的,而不是泛泛的。对话应包括讨论学员在哪些方面做得好以及学员如何改进。

学员评估

在评估学员表现时,评估课程的目的和目标是否实现很重要。有意义的评估应评估知识、技能和态度范畴内的成长。关于知识的评估,应考虑轮转前后测验、标准化测试和床旁讨论的表现。虽然笔试是评估过程中适当的组成部分,但其不能评估更高的认知技能,也不能预测学员是否已具备临床能力并能进行安全的临床判断。在这种情况下,米勒学习金字塔[9]提供了一个非常简单的评估框架,用于在既定目标背景下评估学员的表现。在利用米勒的评估框架时,知识形成了完成金字塔所具备能力、构成和行动(按顺序)的基础(图 8-2)。

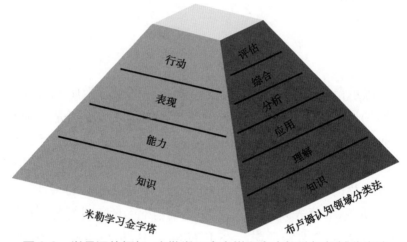

图 8-2　学员评估框架:米勒学习金字塔和布卢姆认知领域分类法

米勒学习金字塔较低的两个层次反映认知,而较高的两个层次反映行为。学员的表现通过如何应用知识来告知和影响临床决策(包括手术适应证)以及与团队成员和患者家庭的沟通来进行评估。米勒学习金字塔与布卢姆(Bloom)认知领域分类法在认知领域发展学习目标具有相似之处(图 8-2)。在这两个模型中,在获得高级技能(概念、模式识别、分析、执行)之前,必须先掌握诸如知识等低级技能。评估过程应纳入这些框架,以确保特定技能获得与学员水平保持一致。如米勒学习金字塔和布卢姆认知领域分类法所示,病历引导回忆(chart-stimulated recall,CSR)是评估学生较高认知能力的一项特别有用的练习。CSR 利用病历或临床表现,学生必须从中为选定病例的检查、评估、诊断和治疗辩护;因此,CSR 有助于评估临床推理和判断。

在评估精神运动领域内的成长时,可使用程序清单、个人观察和模拟来评估技术技能。在情感领域,沟通和专业水平可以通过 360 度评估格式、个人观察、同伴评估及与学员合作的辅助人员进行讨论来评估。客观结构化临床考试

（objective structured clinical examination，OSCE）和模拟培训练习是非常有用的工具，可同时评估临床情景所有三个教育领域的知识、技能和态度。评估过程应根据不同教育水平（从 PGY-1 到 PGY-5 培训水平）进行定制。对于麻醉学住院医师，将麻醉学里程碑项目框架纳入评估过程将确保在每个发展阶段的学习期望和结果与适当的学员水平保持一致。

教师自我评估

临床医师并非仅凭其医学专业知识成为教师；相反，教学效果取决于持续专业发展和自我评估个人计划的制订。教师自我评估是实现教学效果最大化和专业成长的关键。在这方面，邓迪三环结果模型是一个有用的自我评估框架，其描述了临床环境中应用的三类教学结果[10]：

1. 教师任务
2. 教学方法
3. 专业精神

教师任务包括计划床旁教学、多学科查房、小组讲座、时间管理、家庭会议以及提供学员反馈和评估等活动。ICU 床边查房是培养教学技能特别有效的场所。与患者和床旁护士互动可教授专业技能和沟通技巧。针对性查体、诊断性检测的讨论、鉴别诊断和管理计划的制订可以教授更高的认知学习技能，这对于提高患者治疗和医学知识能力至关重要。教学方法包括将循证学习理论与有效的教学方法相结合，将循证医学融入日常治疗计划、教学积极性以及角色示范。教师专业精神包括积极聆听学员反馈，自我反思优缺点，指导和持续的专业发展活动等行为[10]。利用有组织的结构评估教学效果将为提高教学成功率提供坚实的基础。

项目评估

对 ICU 课程和教育经验有效性进行评估是必要的，以确保学员有最佳的机会达到预期的结果。评估有效性的方法包括：

- 正式的书面或网络调查
- 住院医师口头反馈
- 360 度评估
- 匿名建议箱
- 书面知识测试结果

利用各种评估工具对教学课程进行定期回顾，对确保 ICU 经验与教育相关、激发学员学习热情和动力、促进专业发展至关重要。

总结

一个有效 ICU 教学计划的创建需要仔细的计划和准备，来建立一门课程，而且能够激发学员自主学习和专业发展的热情和动力。将成人学习相关理论与针对三个学习领域的有效教学方法相结合，为开发成功的教学经验提供了必要的结构。完整的课程包括有效的角色示范、及时的学员反馈和评估及教师自我评估。如果该课程框架得以实施，将达到预期的教育教学和学习成果，所提供的临床诊疗质量也将从中受益。

（袁宏勋、张双龙　译，Haobo Ma　校）

参 考 文 献

1. B. S. Bloom. *Taxonomy of Educational Objectives: The Classification of Educational Goals.* Handbook I Cognitive Domain. Longman, NY: Longman, 1956.

2. M. S. Knowles. *The Modern Practice of Adult Education: From Pedagogy to Andragogy.* Englewood Cliffs, NJ: Cambridge Adult Education, 1980.

3. D. A. Kolb. *Experiential Learning: Experience as the Source of Learning and Development.* Englewood *Cliffs,* NJ: Prentice-Hall, 1984.

4. J. Neher, K. C. Gordon, B. Meyer et al. A five-step "microskills" model of clinical teaching. *J Am Board Fam Pract* 1992; 5: 419–24.

5. J. M. Pascoe, J. Nixon, V. J. Lang. Maximizing teaching on the wards: Review and application of the one-minute preceptor and SNAPPS models. *J Hosp Med* 2015; 10: 125–30.

6. A. J. Starmer, N. D. Spector, R. Srivastava et al. Changes in medical errors after implementation of a handoff program. *N Engl J Med* 2014; 371: 1803–12.

7. A. J. Starmer, J. K. O'Toole, G. Rosenbluth et al. Development, implementation, and dissemination of the I-PASS handoff curriculum: A multisite educational intervention to improve patient handoffs. *Acad Med* 2014; 89: 876–84.

8. L. Thomas, C. Galla. Building a culture of safety through team training and engagement. *BMJ Qual Saf* 2013; 22: 425–34.

9. G. E. Miller. The assessment of clinical skills/competence/performance. *Acad Med* 1990; 63: S63–7.

10. S. Ramani and S. Leinster. AMEE Guide no. 34: Teaching in the clinical environment. *Med Teacher* 2008; 30: 347–64.

第 9 章

麻醉学培训中的疼痛医学教学格式问题

Matthew Reed , Naileshni Singh , and Jordan Newmark

引言

麻醉学和疼痛医学涵盖四个重要领域,包括患者治疗、教学、研究和临床实践管理[1]。强化教学是培养具备合格技能临床医师的基础,这样方能满足其他三个领域(患者治疗、研究和临床实践)的要求。作为麻醉学的一个亚专业,疼痛医学的培训对象来自不同的背景和专业领域。为不同医学背景的专业人员提供最佳学习体验,是一项具有挑战性的任务,同时是一个重要的机会和责任。

教学目标

1999 年,研究生医学教育认证委员会提出了六项核心胜任能力的概念(患者治疗、医学知识、专业精神、人际沟通、系统性实践以及基于实践的学习和改进)。2015 年,上述六项核心胜任能力被转化为以学习效果为基础的评估管理,将胜任力转变为可衡量、可观察的不同分级,被认为是教学里程碑式的事件(图 9-1)。(1)[2]

里程碑式教学计划的实施在于个体项目,并开始制订满足胜任力目标的教学项目。如 Rebel 等提出,一项采用模拟临床测试的课程和教师应用检查表进行评分的技能任务,可作为里程碑式计划教学和评估的基础[3]。

疼痛医学高级住院医师培训重点计划于 2015 年出版发布,分为六类核心胜任能力:患者治疗、医学知识、基于系统性实践、基于实践的学习和改进、专业精神、人际沟通 (2)。通过里程碑式教学计划,单个项目或机构的任务是确保每个受训人员达到规定的胜任能力。此外,实践性指南,如政府机构或认证协会制订的指南,可作为个人评估和学习工具开发的参考。

Fishman 等将住院医师培训中疼痛管理的核心能力分为四方面内容(表 9-1)[4]。

---

(1) www. acgme. org/Portals/0/PDFs/Milestones/AnesthesiologyMilestones. pdf(2017 年 11 月 4 日访问)。

(2) www. acgme. org/Portals/0/PDFs/Milestones/PainMedicineMilestones. pdf(2017 年 11 月 3 日访问)。

准一级	一级	二级	三级	四级	五级
	对疼痛患者进行针对性病史和体格检查，包括使用常用疼痛量表	对常见急性和慢性疼痛综合征进行诊断；评估目前药物疗效	制订急性和慢性疼痛综合征鉴别诊断；确定适当诊断评估	在相关条件具备时，独立担任初级住院医师和其他医务人员的急性疼痛管理顾问	参与复杂性疼痛患者协调工作
	在间接监督下对常见疼痛问题进行非介入性常规治疗	在间接监督下实施非介入性疼痛治疗计划	在直接监督下参与复杂性操作（如胸部ESI、内支阻滞、放疗操作、交感神经阻滞）以减轻急、慢性疼痛或癌症相关性疼痛	与非麻醉医师专家就合理疼痛管理进行咨询，辨别治疗失败并获得疼痛医学专家恰当指导咨询	作为会诊医师向其他医疗团队成员提供关于急、慢性或癌性疼痛患者的初步评估和疼痛管理建议及指导
		在直接监督下实施简单介入性疼痛操作[如触发点注射、瘢痕注射、腰椎硬膜外类固醇注射（ESI）、静脉（Ⅳ）区域阻滞]使用超声和基本X线透视确定解剖结构	在间接监督下开具初始治疗疼痛的处方，并调整正在服用的药物治疗方案		
			在直接监督线使用超声和进行透视		

图 9-1　患者治疗 7 : 急性、慢性和癌症相关疼痛咨询和管理（美国麻醉学会 /
美国研究生医学教育认证委员会的"麻醉学里程碑式计划"）

表 9-1　疼痛管理的领域[4]

---

1. 疼痛的多维性质 : 什么是疼痛？

2. 疼痛评估和测量 : 如何识别疼痛？

3. 疼痛管理 : 疼痛如何缓解？

4. 临床条件 : 患者所处环境如何影响疼痛管理？

第一方面内容主要关注临床实践必备的基础知识学习。第二和第三方面内容关注知识在临床中的应用，第四方面内容关注前三方面所述的胜任能力在多学科领域的整合情况。

传统教学方法

关于什么是恰当的疼痛医学教学实践方法的研究相当少，但是用于本科和研究生医学教学的基本方法同样适用于疼痛医学。在本科医学教育层面，对疼痛医学教学的研究呈零散状和碎片化[5]。应用循证学习方法能促进对疼痛医学中核心胜任能力的掌握。

传统的教学方法包括各种授课讲座、以问题为导向的学习（PBL）和苏格拉底式教学。课堂授课的"专家"以系统性方式向听众传递大量的信息，是本科和研究生医学教育的主要教学方式。几十年来,医学教育界一直应用此模式进行教学,说明其在向最大量学习者传播大量信息方面的有效性和成本 - 效益比。一位专家讲师可以向许多学习者提供授课。目前多采用电话会议和在线授课的方式,与过去几年相比,技术的进步使更多的学习者能够参与学习。但是,采用该方式传播信息的高效率与学习者参与程度的降低形成了对比。传统上,授课式讲座被视为被动学习而非主动学习。被动学习的医学知识不能被满意掌握且无法纳入临床实践[6]。技术方面的进步包括听众反应系统,参与者可以回答讲师提出的问题(参见第 15 章),或在线学习(同步或非同步学习),参与者能够提出自己的问题(参见第 16 章),这表明在解决学习者参与程度和知识掌握两方面的问题是很有前途的[7]。

尽管课堂授课具有一些局限性,但其仍然是向新学员介绍疼痛医学基本概念的最常用工具。课堂授课最适合用于促进学员对疼痛医学核心胜任力第一个领域的掌握。因为一般学员在疼痛医学基础知识的掌握程度并不相同,所以课堂授课经常用于加强学员基础知识的教学。

PBL 是一种与课堂授课相关的被动式教学的替代方法(参见第 15 章)。为了让医学教学更有趣和促进学生更多参与,Howard Barrows 提出[6],将一个班分为几个小组,为每个组提供所需资源,帮助其解决一个问题或 "PBL 场景"。小组成员首先进行自主学习,随后与组间成员互相合作应用新学知识解决问题。表 9-2 列出了 Barrows 提出的 PBL 四个关键教学目标[8]。

表 9-2 Barrows 的以问题为导向的教学目标[8]

1. 将临床中应用的知识结构化
2. 开发有效的临床推理过程
3. 培养有效的自主学习技能
4. 增强学习动力

以 PBL 为基础的课程传授的知识内容与传统课程并无根本区别,但在知识保留、社会表现和认知表现方面似乎有了一些改进[6]。表 9-3 列出了传统讲座与 PBL 间的比较性差异。

表 9-3 课堂授课和 PBL 学习的比较

	课堂授课	PBL
资源利用	低	高
团队规模	大	小

续表

	课堂授课	PBL
知识学习	相同	相同
知识保留	+	++
社会和认知表现改善	—	++

增加的加号（+）表明更多的获得证据。摘自 Neville（2009 年）。

医疗实践中社会和认知表现领域的改善，是掌握疼痛管理核心胜任力的关键因素，涉及医患互动和学科间的协作。

医学院校很快就接受了 PBL 教学方式，因此今天医学生在毕业前几乎都接受过某种形式的 PBL 教学。研究生医学教育项目中亦采纳了 PBL 教学的许多因素，但很少详细介绍该方面取得成绩的研究发表，同时也未见介绍 PBL 在疼痛医学中应用取得成绩的研究发表。鉴于应用 PBL 教学方式所取得的社会和认知表现方面的优点，有必要将此教学模式纳入疼痛管理领域。

第三种传统的教学方法是苏格拉底法，在住院医师和高级住院医师培训计划中应用广泛。苏格拉底以提出系列问题引导听众而闻名，这些问题旨在对某一主题的核心假设提出质疑[9]。一旦听众处于怀疑或困惑状态即"难点"，他们就会变得更容易接受或更好奇地学习新知识。在医学上最接近这方面的应用是"盯梢"式教学。1989 年 Brancati 在《美国医学会杂志》撰写的一篇文章中首先介绍了"盯梢"式教学，一位资深医师连续快速向初级学员提出困难问题，以建立团队的权力分层体系[10]。

该文章强调，许多医学生声称在使用苏格拉底方法的高级医师的教学中遭受羞辱，当然该研究结论并非严肃的结论。"盯梢式"教学和苏格拉底教学方法关键区别主要在提问者的意图。采用苏格拉底方法的医师创造了一个安全的学习环境，在该环境中，教师是以为了达到指导的目标而不是羞辱或枉评的方式来探知学习者的理解程度（表 9-4）[11]。

表 9-4　苏格拉底法与"盯梢式"教学方法[11]

技术	苏格拉底方法	"盯梢式"教学方法
目的问题类型	相互尊重	羞辱
	指导个体学习者	建立权力等级体系
	为学员考虑阐明知识水平差距	为分级进行知识评估鼓励死记硬背
	鼓励批判性思想	专注于繁缛细节
	专注于概念理解	

应用苏格拉底方法进行教学,适用于掌握任何疼痛医学核心胜任能力。该方法提供了一个更细化的机会在课堂授课或 PBL 课程中加强对概念和技能的教学。

如前所述,课堂授课、PBL 和苏格拉底提问方法构成了麻醉学教学中传统教学方法的基础,这些方法的实施多种多样。鉴于值班时间的限制,住院医师用于临床和教学上的活动及时间已有所下降[12]。为适应这些变化,住院医师和高级住院医师培训项目均采取了不同形式自主性学习方法来代替说教式的课堂授课,同时为主动学习活动保留了面对面的教学时间。其中自主学习的一种形式即混合式学习是指纳入视频广播、播客和在线评估等教学工具,以强化正式课堂授课或 PBL 课程的教学效果。对混合式学习效果研究表明,通过该方式对知识的获取与传统课堂授课效果大致相当,效果取决于学习工具的质量和学习者应用该工具的参与程度[13]。一种相关的教学方法是"翻转式课堂"(参见第 15章),在该课堂中,对基本事实的学习是在面对面互动前独立进行的,重点是对更高层次的知识整合[14]。这些非同步教学方法非常适合于疼痛医学教学,因为学习者经常分布在多个地点,学习时间表各不相同,因此难以安排正式的小组课堂授课机会。鉴于大量基础层面的基于事实的学习是在正式教学环节之外进行,故更多的时间和注意力集中在确保面对面学习时,因为该学习方式具有吸引力且学习质量高。

课堂授课和 PBL 主要是在直接患者医疗之外进行,苏格拉底提问式教学方法相当适合应用于临床治疗的教学环境中。即使是计划完善的 PBL 课程,也不大可能达到一个竞争水平,把受训者和主治医师很好地整合在患者床旁。与临床高度相关的主题在床旁更容易被学生理解,临床教学亦提供了展示体检技能、传授专业精神和建立融洽医患关系的机会[15]。有证据表明,将患者纳入教学过程中可提高患者对其治疗方案的认知程度[16]。

传统上,操作技术的演示和受训者专业程度的评估都在床旁进行,这在很大程度上是由于缺乏传授和评估这些技能的替代方式。高级模拟教学技术,如网络教程/教学、计算机模拟、标准化患者(SPS)和高级人体模型为大量介入性操作和紧急状况(如心搏骤停和镇静引发的呼吸困难)提供培训机会,改善患者安全的同时能让受训者能更快速掌握相关技能(参见第 17 章)。这些高保真性和低保真性技术的光明前景将进一步予以阐述,但对医患互动和体格检查技能的基本指导常常是通过直接的床旁患者互动来得以实现。

疼痛医学模拟教学与代入式学习

医疗卫生模拟学会(SSH)将模拟定义为"一种行为或一个系统被另一个行

为或系统模仿或表现出来"。医学模拟教学具有四方面主要目的：教学、评估、研究、卫生系统整合，以促进患者更加安全[17]。将模拟教学用于疼痛医学教育，是一种新颖而令人兴奋的教学技术[18]。此外，能够在一致性的模拟场景中对学习者的表现进行比较，而真实的临床环境中不会提供这种情况。因此，在临床能力委员会审查期间，美国研究生医学教育认证委员会允许培训项目使用模拟教学的有关资料。由此，本文将对模拟教学的当前应用状况及在疼痛医学教育中的未来潜在用途进行全面概况介绍。

　　疼痛模拟教学模式的特点是其保真性。低保真模拟器包括解剖模型和任务培训器，这些设备可用于传授与疼痛相关的操作技能。一个例子是，使用腰椎穿刺训练器可以减少对患者的不适感，增加了学习者的舒适度，并有助培训一种准确的操作方法和一致性的技术[19]。对与疼痛医学相关的超声技能，"幻影"技术的应用正变得越来越流行[20,21]。"幻影"任务培训器是由耐用性弹性橡胶制成，能提供清晰的解剖结构成像，具备触觉反馈功能，避免穿刺针相关性损伤发生。由 CT 和 MRI 开发出的三维虚拟人体背部，该设备可调整穿刺难易程度[22]。在介入性疼痛操作过程中，应用 X 线常常有助安全放置穿刺针。几种可应用 X 线的疼痛操作培训器已经出现，包括：综合性 AR351Adam、Rouilly 疼痛缓解人体模拟装置(3)[22]。AR351 允许受训者练习腰交感神经、内脏神经、三叉神经节、腹腔和上胃下神经阻滞；颈段硬膜外和小关节注射、胸腰椎水平和骶髂关节注射。该设备包括 X 线可透视的脊柱模型，因此可在射线下确认穿刺针位置。

　　除任务培训器外，应用虚拟现实技术可获得更高水平的保真性。虚拟患者是以计算机为基础的、互动式模拟患者。近来，采用虚拟患者开展疼痛医学代入式学习体验用于教学和科研目的[23,24]。与真实的标准化患者（SP）演员相比，其具备以下优点：成本较低、SP 培训时间较短、互动中一致性强、更易获得和更易安排教学环节。随着与疼痛医学有关的模拟教学方法的不断增多，将来虚拟现实的应用可能会随之增加。

　　使用 SP 可获得最高程度保真性。在疼痛医学中基于 SP 的代入式学习体验受到越来越多人的欢迎，特别是在人际沟通技巧、困难问题交谈、多学科团队培训方面。Plymale 等介绍了一项成功的基于 SP 的癌痛模拟教学方法，医学生可应用该方法提高其评估和管理技能[18]。为住院医师和高年资住院医师提供的基于 SP 的疼痛模拟教学包括：与患者及其家属讨论操作并发症或失误、拒绝复苏 / 插管的伦理决策、当患者尿检结果阳性时如何给患者开具阿片药物处方[25,26]。

　　总结汇报的过程与参与者在代入式学习后提供的反馈一样，对获得最佳学

---

(3)　www. adam-rouilly. co. uk/productdetails. aspx? pid=2788 & cid=403（2017 年 11 月 3 日访问）。

习效果相当重要。反馈和总结是经常交替使用的术语,但正如 Sawyer 等所言,这两个术语是两个不同的含义[27]。反馈是一个单向过程,向参与者提供其学习表现的资料和评估结果,希望其未来获得改善[27]。与之相反,总结汇报是一种"互动、双向、反思性的讨论或对话,包含一定程度的促进或指导(主持人或学习者)来帮助学习者进行反思"。[27]

(总结汇报和模拟教学的阐述,参见第 17 章)

疼痛医学的学习评估

对疼痛医学和麻醉学技能掌握程度的评估,取决于能否提供一个带有形成性评估和总结性评估标准的目标。形成性评估是改善学习过程的评估,总结性评估通常是高标杆的评估,如果符合特定标准,有助推进学习者达到下一个层次。总结性评估是指政府机构在麻醉学、疼痛医学或其他领域认证或再认证时所需评估[28]。一般来讲,总结性评估会对推进标准进行详细阐述,并对其进行严格测试和标准化。

美国麻醉学会(ABA)有一个适用于疼痛从业人员的内容大纲快速造词 (4),可帮助麻醉学或疼痛医学继续认证的执业人员了解评估工具。此外,美国区域麻醉和疼痛学会(ASRA)等协会颁布了与测定胜任力相关的实践指南 (5),比如局部麻醉药毒性反应列表就是其中一个使用工具[29]。地方和州医学委员会经常颁发最佳临床实践,可成为日常临床治疗相关的评估工具[30]。

对于住院医师和高级住院医师来说,美国研究生医学教育认证委员会已经提出用于评估学习效果的几种模式。模拟教学、直接观察患者情况、审核病历是评估学习效果的最高水准的证据[31]。但每种核心胜任能力有更适合评估目标的特定评估方式[32]。比如对医学知识进行评估适合采用多选题测试的方式,通常是由麻醉管理委员会来实施,且已被证明是一种有效的评估方式。对患者治疗效果的评估可采用直接观察、客观结构化临床测试(OSCE)、同行评议、SP(通过对学习者评议来参与)、图表复习、客观总结式模拟教学、技术和非技术技能列表或基于案例的口头测试。基于实践的学习方法可使用项目组合和图表评论甚至患者反馈的方式进行评估。对专业精神和人际沟通能力进行评估是具有挑战性的工作,原因在于组成这些"软实力"[33]特点的复杂性和因素的多维性。但沟通技巧和专业精神的成就,可通过应用关注领导力、团队合作、患者治疗的评估工具如非技术技能量表(NOTECHS)或麻醉医师的非技术技能(ANTS)来予

---

(4)　www. theaba. org/PDFs/Pain-edicine/PMContentOutline(2017 年 11 月 3 日访问)。

(5)　www. asra. com/advisory-guidelines(2017 年 11 月 3 日访问)。

以确认[34-36]。一般是由指导者、同行、辅助教职员工来进行专业精神的评估。胜任力亦是相互依存的,通过使用一种工具或活动可对多种技能进行评估。

对学习者反复评估,能更好地反映出对其胜任力具备与否的评定,对技能的掌握程度提供了更真实的评价;不同个体对胜任能力的掌握速度也不同[37]。由于胜任能力处于不断变化中,测量指标需重新调整以符合学习者和指导者的目标。学习的重点往往在于个体,而临床团队的胜任能力可能更决定着患者的治疗效果。整体胜任力这一概念,即团队具有提供安全有效治疗的技能,即可将复杂医疗系统内与患者治疗相关知识作为个人学习内容[38]。该领域内的评估工具,如 NOTECHS、全球评级量表或临床团队工作量表则更多关注在团队合作和领导能力[39]。

创建和实施评估量表的困难很多。仅仅观察学员的一次表现,而不考虑评估对象的胜任力和其他能力,就不能全面反映学习者水平。许多评估工具不能推广到特定的情景、学习者或目标,是因为对预设构想不敏感。内部研发的一些评估工具可能并未进行证实其有效性或可靠性的统计分析。除可信度和有效性外,评估过程还需被学习者和教师所接受,具有教学影响力和可行性[40]。工作场所评估的复杂性和不可预测性导致不能为每一位受训者提供统一标准化的场所。这些问题使任何一个评价工具或时间点都不足以满足评估的标准(参见第 20 章)。相反,评估应在确定的时间进行,涵盖多个临床情景设置并包括许多训练有素的评分人员。

使用评分人员来评估学员的学习经验亦存在问题。多数评分人员只是同行、指导者或其他没有接受过专门评估培训的人和不熟悉评估量表或评估工具目标的人员。评分人员利用其经验设置场景对学员进行评价,但这样不能准确反映学员是否达到胜任能力[41]。评估人员应该在其评估场所内进行培训,这样不同评估结果就有了更多可重复性[31]。为这些人提供教学和指导有助于减少偏倚并增加评分者间可靠的标准趋同性。接受学员的形成性反馈,能促进新手评分人员重新培训成为专家评分者。此外,使用多个评分人员可减轻此类评估风险,因为在最终计算时"鹰派"和"鸽派"经过适当调整后可被识别[42]。

许多评估工具适合于人工学习环境,教学人员的目标是制订和实施学习计划,改善患者的治疗质量和安全[43]。在疼痛医学中,教学目标是处理具有挑战性临床情况,如:与患者间艰难的谈话、成为一位介入治疗专家。ASRA 已经使用模拟教学来验证治疗局部麻醉毒性反应的培训和评估工具[20]。这个例子说明,疼痛医学中评估工具的验证性测试需满足提供者的胜任力挑战。其他例子包括:使用改良 Delphi 技术和计算评分者间的可靠性或课程内相关性来评估机构内的评估;但是,由于尚未进行有效性验证和可靠性测试,这可能不适用于其他情况。在对于那些还没拿到行医执照和毕业后达到行医水平的医务人员进行评估时,会有无数的挑战。

总结

　　疼痛医学包括患者治疗、教学(患者和学习者)、研究和实践管理。强大的临床背景是合格临床医师的必备基础,这样才能从事其他三个领域。通过麻醉学里程碑式教学计划,美国研究生医学教育认证委员会规定了疼痛学住院医师教学的最低目标。课堂授课("舞台上的贤师")能以最低成本为最大量学习者提供学习机会,不过这种被动学习方法难以产生最佳学习效果和实践能力的提升。技术性手段(如视频播放)能为更多学习者提供学习机会,但如果不积极主动学习,学习者仍然不会在知识掌握程度上有所进步。PBL 是一个更主动学习的机会,尚未被证实学员通过该方式能掌握更多基础知识,但其在社会和认知表现两方面具有优势,而这两个领域在疼痛管理中是关键的两方面。如果应用得当,苏格拉底法(非"盯梢式"教学方法)可激发学员主动学习。在任务培训器、VP 和SP 中应用模拟教学,不仅为住院医师教学提供机会而且能评估学员的表现。通过标准化测试对知识进行评估是一种广泛接受的方法,疼痛医学其他部分的其他评估工具尚需开发和验证。

(李连云　译,Jingping Wang　校)

参 考 文 献

1. A. J. Schwartz. Education: An essential leg for anesthesiology's four-legged stool! *Anesthesiology* 2010; 112: 3–5.

2. J. E. Tetzlaff. Assessment of competency in anesthesiology. *Anesthesiology* 2007; 106: 812–25.

3. A. Rebel, A. N. DiLorenzo, R. Y. Fragneto et al. A competitive objective structured clinical examination event to generate an objective assessment of anesthesiology resident skills development. *A A Case Rep* 2016; 6: 313–19.

4. S. M. Fishman, H. M. Young, E. Lucas Arwood et al. Core competencies for pain management: Results of an interprofessional consensus summit. *Pain Med* 2013; 14: 971–81.

5. L. Mezei, B. B. Murinson. Johns Hopkins Pain Curriculum Development Team: Pain education in North American medical schools. *J Pain* 2011; 12: 1199–208.

6. A. J. Neville. Problem-based learning and medical education forty years on: A review of its effects on knowledge and clinical performance. *Med Princ Pract* 2009; 18: 1–9.

7. A. Pradhan, D. Sparano, C. V. Ananth. The influence of an audience response system on knowledge retention: An application to resident education. *Am J Obstet Gynecol* 2005; 193: 1827–30.

8. G. Chilkoti, M. Mohta, R. Wadhwa, A. K. Saxena. Problem-based learning research in anesthesia teaching: Current status and future perspective. *Anesthesiol Res Pract* 2014; 2014: 263948.

9. A. Kost, F. M. Chen. Socrates was not a pimp: Changing the paradigm of questioning in medical education. *Acad Med* 2015; 90: 20–4.

10. F. L. Brancati. The art of pimping. *JAMA* 1989; 262: 89–90.

11. R. C. Oh, B. V. Reamy. The Socratic method and pimping: Optimizing the use of stress and fear in instruction. *Virtual Mentor* 2014; 16: 182–6.

12. S. V. Desai, L. Feldman, L. Brown et al. Effect of the 2011 vs. 2003 duty hour regulation-compliant models on sleep duration, trainee education, and continuity of patient care among internal medicine house staff: A randomized trial. *JAMA Intern Med* 2013; 173: 649–55.

13. J. Kannan, V. Kurup. Blended learning in anesthesia education: Current state and future model. *Curr Opin Anaesthesiol* 2012; 25: 692–8.

14. V. Kurup, D. Hersey. The changing landscape of anesthesia education: Is flipped classroom the answer? *Curr Opin Anaesthesiol* 2013; 26: 726–31.

15. S. Ramani. Twelve tips to improve bedside teaching. *Med Teach* 2003; 25: 112–15.

16. L. S. Lehmann, F. L. Brancati, M. C. Chen et al. The effect of bedside case presentations on patients' perceptions of their medical care. *N Engl J Med* 1997; 336: 1150–5.

17. D. F. Carter. Man-made man: Anesthesiological medical human simulator. *J Assoc Adv Med Instrum* 1969; 3: 80–6.

18. M. A. Plymale, P. A. Sloan, M. Johnson et al. Cancer pain education: The use of a structured clinical instruction module to enhance learning among medical students. *J Pain Symptom Manage* 2000; 20: 4–11.

19. H. Chen, R. Kim, D. Perret et al. Improving trainee competency and comfort level with needle driving using simulation training. *Pain Med* 2016; 17: 670–4.

20. Y. H. Kim. Ultrasound phantoms to protect patients from novices. *Korean J Pain* 2016; 29: 73–7.

21. A. K. Brascher, J. A. Blunk, K. Bauer et al. Comprehensive curriculum for phantom-based training of ultrasound-guided intercostal nerve and stellate ganglion blocks. *Pain Med* 2014; 15: 1647–56.

22. N. Vaughan, V. N. Dubey, M. Y. Wee, R. Isaacs. A review of epidural simulators: Where are we today? *Med Eng Phys* 2013; 35: 1235–50.

23. L. D. Wandner, M. W. Heft, B. C. Lok et al. The impact of patients' gender, race, and age on health care professionals' pain management decisions: An online survey using virtual human technology. *Int J Nurs Stud* 2014; 51: 726–33.

24. J. Boissoneault, J. M. Mundt, E. J. Bartley et al. Assessment of the influence of demographic and professional characteristics on health care providers' pain management decisions using virtual humans. *J Dent Educ* 2016; 80: 578–87.

25. B. C. Hoelzer, S. M. Moeschler, D. P. Seamans. Using simulation and standardized patients to teach vital skills to pain medicine fellows. *Pain Med* 2015; 16: 680–91.

26. G. J. Brenner, J. L. Newmark, D. Raemer. Curriculum and cases for pain medicine crisis resource management education. *Anesth Analg* 2013; 116: 107–10.

27. T. Sawyer, W. Eppich, M. Brett-Fleegler et al. More than one way to debrief: A critical review of healthcare simulation debriefing methods. *Simul Healthc* 2016; 11: 209–17.

28. J. R. Boulet. Summative assessment in medicine: The promise of simulation for high-stakes evaluation. *Acad Emerg Med* 2008; 15: 1017–24.

29. J. M. Neal, R. L. Hsiung, M. F. Mulroy et al. ASRA checklist improves trainee performance during a simulated episode of local anesthetic systemic toxicity. *Reg Anesth Pain Med* 2012; 37: 8–15.

30. S. M. Fishman. *Responsible Opioid Prescribing: A Clinician's Guide.* Federation of State Medical Boards. Washington, DC: Waterford Life Sciences; 2014.

31. S. R. Swing, S. G. Clyman, E. S. Holmboe, R. G. Williams. Advancing resident assessment in graduate medical education. *J Grad Med Educ* 2009; 1: 278–86.

32. J. R. Boulet, D. Murray. Review article: Assessment in anesthesiology education. *Can J Anaesth* 2012; 59: 182–92.

33. R. R. Gaiser. The teaching of professionalism during residency: Why it is failing and a suggestion to improve its success. *Anesth Analg* 2009; 108: 948–54.

34. A. Mishra, K. Catchpole, P. McCulloch. The Oxford NOTECHS System: Reliability and validity of a tool for measuring teamwork behaviour in the operating theatre. *Qual Saf Health Care* 2009; 18: 104–8.

35. G. Fletcher, R. Flin, P. McGeorge et al. Anaesthetists' Non-Technical Skills (ANTS): Evaluation of a behavioural marker system. *Br J Anaesth* 2003; 90: 580–8.

36. A. M. Cyna, M. I. Andrew, S. G. Tan. Communication skills for the anaesthetist. *Anaesthesia* 2009; 64: 658–65.

37. F. Semeraro, L. Signore, E. L. Cerchiari. Retention of CPR performance in anaesthetists. *Resuscitation* 2006; 68: 101–8.

38. L. Lingard. Paradoxical truths and persistent myths: Reframing the team competence conversation. *J Contin Educ Health Prof* 2016; 36(Suppl 1): S19–21.

39. D. N. Onwochei, S. Halpern, M. Balki. Teamwork assessment tools in obstetric emergencies: A systematic review. *Simul Healthc* 2016; 12(3): 165–76.

40. C. P. van der Vleuten, L. W. Schuwirth. Assessing professional competence: From methods to programmes. *Med Educ* 2005; 39: 309–17.

41. M. J. Govaerts, L. W. Schuwirth, C. P. Van der Vleuten, A. M. Muijtjens. Workplace-based assessment: Effects of rater expertise. *Adv Health Sci Educ Theory Pract* 2011; 16: 151–65.

42. M. Feldman, E. H. Lazzara, A. A. Vanderbilt, D. Diazgranados. Rater training to support high-stakes simulation-based assessments. *J Continuing Educ Health Prof* 2012; 32: 279–86.

43. I. Bartman, S. Smee, M. Roy. A method for identifying extreme OSCE examiners. *Clin Teach* 2013; 10: 27–31.

第 10 章

气道管理教学的创建

Marc Hassid,J. Scott Walton,John J. Schaefer Ⅲ,Stephen F. Dierdorf

前言

气道管理是整个麻醉实践的基础,同时因为气道属于呼吸管理领域,而这一领域意外事故的惩罚力度最大,因此,气道技能教学必须在麻醉管理中占据中心位置。

R. A. Mason,British Journal of Anaesthesia,1998;81:305

怎么强调气道管理的重要性都不为过。1990 年,Caplan 等人发表了一篇开创性文章[1],分析了美国麻醉医师协会(ASA)终审索赔研究[the American Society of Anesthesiologists(ASA)Closed Claims Study]报告的患者不良结局,使得气道管理不善引发的不良后果成为人们关注的焦点。在这项分析中,呼吸系统并发症占所有损伤的 34%,更重要的是其中 85% 的呼吸系统并发症导致死亡或永久性神经损伤。但作者认为,72% 的呼吸系统不良事件,尤其是通气不足和食管内插管,是可以通过更好的呼吸功能监测来预防的,但预防困难气管插管的并发症,需要的不仅仅是更好的监测。1993 年,ASA 困难气道管理工作组发布了《困难气道管理实践指南》[2],并在 2003 年和 2013 年进行了更新[3,4]。对比 1970—1989 年与 1990—2007 年期间,食管插管和氧合 / 通气不足的索赔比例有所下降,而困难通气和误吸的索赔比例呈上升趋势[5]。因此,困难气道患者的管理仍然是优先考虑的问题。尽管 ASA 和许多麻醉学家强调了气道管理的重要性,但目前尚未建立针对麻醉科住院医师的标准化、综合性气道管理培训课程。1995 年和 2003 年发表的针对麻醉学住院医师的调查显示,只有 27%~33% 的培训体系涵盖困难气道管理方面的正式轮转[6,7]。2011 年发表的一项类似调查显示,49% 的培训体系包含了正式气道管理轮转培训(图 10-1[8])。

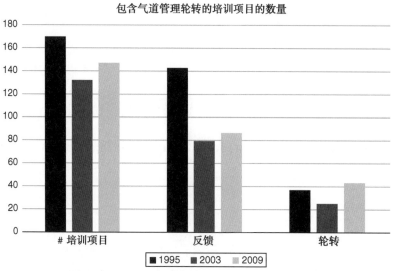

图 10-1　包含困难气道管理针对性训练的培训体系数量[6-8]
请注意 2011 年的数据包括加拿大的住院医师培训体系

　　尽管越来越多的培训体系将正式的气道管理轮转纳入其中,但进展速度却非常慢,而且教学质量的差别也很大。1995 年调查的 8 项技术中,超过一半的培训体系对其中 3 项技术的唯一教学途径就是讲课,受训者没有在模型或患者身上操作这些技术的实践经验。2009 年之前,75% 的培训体系在困难气道轮转期间仍然没有使用任务培训器进行教学指导。1995 年,大多数轮转时间为 1.5 周甚至更短,而到了 2009 年,超过 80% 的培训体系中困难气道管理的轮转时间延长为一个月或更长。

　　更好的呼吸监测降低了一些不良事件(如:未被识别的食管插管、通气不足)的发生率。但只有将更好的气道管理教学和培训纳入麻醉学住院医师的培训体系,否则气道管理不良事件的发生率不可能进一步显著降低[9]。

　　目前实施综合气道管理教学计划存在巨大阻碍。第一个阻碍是美国毕业后医学教育认证委员会(ACGME)对气道管理的要求是模糊的、非特异性的。最新的修订版(2016 年)ACGME 麻醉医学住院医师教育的要求(1)模糊不清,对如何教授气道管理没有任何指导[10](根据第四节 .A.5.a.(2).(1).(i) "住院医师……必须有能力为……患者实施麻醉。这些患者围手术期需要采用专门的技术,如各种气道管理技术,包括:喉罩、纤维气管镜插管、肺隔离技术如双腔支气管内插管、支气管内阻断器。")。其他的阻碍包括:住院医师缺乏管理困难气道的实践机会和可能干扰临床工作效率的产量压力。许多培训体系只涵盖基本的气道管理技术和零星的"偶然"的临床机会。ACGME 缺乏

(1) www.acgme.org/Portals/0/PFAssets/ProgramRequirements/CPRs_2017-07-01.pdf(2017 年 11 月 3 日访问)。

气道管理技术经验的量化指标,妨碍了住院医师培训主任跟踪住院医师的技术掌握情况。因此,受训者的经验参差不齐,很难客观地评价他们独立实践的能力。目前迫切需要对学员的能力用需要已发表和明确的学习曲线作出确切定义。

近 20 年来新型气道设备的发展拓展了气道管理的范畴,增加了气道教学的复杂性。然而,没有任何一种单一设备能够保证所有患者在任何情况下的气道安全,因此麻醉学员需要对不同类型气道设备的使用进行全面的培训和学习,掌握每种设备的优缺点[11]。受训者还必须掌握一种综合气道管理方法,以便在首选气道技术失败时,能够迅速改换成替代技术。气道管理的临床判断框架应建立在 ASA 困难气道管理指南的基础上。

如何教授气道管理?

每个培训体系必须开发自己的系统,住院医师培训主任的首要任务是招募具有气道管理技能和教学热情的教员。由于不同教员间气道管理技能水平的差异较大,因此最重要的是不同的气道管理设备应由具有相应实践经验的教员来教授。

本章应该作为一个基础,并在此基础上制订教学计划。本章第一部分讲述气道管理不良或失败的相关风险。学员必须透彻理解通气和氧合不足导致的灾难性后果。后面四个部分将分别讨论技能习得的各阶段、模拟教学的作用、呼吸解剖学和生理学、术前气道评估。最后部分将对不同气道管理设备和管理技术进行综述。所有气道管理设备和管理技术的教学模板都很类似:

1. 学员应接受有关设备结构和工作原理的教学指导。可通过传统讲座形式或在线教学程序完成。

2. 应指导学员在任务培训器(模拟人)上练习正确的插管操作,建议以一对一或小组形式进行,使每个学员都能在任务培训器上掌握气道设备。培训老师必须仔细监督每位学员,确保其操作正确。

3. 当学员通过任务培训器掌握了气道设备使用之后,就可在高保真模拟人上练习操作了。这一阶段的学习目的是让学员实时体验如何成功地使用设备并了解设备故障的后果(如严重低氧血症)。

4. 学员在高保真模拟人上能熟练使用设备后,即可在气道正常的患者中使用该设备。本阶段适用于术中正常气道管理中使用的无创设备(如:面罩通气、口咽通气道、声门上通气道、直接喉镜、可视喉镜、软性纤维喉镜)。有创气道技术需要在模拟器、动物模型或尸体上进行练习。

技能习得的教学模式

随着教学成果的评审主体转变为以能力为基础,德莱弗斯(Dreyfus)技能习得模型在医学教育工作者中变得流行起来(图 10-2)[12]。

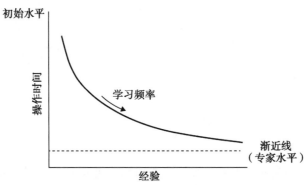

图 10-2　技能习得理论学习曲线。当学员接近曲线的
渐近线时,表明已经变得熟练

德莱弗斯将技能习得分为五个级别:初学者、高级初学者、通过者、精通者、专家[13]。对德莱弗斯模型稍加修改即可适用于气道管理技能学习(表 10-1)。

表 10-1　根据德莱弗斯成人技能习得阶段修正后的气道管理技能[12]

初学者	使用任务培训器学习使用设备基本规则
高级初学者	开始在正常气道患者中使用设备
胜任者	可在正常气道患者中使用设备,无须上级医师指导
熟练掌握者	可以在很多气道异常的患者中使用设备,并且可以调整初始技术,或者在初始技术失败时采用替代技术
专家	掌握多种气道管理技术和设备,可成功将其应用于多种异常气道管理

预期达到的培训目标取决于临床实践对受训者的要求。高年级医学生应达到高级初学者级别,但急诊科医师和危重医学科医师则必须达到胜任或熟练掌握级别。麻醉科住院医师在培训结束前应达到多种气道设备和技术的熟练掌握或专家级别。培训老师应了解这些培训目标,确定每个住院医师需要使用设备的操作次数,完成后可成为熟练掌握者。通过分析多个已发表的研究,可确定不同技术学习表或曲线(表 10-2)。

表 10-2　掌握气道技能所需的操作次数基准*

	AB	C	P	参考文献
氧气袋 - 面罩通气	5	15	25	94
声门上通气道	5	20	40	95~97
可视喉镜	5	10	30	49~51,53~57
直接喉镜	5	20	50	44,98~100
光纤气管插管	5	10	30	61,62,64
经气道高频通气**	2	5	10	
环甲膜切开术**	2	5	10	

AB= 高级初学者；C= 胜任者（约 85% 成功率）***；P= 熟练掌握者（约 95% 成功率）***。

每项气道管理技能的胜任和熟练掌握级别的标准应个体化。

* 基于已发表研究的最佳证据总结，可能不是确定性的。

** 经验来自任务培训器、尸体和 / 或动物模型。

*** 研究中并不能明确界定胜任和熟练掌握级别的标准。

　　住院医师在所有培训阶段必须接受高质量指导和监督，才能正确地使用这些设备或技术。由于以往经验或学习能力的差异，一些住院医师和麻醉医师会比其他人更快地进入熟练掌握者级别。坚持、专注和完全诚实的自我评估是医学专家特有的素质[14]。当一项气道技术失败时，最直接扪心自问的问题是："这次失败是由于设备的设计缺陷、患者因素，还是由于我未能正确使用？"

　　在气道管理教学中应遵循以下三项重要原则：

　　1. 如果培训老师和学员可以同时看到相同的气道图像，就能更有效地指导使用设备。具有视频功能的气道教学设备（如：视频支气管镜、视频喉镜）提高了教学质量，缩短了实现特定目标所需时间[15]。

　　2. 管理困难气道的最佳初始经验来自正常气道管理。能熟练地使用设备管理正常气道的学员将更可能成功地使用该设备来管理困难气道。

　　3. 记录住院医师使用设备和技术的操作日志，有助培训老师跟踪每位住院医师的进度，还可用于构建住院医师的个体和群体学习曲线。操作日志应关注操作结果和操作次数，其特定数据应该包括尝试操作的次数、操作成功所需时间，以及由培训老师判定的熟练程度的主观分级（表 10-3）。对操作日志中的数据进行分析可提高培训质量[16,17]。

表 10-3　气道管理设备的操作日志

设备：_____　日期：_____

设备号(住院医师专属)：_____

患者气道：正常　　异常

如果异常,请描述：_____

住院医师：_____

成功插入气管次数：_____

操作开始到可通气(出现 CO_2 波形)所需时间：_____

熟练程度分级：N　AB　CP　E

熟练程度分级是培训老师的主观分级：
N= 初学者；AB= 高级初学者；C= 胜任者；P= 熟练掌握者；E= 专家。

　　必须认识到,培训老师的教学水平是气道培训体系成功的关键部分,也必须认识到应用任务培训器、模拟人和患者进行高质量教学的积极作用。麻醉学培训老师掌握的气道管理经验和技能各有不同,而标准化的气道管理教学课程要求每一位教师对所教授的不同设备和技术的理论和操作必须非常熟悉。

模拟器在气道教学中的作用

　　通过任务培训器(或模拟人),学员可以学习气道设备的基本原理并掌握基本操作技能。某些任务培训器只针对某一特定设备,而有些则适用于多个气道设备。经过最初学习阶段,学员可尽可能多地在任务培训器上操作以掌握基本技能。然而,培训老师认真指导学员的操作也很重要,最终目的是学员能熟练操作。操作不熟练将导致学员无法完全掌握技能,而要达到熟练操作必须毫不松懈地练习,并着重于技能持续改进。在获得技能方面,以高质量的模拟教学为基础的熟练操作优于传统的临床教学模式[18]。当前任务培训器存在的问题包括：模拟性能欠佳、模拟性能缺乏多变性、缺乏经验证的课程和绩效评估。未来任务培训器的模拟性能改进,应考虑对气道技能进行更具分析性的评估[19]。学员在任务培训器上掌握了必需的基本技能后,就可以在培训者的密切监管下将该设备用于气道正常患者。

　　高性能模拟器已发展到能够显示出时间和临床状况的变化对气道管理的影响。学员必须意识到,一旦患者呼吸暂停,必须在短时间内恢复通气。通过动态模拟器,培训老师可以模拟临床状况,学员也可以在不给患者造成损伤的前提下练习不同的气道管理技术。动态练习有利于学员的逻辑思维训练,以做出批判性判断并整合不同气道管理方法[20]。

基于 ASA 困难气道管理指南的模拟教程,可用来培训麻醉中出现的四种典型场景(表 10-4)。

表 10-4 ASA 困难气道管理指南的四种临床场景

1. 可以通气,不能插管

2. 不能通气,不能插管 - 使用声门上设备通气

3. 不能通气,不能插管 - 需要声门下设备通气

4. 术前气道评估预测可能会发生困难通气和插管 - 需要清醒插管

功能性气道解剖和生理学

从气道管理角度考虑,上气道解剖包括从口、鼻到气管,包括鼻咽、口咽、下咽、喉、声门下和气管,都是放置气道设备和气管导管时将要遇到的结构[21]。

上气道是一个复杂的器官,在完成咀嚼、吞咽、呼吸、发声的同时,还要防止误吸[22]。上气道的神经肌肉要高度协同才能确保以上功能的协调[23]。

麻醉诱导或镇静可导致咽部肌肉张力下降,并进一步导致软腭、会厌、舌体向咽后壁移位,从而减少上气道管腔大小,造成上呼吸道梗阻[24](图 10-3)。通过使用纤维喉镜检查麻醉患者的上气道可证明这一点。

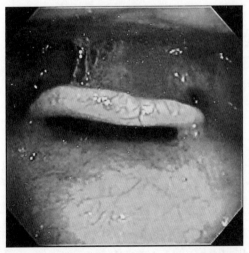

图 10-3 麻醉患者的气道。会厌和软腭向咽
后壁塌陷,并阻塞上呼吸道

头后仰、张口可使下颌骨前移(Esmarch-Heiberg 手法、三 "C" 手法、托下颌)

可打开气道,解除梗阻[25]。

　　学员必须了解的最重要的生理学知识是呼吸暂停后动脉氧饱和度降低的速度、吸氧去氮的重要性及患者体位对去氮效果的影响(如肥胖患者需半坐位去氮)[26,27]。婴幼儿、肥胖患者、孕妇的血氧饱和度下降速度比瘦体重成年人更快(表 10-5)。

表 10-5　呼吸暂停后动脉血氧饱和度下降到 90% 所需的时间(分钟)[26,27,101-103]

年龄	不去氮	去氮
1 个月	0.25	1.5~1.9
8 岁	0.47	3.1~3.9
18 岁	0.74	5.1
瘦体重成年人	1	7~8
肥胖成人(仰卧位)	<1	2.7
肥胖(半坐位)	<1	3.6
孕妇	0.26	4

　　去氮可延长出现低氧血症前呼吸暂停时间。因为一旦动脉血氧饱和度降至90%,尽管已经去氮但仍可出现快速非线性血氧去饱和,因此一旦确认"不能通气,不能插管",即使血氧饱和度仍是 100%,也应立即寻求帮助。

术前气道评估

　　在术前气道评估时,应指导学员回答以下问题:

1. 面罩通气困难吗?
2. 如果通气变得困难,声门上设备可能会奏效吗?
3. 插管困难吗?
4. 如果不能通气和插管,声门下设备可能会奏效吗?
5. 当前患者的临床情况允许足够时间进行困难气道处理吗?
6. 如果患者在手术室外,有机会转运到手术室内进行气道管理吗?
7. 患者的精神状态(如定向障碍)是否影响清醒插管操作?

麻醉前气道检查的标准要素包括:张口度、上唇咬合试验、颈部活动度、甲颏距离、齿间距离、牙齿状况和马氏(Mallampati)分级。马氏分级检查可检查张口度,并预测喉镜片使舌体移位程度[28]。许多术前气道评估方法试图精确预测困难气道,但没有任何评估方法被证明是完全可靠[29]。在一项对 1 502 名患者的研究中,Langeron 报告面罩通气困难的发生率是 5%(75 名患者),但仅有 1 例患者不能面罩通气。75 例面罩通气困难患者中,术前检查仅预测出 17%[30]。Kheterpal 在一项共计 22 660 名患者的研究中报道,面罩通气困难发生率为 1.4%,不能面罩通气的发生率为 0.16%[31]。

气道评估教学应兼顾气道评估的广度,但更应着重于具有最高预测价值的评估模式。强调直接预测和困难气道的床旁教学,更有益于学员学习。然而,气道评估不完善的预测部分,却可以作为非预计困难气道管理中合理的常规教学计划。

气道设备和技术

在本章的下一节,将讨论不同类型的气道管理设备和技术,介绍与每种设备相关的重要信息。这些信息为气道设备和技术综合教学的发展提供了基础。

咽通气道

深度镇静或全身麻醉后,患者的咽腔肌肉松弛,使得舌体、软腭和会厌松弛,导致上气道梗阻。鼻咽和口咽通气道(OPA)的设计是将舌根和会厌向前推进,从而打开气道。尽管目前使用的口咽通气道有多种不同类型,但实践证实最有用的是经典设计的 Guedel 口咽通气道。不适当的尺寸可能会加重气道梗阻,因此选择合适尺寸的口咽通气道非常重要。如果口咽通气道太小,则导致舌体后移,阻塞气道,而口咽通气道太长则使会厌偏转到声门入口造成气道梗阻[32]。多数成人需要 9cm 或 10cm 口咽通气道。儿童需要的口咽通气道尺寸大小差异很大,因此需要准备不同型号的口咽通气道。

应强调麻醉诱导后实施最佳面罩通气,以最大限度地增加氧合,延长呼吸暂停至发生低氧时间。双人通气技术是一种非常有效但常常被忽视的通气技术[33]。置入口咽通气道后,一人用两手(三"C"法,托下颌)抬高下颌骨,同时保持面罩与面部紧密契合。这一手法可打开上气道并将面罩密封于患者面部。另一人按压储气囊,为患者手动通气(图 10-4)。另外,一人可以使用双手技术并利用麻醉呼吸机提供机械通气。

声门上气道设备

Brain 发明的喉罩(LMA®)为气道管理提供了新方法[34]。自 LMA 在英国(1988)和美国(1991)引入临床后,已研发出多种类型的声门上通气道(SGA)(表 10-6)。新型声门上通气道也不断引入临床实践。

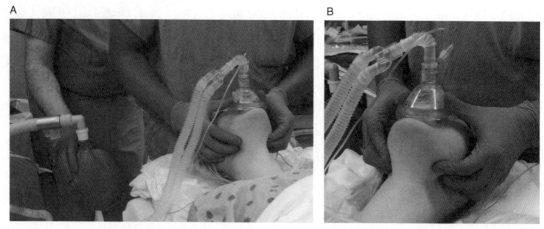

图 10-4　麻醉诱导后双人通气。（A）置入口咽通气道，双手托起下颌，为双人通气做准备。（B）第一人保持气道开放时，第二人正在提供手动通气

表 10-6　声门上通气道实例

喉罩
可重复使用
Classic
ProSeal
Flexible
一次性使用
Protector
Unique Evo
Fastrach（可插管喉罩）
Supreme
I-Gel
Ambu
AuraOnce
Aura-i
AuraGain
Aura40
Air-Q
Air-Q
Air-Q Blocker
喉管
食管气管联合导管

喉罩	
可重复使用喉罩	
LMA®	LMA®Classic™
	LMA®ProSeal™
	LMA®Flexible™
一次性使用喉罩	
LMA®	LMA®Protector™
	LMA®unique Evo™
	LMA®Fastach™（可插管喉罩）
	Supreme™
i-gel™	LMA® i-gel™ 声门上通气道
Ambu®	AuraGain™
	Aura-i™
	AuraOnce™
	AuraFlex™
	AuraStraight ™
	Aura40™
air-Q®	air-Q™
	air-Q blocker™
喉管	
食管气管联合导管®	Combitube™
Ambu®	King-LT-D™
	King LTS-D™

　　自 Brain 首次报道后，发表的有关声门上通气道的数千篇文章证明了最初设计的成功。虽然声门上通气道的概念相对简单，但恰当的放置技术是各类装置成功应用于各类患者的关键。尽管目前市场上声门上通气道的型号种类繁多，但放置的基本操作和用法相似[35]（表 10-7）。

表 10-7　声门上通气道教程

任务培训器

1. 培训老师教授置入技术
2. 学员练习操作使用声门上通气道
3. 使用纤维喉镜检查声门上通气道的放置位置

续表

4. 练习通过声门上通气道置入气管导管
    a. 使用纤维喉镜辅助
    b. 使用插管型喉罩盲探置入

患者(瘦体型,正常气道解剖)

1. 培训老师示范置入过程
2. 培训老师置入后使用纤维喉镜检查置入位置
3. 学员在纤维喉镜检查后置入
4. 熟练掌握声门上通气道在成人中使用后,练习在儿童中操作

  证据表明学习曲线分为短期和长期两种。尽管声门上通气道只需 10 次操作即可达到胜任级别,但需 50~75 次操作后方可熟练掌握[36],至于专家级别,则需要麻醉医师使用各种设备数百次才能达到[37]。置入声门上通气道后行纤维喉镜检查,可为学员提供正确的位置或可能的错位等有价值信息(图 10-5),可帮助学员改进置入声门上通气道的相关问题。

  通过声门上通气道插入气管导管是处理困难气道的一个重要策略。气管插管失败后,声门上通气道是维持或建立通气的有效工具。一旦建立通气,声门上通气道可用作气管插管的通路。尽管可以尝试通过声门上通气道进行盲插气管导管,但纤维喉镜引导下插入气管导管(无论有没有可插管型导管)更可靠。以下网址为视频演示:www. youtube. com/watch ? v=o_ShiJed3Es[38]。如果麻醉医师经验不足,通过声门上通气道进行插管的失败率很高,但培训可提高成功的可能性。

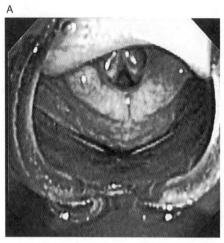
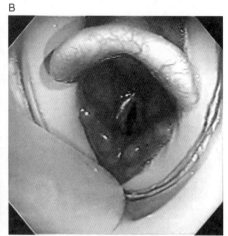

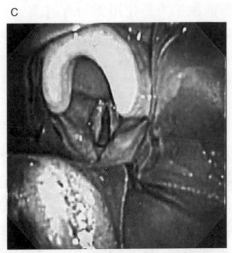

图 10-5　各种喉罩放置正确的位置时的纤维喉镜视图。(A)Unique™
（一次性使用）LMA。(B)Proseal™ LMA。(C)Supreme™ LMA

插管型喉罩（ILMA）具有两种功能,既可作为声门上通气道用于通气,也可作为气管插管的通路,因此是处理困难气道的有效手段。允许气管插管的设计特点包括大口径、符合解剖弯曲的通气管道和铰链会厌提升棒(图 10-6)。

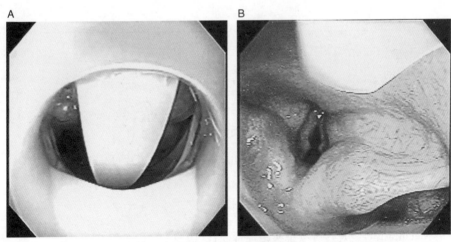

图 10-6　经插管型喉罩所见的纤维喉镜视图。(A)会厌提升棒。
(B)气管导管绕过会厌提升棒将会厌推离开气管导管前进通路

当气管导管通过气道时,气管导管向上绕过提升棒,将会厌推离移出气管导管前进的通路。插管型喉罩可容纳直径 8mm 的气管导管。气管导管可盲探经过喉罩通气管进入气管。然而,盲探插入气管导管并不总能一次成功,纤维喉镜引导气管导管通过会厌下方进入气管更为可靠[39]。

有些声门上通气道（如:食管气管联合导管、喉管）对手术室内的麻醉医师来说并不常用,而院前复苏的医护人员使用更为普遍[40]。但麻醉医师也有责任熟知这些设备。院前复苏的总体成功率很低,选择应用何种气道管理技术也存在争议[41]。

传统喉镜

尽管过去的 80 年,喉镜片进行了许多改进,但传统的硬式直接喉镜几乎没有改变。要使用直接喉镜成功进行气管插管需要口腔与声门之间呈直线,但如果不调整气道,人体解剖决定了不可能直视喉部。硬质喉镜片通过将舌体移位到下颌下间隙,可直接显示声门入口。常规喉镜检查出现困难的发生率远高于预期。1/3 以上的手术患者表现为轻度暴露困难,8%~13% 的患者存在中至重度的插管困难[42,43]。尽管许多困难是可以克服的,但为了获得对气道的直线视线,喉镜片在上呼吸道组织上施加力量也在增加,导致上呼吸道损伤的风险增加。

直接喉镜是每位麻醉医师,以及参与急诊治疗的临床医护人员都必须掌握的技能(主审注:在欧美国家,主要指急诊科医师及 ICU 医师)(表 10-8)。

表 10-8 直接喉镜检查教程

任务培训器

1. 复习上气道解剖

2. 复习患者的正确体位

3. 培训老师用 C-MAC® 视频喉镜进行喉镜演示

4. 学员练习操作视频喉镜、传统直喉镜片(Miller)喉镜和弯喉镜片(Macintosh)喉镜

手术室患者(瘦体型,正常气道)

1. 学员用 C-MAC® 视频喉镜实施气管插管(10 例)

2. 学员用 Macintosh 喉镜片传统喉镜实施气管插管(10 例)

3. 学员用 Miller 喉镜片传统喉镜实施气管插管(10 例)

直接喉镜检查需要的培训次数远高于预期,可能需要超过 50 次的成功操作才能熟练掌握直接喉镜检查技术[44,45]。气管插管的技术特点使得部分学员比其他学员需要的操作次数更少即能胜任。所有学员均应完成整个教学课程,并能在任务培训器上多次成功地实施插管后,才能尝试给患者进行插管。喉镜检查时,应重视患者的正确体位和正确技术,以避免过度用力和软组织损伤。经验丰

富和没有经验的医师操作喉镜的手法是存在差异的,经验丰富的医师握持喉镜时更靠近喉镜手柄和镜片的交界处(图 10-7A),而没有经验的医师则握持喉镜手柄(图 10-7B)。

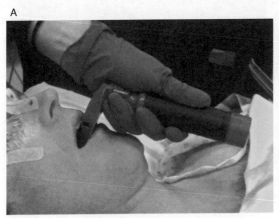 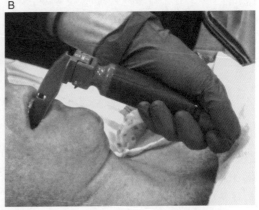

图 10-7　直接喉镜的握持方法。(A)经验丰富的医师在喉镜手柄与镜片的交界处握住喉镜。(B)经验不足的医师握住喉镜手柄上方。这种握持喉镜的手法增加了牙齿加压和撬动牙齿的可能性

新手的握持喉镜手法更有可能导致上颌牙齿的杠杆作用,增加患者受伤的风险[46]。教学的最初阶段应指导学员正确地握持喉镜,以改善培训效果。

一些引导装置(气道交换导管,AEC)和管芯都有助于气管插管(表 10-9)[47]。

表 10-9　气管导管引导装置示例

Frova 插管引导器 *(www. cookmedical. com/products/cc_caefii_webds,2017 年 11 月 5 日访问)

Cook® 气道交换导管(www. cookmedical. com/products/cc_cae_webds/,2017 年 11 月 5 日访问)

Arndt 气道交换导管 *(www. cookmedical. com/products/cc_caelma_webds/,2017 年 11 月 5 日访问)

Aintree 插管引导器 *(www. cookmedical. com/products/cc_caeaic_webds/,2017 年 11 月 5 日访问)

Eschmann 型探条 **(www. sharn. com/bougies/p/TrachealTubeIntroducer/,2017 年 11 月 5 日访问)

可塑性 S 形插管引导管 **(www. sharn. com/bougies/p/TrachealTubeIntroducer/,2017 年 11 月 5 日访问)

InterGuide 气管导管内导入器 ***(www.intersurgical.com/products/airway-management/interguide-tracheal- tube-introducer-bougiel,2017 年 11 月 5 日访问)

*Cook Medical(Bloomington,IN)(www. cookmedical. com,2017 年 11 月 5 日访问)。

**Sharn Anesthesia,Inc.(Tampa,FL)(www. sharn. com,2017 年 11 月 5 日访问)。

***Intersurgical Ltd.(Berkshire,UK)(www. intersurgical. com,2017 年 11 月 5 日访问)。

可在气管导管内放置管芯(Stylets),适当塑形,以引导气管导管通过声门(图 10-8)。

气管导管引导器（Introducers）的直径很小，当声门暴露不良导致气管导管不能直接插入时，可以先用引导器通过声门置入气管（图 10-9）。

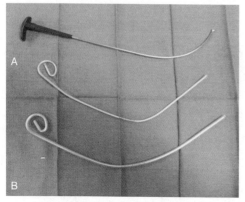

图 10-8　各类气管导管的管芯。（A）上方的硬质管芯适用于 GlideScope®（Verathon）。（B）下方是两个可塑形管芯，分别适用于成人和儿童（Teleflex，爱尔兰）

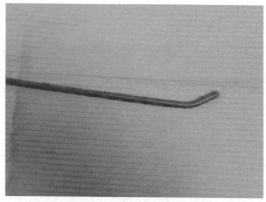

图 10-9　探条（Bougie）。注意远端的弯曲有助于进入前向的声门入口。探条可引导气管导管通过（SumMed, Largo, FL 33773）

将探条置入气管后，气管导管可沿探条置入气管，也可配合喉镜或 SGA 使用。有的探条是中空的，可通过可弯曲的纤维气管镜。中空探条的一端可安装 15mm 的接头，通过接头连接到麻醉呼吸回路后，就可以供氧。但是由于管道狭长，进行正压通气可能比较困难。对于可能难以耐受气管拔管的患者，可应用 AEC 分阶段拔管（图 10-10）。探条和 AEC 可能导致气道损伤，如支气管破裂和气胸[48]。

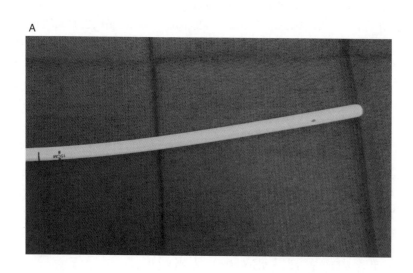

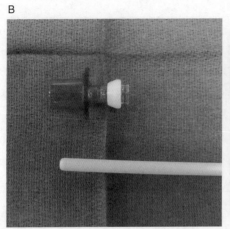
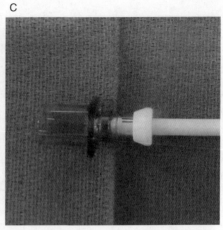

图 10-10　气管导管换管器（airway exchange catheter，AEC）（Cook Medical，Bloomington，IN 47404）。（A）AEC 的远端是中空的。（B）AEC 的近端和独立的 15mm 接头。（C）AEC 的近端与 15mm 接头连接

受训者应先在任务培训器上练习使用探条和换管器，直至完全熟练。对于困难气道患者，不推荐没有经验的麻醉医师使用气管导管换管器和探条。

视频喉镜

传统直接喉镜检查的主要困难在于需要麻醉医师的视线与患者的声门呈直线。早期的间接插管喉镜是将纤维光棒固定在硬质喉镜片上。然而，这些设备的效果有限。随着微型成像设备（charge-coupled devices，CCD 电荷耦合器件）的发展，制造商研发出一种新型的间接喉镜：视频喉镜。虽然 GlideScope 是第一个广泛使用的视频喉镜，但其他产品也很快上市（表 10-10）（图 10-11）[49]。

表 10-10　视频喉镜

GlideScope®（https://verathon.com/GlideScope/，2017 年 11 月 5 日访问）
（Verathon，华盛顿州博特尔）（https://Verathon.com，2017 年 11 月 5 日访问）

C-MAC®（www.karlstorz.com/us/en/anesiology-and-emergency-medicine.htm，2017 年 11 月 5 日访问）（Karl Storz 内镜 - 美国公司，El Segundo，CA）（www.karlstorz.com/us/en/human-medicine.htm，2017 年 11 月 5 日访问）

McGrath®MAC-ED（www.medtronic.com/covidien/enus/products/intuation/McGrath-MAC-enhanced-direct-laryngoscope.html，2017 年 11 月 5 日访问）（美敦力，爱尔兰，都柏林）（www.medtronic.com/covidien/en-us/products.html，2017 年 11 月 5 日访问）

Airtraq®（www.Airtraq.com/products/Airtraq-avant-routine-intubations/，2017 年 11 月 5 日访问）（Airtraq 有限责任公司，密苏里州，芬顿）（www.Airtraq.com，2017 年 11 月 5 日访问）

续表

King Vision® 视 频 喉 镜［www.ambuusa.com/usa/products/anesthesia/product/king_vision_video_laryngoscope-prod18730.aspx,2017 年 11 月 5 日（Ambu,哥伦比亚,马里兰州）］（www.ambuusa.com/usa/home.aspx,2017 年 11 月 5 日访问）

Truview® 视频喉镜 ™（www.truphatek.com/video.php%3fID=1,2017 年 11 月 5 日访问）（Teleflex,Morrisville,NC）（www.truphatek.com,2017 年 11 月 5 日访问）

Pentax AWS-S200®（www.dremed.com/Pentax-airly-scope-aws-videochongscope/id/2111,2017 年 11 月 5 日访问）（Pentax Medical USA,新泽西州蒙特维尔）（www.pentaxmedical.com/pentax/service/usa,2017 年 11 月 5 日访问）

目前的视频喉镜基本归结为两种设计。第一种类型的喉镜片是开放的,气管导管需使用管芯塑形。第二种类型的喉镜片设有内置通道或隧道,可容纳并引导气管导管通过声门。

目前关于视频喉镜在正常气道和困难气道中应用的文章很多。对于正常气道患者,经验丰富的麻醉医师应用视频喉镜和传统喉镜的插管表现类似,而对于应用直接喉镜插管失败的患者,与再次使用传统喉镜和喉镜片尝试相比,应用视频喉镜插管成功所需时间更短,而且成功率 >90%[50-52]。对正常气道患者,经验不足的操作者应用视频喉镜的插管成功率较高[53,54]。

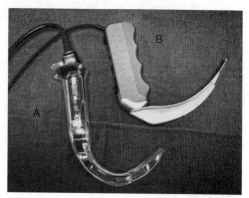

图 10-11　GlideScope® 和 C-MAC® 视频喉镜。注意 GlideScope 的镜片角度较大（A）。C-MAC 的镜片设计类似于传统的 Macintosh 喉镜片（B）

视频喉镜用于临床喉镜教学也是非常有用的工具。当指导没有喉镜操作经验的受训者时,培训老师可以演示气管插管中所需要的上气道解剖结构和标志。然后,受训者可以使用视频喉镜进行几次气管插管后,再使用传统喉镜。

视频喉镜的操作要点与直接喉镜不同。使用视频喉镜时,最重要的是将喉镜片置于中线,且喉镜片的顶端置于会厌谷的近端。放好喉镜片后,操作者左手腕的轻微径向移动都可能使声门入口向后方推移。如果视频喉镜的喉镜片置入会厌谷的位置太深,则声门被推至后侧,反而更难以置入气管导管。

大多数视频喉镜的喉镜片角度都比较大,这样有利于清楚地观察声门。然而这导致置入气管导管困难,因此通常需要放置管芯以引导气管导管通过声门口。

视频喉镜可提供下咽部的广角视野,有助于存在咽部病变患者的声门可视化,如:扁桃体肥大、扁桃体切除术后出血或扁桃体脓肿。

哪种视频喉镜最好,这一点仍存在争议。目前市场上在售的视频喉镜有几种,但 C-MAC 和 GlideScope 是主流。不管经验丰富的操作者还是新手,首选的视频喉镜似乎都是 C-MAC[55-57]。如前文所述,C-MAC 喉镜片的标准弯曲与传统 Macintosh 喉镜片非常相似,因此更便于实施大部分患者的气管插管。C-MAC 很少需要管芯。而 GlideScope 的喉镜片角度大,更适用于颈部活动受限的患者。由于视频来源于喉镜片的顶端,因此需要置入管芯对气管导管进行塑形以符合 GlideScope 喉镜片的角度,这样才能插管成功。应指导学员如何置入管芯对气管导管塑形。

一些麻醉医师提出,应将视频喉镜操作作为气管插管的新标准[58,59]。不管视频喉镜能否成为气管插管的常规操作,所有麻醉医师都应完全熟练掌握至少两种不同类型的视频喉镜。

不管是对正常气道,还是困难气道患者,视频喉镜对气管插管均产生了显著影响。麻醉科住院医师应熟练掌握 C-MAC 和 GlideScope 的使用。

软性纤维气管镜

软性纤维气管镜的使用是每位麻醉科住院医师在培训阶段均应掌握的一项技术。纤维内镜(支气管镜或喉镜)不仅是各种类型气道异常患者进行气管插管的有效辅助工具,同时也是评估气道问题的良好诊断工具。

对软性内镜的控制和导航是必须掌握的关键技术。控制光纤的基础训练需要的各种操作技能,可以应用手工、非解剖模型(台架模型)完成[60]。这样的模型造价低廉,学员可以反复练习(图 10-12)。

新手内镜医师通常在距镜头尖端 25~30cm 的位置握持纤维气管镜(图 10-13A)。这个握持部位会导致纤维镜的运动余地过大,不利于有效控制。更靠近尖端握持时,可接近患者的口腔,才能更好地控制纤维气管镜的活动范围(图 10-13B)。

在这一阶段,密切督导住院医师至关重要,以确保学员正确掌握纤维气管镜的控制技术。一旦受训者能够熟练控制纤维气管镜,他们就可以进一步对麻醉患者的正常气道进行气管插管(图 10-14)[61]。

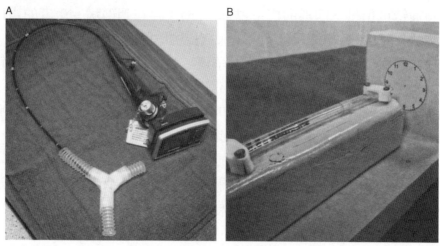

图 10-12　软性纤维镜的导航教学任务培训器。(A)简易气管支气管模型,在手术室区域可以在数分钟内制作完成。(B)比 8A 中的任务培训器更精细的任务培训器,需要更精细的手指的控制技能。要求受训者将纤维镜插入管道中,并指向圆圈上的每个数字

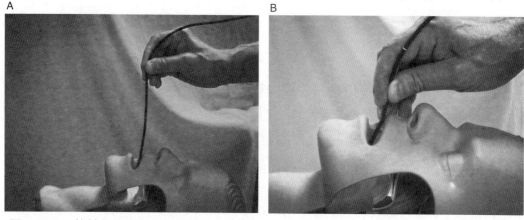

图 10-13　软性纤维镜的握持位置。(A)错误的握持位置较高。这个握持位置会致纤维气管镜尖端自由活动余地过大。(B)手的正确位置是接近患者嘴边。这个握持位置可更好地控制纤维气管镜

　　麻醉住院医师第一次进行经口纤维气管镜引导气管插管的最佳机会,是应用了肌松药的正常气道全身麻醉患者(表 10-11)。

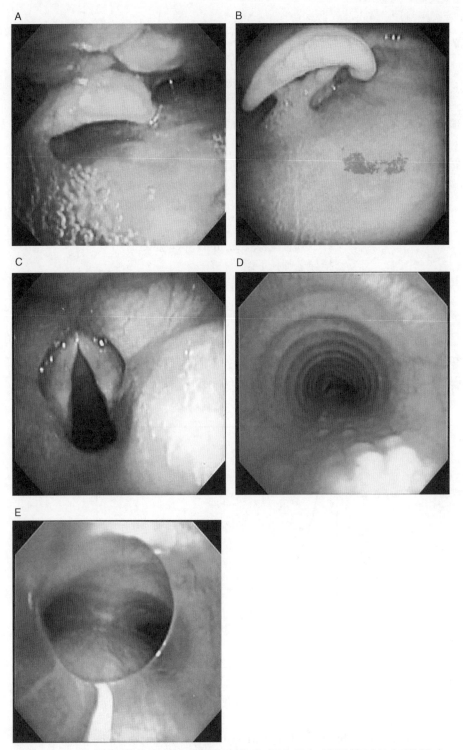

图 10-14　应用纤维气管镜辅助对麻醉患者进行气管插管时的气道标志。
(A)托下颌之前,会厌紧贴咽后壁。(B)托下颌后,可以看到声门开口。(C)声门
水平。(D)气管。(E)气管导管位于隆凸上方

表 10-11　纤维气管镜引导气管插管的培训教程

第一部分训练任务	四名住院医师一个小组：一名指导教师 演示纤维气管镜的部件和控制原理 应用台架模型演示纤维气管镜的导航技术，并指导住院医师应用台架模型
第二部分训练任务	在指导教师指导下，住院医师在解剖模型上练习应用视频支气管镜引导气管插管
然后应用视频支气管镜完成 10 例患者的气管插管	选择上呼吸道解剖正常、体型较瘦患者 实施应用肌肉松弛剂的全身麻醉 应用面罩实施正压通气（positive pressure ventilation，PPV），吸入 100% 氧气 纤维气管镜检查 2.5min（SpO_2 监测下） 指导老师托下颌 可使用口咽通气道（插管型口咽通气道） 如果 2.5min 后气管插管不成功，再做 PPV，纤维气管镜检查 2.5min

完成 10 例正常气道的麻醉患者的气管插管后，大多数住院医师在能够胜任经口纤维气管镜引导气管插管[62]。在 6~8 周内进行 35 次纤维气管镜引导气管插管后，住院医师就能熟练掌握这一技术（图 10-15）。

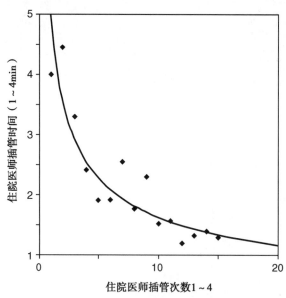

图 10-15　住院医师的纤维气管镜引导气管插管的学习曲线（摘自 C. Johnson，J. T. Roberts. Clinical competence in the performance of fiberoptic laryngoscopy and endotracheal intubation：A study of resident instruction. J Clin Anesth，1989；1：344-349）

在纤维气管镜检查前置入插管型口咽通气道（Ovassapian，Williams，

Berman）有助于受训者早期完成气管插管[63]（图 10-16）。

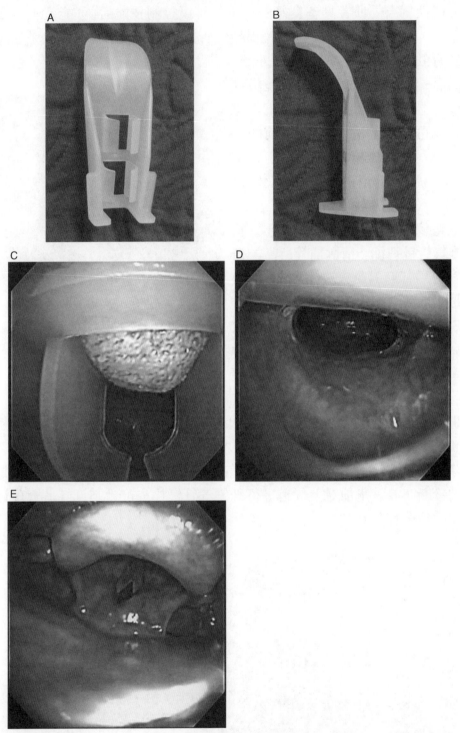

图 10-16　Ovassapian 插管型通气道。（A）Ovassapian 通气道上面观。注意用于气管导管通过的凹槽。（B）Ovassapian 通气道，侧面观。（C）置入 Ovassapian 通气道。（D）Ovassapian 通气道有助于保持纤维气管镜居中。（E）通过 Ovassapian 通气道看到的纤维气管镜声门视图

这些通气装置有助于指引纤维气管镜位于咽部中线,并打开气道以提高声门的可视性。当受训者具备良好的纤维气管镜控制技能后,可能就不需要这些通气道了。另一个提高纤维气管镜引导气管插管成功率的辅助手法是通过纤维气管镜的工作通道补充氧气(4~6L/min)(图 10-17)。

低温、干燥的氧气可以避免镜头或电荷耦合器件(CCD)起雾,通过工作通道的气流可以吹走镜头或 CCD 前的咽部分泌物。此外,吸入氧气有助于在出现低氧血症之前允许较长的呼吸暂停时间。

不建议受训者对清醒患者进行临床纤维气管镜训练。清醒插管所需的镇静和气道局部麻醉是完全不同的技术,最好是相互独立地教授这些技巧。

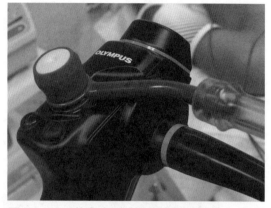

图 10-17　将氧气连接到纤维气管镜。将氧气管连接到麻醉机上的辅助流量计,然后与纤维气管镜的工作通道相连(4~6L/min)。氧气气流可以吹走镜头或 CCD 上的分泌物、防止起雾,还能为患者提供呼吸暂停氧合

CCD 视频纤维气管镜的引入,极大地提高了纤维气管镜引导气管插管教学的效率[64],此类纤维气管镜可以在视频监视器上显示广角、高分辨率的图像,这样培训者能看到与受训者相同的图像,因此能提供更有效的教学。使用任务培训器和视频支气管镜能快速教授导航技能(图 10-18)。

除了辅助气管插管外,如果患者的气道状态未知,软性纤维气管镜也是一种很好的诊断工具。术前对上气道进行纤维气管镜检查可为制订气道管理计划提供有用的信息(图 10-19)[65]。

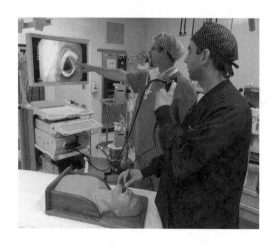

图 10-18　视频支气管镜的使用图示。培训老师用人体模型和视频支气管镜指导学员学习纤维气管镜的导航

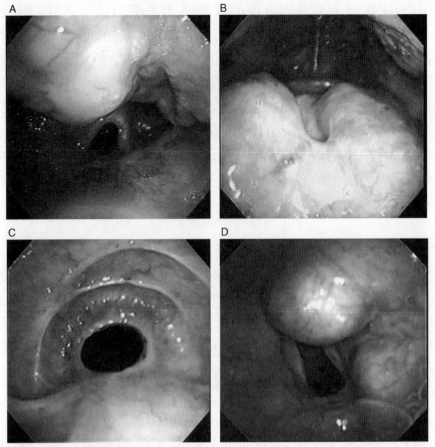

图 10-19 气道病理。软性纤维气管镜作为诊断工具。(A)直接喉镜检查经常可以发现的舌扁桃体增生。(B)咽后肿瘤可导致显著气道梗阻。(C)气管环病变。(D)常规气管插管时遇到的喉囊肿

声门下(有创)气道

声门下气道是一种置入气管的有创操作技术,目的是在"不能插管,不能通气"(cannot intubate,cannot ventilate,CICV)的情况下提供紧急抢救,是罕见的、高压力、高风险的操作。置入有创气道通常是在多次尝试非外科气道失败,而灾难性后果迫在眉睫时,才做出的决定。随着更有效的声门上和视频设备的发展,对声门下技术的需求逐渐减少,但仍存在需要有创的声门下气道以挽救生命的情况[66]。

麻醉医师应接受有关有创气道技术的全面培训。因为这些操作的有创特性,因此不可能在人体上择期获得经验,给教学带来挑战,只有通过模拟器、动物模型或尸体获得经验[67]。尽管新鲜或保存完好的尸体是有创气道管理的上佳

模型,但由于后勤、伦理和成本方面的考虑,很难克服目前的阻碍去开发一个使所有受训者都有足够训练次数的尸体培训教程[68]。目前最可行的麻醉培训模式是在模拟实验室内使用任务培训装置和模拟器。猪的离体气管也可成功地用于培训环甲膜穿刺术和气管造口术[69,70]。声门下急救技术要求首先识别环甲膜。环甲膜的识别有时比较困难,学员必须接受适当的指导[71,72]。术前气道评估时,住院医师可确定每位患者的环甲膜,依此作为训练。

在临床实践中,对于可能需要声门下有创气道的患者来说,最佳操作者是有气道手术经验的外科医师。如果麻醉医师预计患者可能需要有创气道技术,那么具备这些技术的外科医师能立即到场是很有实际意义的。

喷射通气

CICV 时,经气管喷射通气(transtracheal jet ventilation,TTJV)可提供有效通气。通过环甲膜置入 14、16 或 18 号导管,高压氧源(50psi)可提供 500ml/s 的氧流量。TTJV 系统部件包括经气管导管(14、16 或 18 号)、喷射氧注射器、连接导管和注射器的非顺应性管道[73]。TTJV 技术是通过环甲膜插入穿刺针并置入导管,同时通过导管能吸出空气,以确认导管位于气道内(图 10-20)。

放置经气管导管过程中使用的设备和技巧是大多数麻醉医师都能接受的,且理论上也具可行性。而且,通过使用气管入路气道定位装置,推进穿刺针穿过环甲膜进入气管时可获得舒适感和经验。因为穿刺针引导的 Seldinger 环甲膜切开术也需同样的操作技术,因此经气管导管也便于转换为环甲膜切开术[74]。但报道中 TTJV 装置故障(42%)和气压伤相关并发症(32%)导致 TTJV 在急诊气道管理中的地位遭到质疑[75]。2015 年困难气道协会(DAS,英国)成人

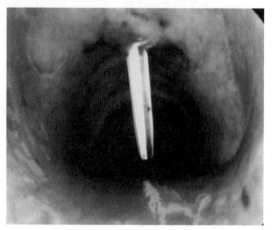

图 10-20　经气管喷射通气导管的纤维气管镜视图。已通过环甲膜置入导管

非预计困难插管管理指南建议,在不能插管、不能氧合(CICO)时,推荐选择开放环甲膜切开手术作为有创气道技术[76]。然而,TTJV 失败可能仅仅是培训不足的结果。麻醉医师对将穿刺针或导管置入环甲膜这一技术非常熟悉,更好的培训利于麻醉医师应用 TTJV。

环甲膜切开术

传统的环甲膜切开术是在颈部做一个切口,切开并扩张环甲膜,并置入直径足够的导管以实施正压通气。成功放置声门下设备需要大量实践,经验不足的医师通常不能完善实施声门下技术[77]。通过深度训练和频繁操作,可显著提高操作技能,并更好地遵守 ASA 困难气道指南[78,79]。

使用 Seldinger 技术实施气管造口术,利用导丝更换扩张器和导管,这一技术很有吸引力,而且便于应用模拟器操作,但在临床实践中失败率却很高,而使用手术刀实施气管造口术不仅成功率较高,操作时间也较短。在英国一项研究持续一年时间里,急诊气管切开和环甲膜切开术都是成功的,而 TTJV 和套管式环甲膜造口术失败率为 65%[80]。而环甲膜切开术是由外科医师实施而非麻醉医师。

困难气道管理

清醒插管

麻醉诱导后有通气失败风险患者,需要进行清醒气管插管。必须事先与患者详细解释清醒插管原因,沟通过程中必须强调患者安全。培训老师必须指导受训者,如何与患者正确沟通清醒气管插管有关事宜。进行清醒插管的受训者,必须熟练掌握所用插管装置。

插管时患者的舒适对清醒气管插管成功实施至关重要。可对患者实施镇静,但又必须保证操作过程中患者能够配合。尽管镇静可增加患者舒适度,但并不能代替良好的表面麻醉。镇静药物可选择小剂量苯二氮䓬类药物、芬太尼或右美托咪定或以上药物复合应用。

已知气道麻醉方法很多[81]。对于大多数患者而言,在气道黏膜上直接应用局部麻醉剂实施表面麻醉即能产生满意麻醉效果,无须实施神经阻滞。而对于头颈部肿瘤患者,由于可能出现解剖结构的改变,因此应用神经阻滞反而使得上呼吸道麻醉复杂化。但无论选择何种技术实施气道麻醉,都必须强调反复测试并确认患者失去知觉,而且上气道反射消失之后才能行清醒气管插管建立气道。

必须向受训者强调,清醒插管时,是意识镇静辅助气道麻醉。为弥补气道麻醉不充分而使用更多镇静剂,可能导致气道丧失和潜在灾难[82]。

困难气道管理的备用计划

困难气道患者管理的准备应分为三个层面：个人、科室、机构。因为有时困难气道难以预测，因此为此类事件作好准备至关重要。对于个人，有责任掌握并保持必要的气道管理技能。虽然在住院医师培训期间进行了基本训练，但住院医师期间的随机学习弥补经验不足使其熟练掌握这些技术，还可通过在线视频课程和实践研讨会来强化教学。在模拟实验室内练习不常用的气道管理技术，有助保持技能。一旦患者意识消失，气道管理也更为复杂，麻醉医师必须快速反应并保证患者充分通气，因此所有麻醉提供者必须知晓备用装备存放地点，而工作人员也应确保将所需设备运送到位。

困难气道小组

对住院医师进行教育培训的目的不仅仅是如何处理困难气道，同时也要帮助他们建立离开培训体系这种受保护环境时，对困难气道的独立反应和操作能力。并非所有的麻醉医师在处理困难气道时都同样熟练，因此可将熟练掌握困难气道技术的麻醉医师组成困难气道小组。一旦遇到困难气道，可立即召集这个小组成员。实践演习将有助于采用适当的应对技术，并尽可能缩短人员和设备到位所需时间。

与手术室内气道管理相比，手术室外气道管理出现并发症概率显著增加[83,84]。对出现在手术室外（如：急诊室、重症监护室、病房）的困难气道患者，多学科管理有助减少不良后果。这些多学科团队不仅是构成培训体系的基础，还能保证困难气道管理过程的专业性，确保整个医院气道管理设备标准化，并提高对困难气道认识。已经证实，"困难气道小组"这一方法可减少困难气道在手术室和整个医院内的并发症[85-87]。使用特制识别手环也有助识别已知困难气道患者[88]。此外，在重症监护病房中，对出现困难插管患者，可使用某种形式的"标签"，以提醒医护人员在患者出现意外拔管时与困难气道小组联系，或确保在患者计划拔管时有备用计划。

模拟实验室

模拟实验室为综合气道管理教学体系提供了宝贵资源，能为麻醉科住院医师提供两个阶段的培训。第一阶段的重点是各种设备使用：提供充足指导时间，直到住院医师能够正确使用各种设备和技术。第二阶段是高级气道管理：以 ASA 气道困难患者管理指南为基础，旨在帮助住院医师在遇到困难气道患者时，能够做出并应用正确决策。该体系包括了麻醉医师将遇到的四种典型临床情况

（表 10-4）。

在南卡罗来纳州医科大学,住院医师在临床麻醉培训第一年就会在一天内接受 8h 强化气道培训(2 次,各 4h 训练),期间一位培训老师可指导四名住院医师。住院医师学习标准化课程,并最后以工作坊形式进行客观评估和汇报。在住院医师培训的第二年和第三年,会进行一个 4h 进修工作坊。培训老师在模拟训练时进行实时指导,有助住院医师建立综合组织和操作技能。完成这些工作坊的住院医师在临床实践中遇到预期和非预期困难气道时,均表现出良好临床逻辑思维能力。

尽管模拟培训是一种理想体系,但开设模拟实验室需要巨大资金、时间和人员成本。目前在售的"现成"困难气道管理模拟器、场景、课程非常有限。如 Laerdal 公司(Wappingers Falls,NY;www.Laerdal.com/us/,2017 年 11 月 5 日访问)销售 SimMan(www.Laerdal.com/us/doc/86/SimMan,2017 年 11 月 5 日访问),而 CAE Healthcare 公司(萨拉索塔,佛罗里达;https://CAE Healthcare.com,2017 年 11 月 5 日访问)销售 CAE HPS 患者模拟器(https://caehealthcare.com/Patient-simulation/hps,2017 年 11 月 5 日访问)。买方必须确认模拟器具有气道管理教学所需必要部件和软件。

气道管理并发症

所有麻醉受训者必须对气道管理导致的潜在风险有深刻认识。不论正常还是异常气道,在气道管理准备时,必须学会全面考虑。鉴于目前术前评估方法并不完善,因此看似正常气道也可能是困难气道。

不能通气和插管

即使短时间不能通气和给氧也可能导致永久性神经损伤或死亡。受训者必须始终努力保持或改善通气和氧合。因尝试插管而牺牲通气,如碰到插管失败而不能有效通气的气道管理策略,将会导致患者预后不良。

食管内插管

即使经验丰富的麻醉医师也可能将气管插管无意中置入食管。早期发现食管内插管并确认正确的气管插管位置,才能尽量降低严重不良后果风险。每一次气管插管后均应监测二氧化碳分析仪或化学指示剂测量二氧化碳气体浓度。

气道损伤

轻度气道损伤非常常见,50% 以上患者均可能出现。大多数损伤是轻至中度,包括舌体、口唇或咽部黏膜擦伤[89]。尽管损伤可能很轻微,但患者的麻醉体验可能非常不满意。麻醉医师应尽一切努力避免对气道结构造成任何伤害。

更严重的气道管理损伤包括:声带麻痹、杓状软骨脱位、咽食管穿孔、气管裂伤、死亡。咽食管穿孔很难诊断,死亡率超过 20%。[90,91]

结论

困难气道患者处理是动态变化的,患者的解剖和生理异常、麻醉药物对气道的影响、气道设备的类型以及麻醉医师的经验和临床判断均可能产生影响。成功的管理取决于合适设备的可用性及麻醉医师使用设备的能力。

对美国麻醉科住院医师气道管理教育现状进行诚实、客观评价发现,必须进行大幅改进。麻醉科住院医师必须依次学习如何使用设备、何时使用该设备及初始设备失败时何时使用备用设备等。所有麻醉科住院医师的气道管理课程均应标准化,且必须包含一定数量技能(表 10-12)。

表 10-12　麻醉科住院医师培训期间必须掌握的气道管理技能

技能	表现水平
氧气袋面罩通气	专家
口咽通气道	
声门上气道(SGA)	专家
经 SGA 气管插管	
经 LMA 气管插管	
直接喉镜检查	专家
探条	
光棒	
气道交换导管	
视频喉镜	专家
两类	
如 C-MAC 和 GlideScope	
纤维气管镜引导气管插管	熟练
单肺通气 / 双腔管	熟练

续表

技能	表现水平
经气管喷射通气 *	胜任
环甲膜切开术 *	胜任
气道危机管理	熟练

* 在模拟和 / 或动物实验室内完成能力评估。

必须向住院医师传达气道管理技术不断更新的理念，而他们应作好终身学习的准备。麻醉科执业医师必须不断学习气道管理，学习新技术，并在其职业生涯中定期练习不常使用的技术[92]。教育工作者必须对新技术和设备进行详细评估，以明确何时在气道管理教程中以新设备取代旧设备。

气道管理教学者有责任让新生代麻醉医师作好为患者提供高质量气道管理的准备[93]。在气道管理教学中，模拟实验室将继续发挥重要作用。预计将来模拟设备仿真度和教学经验将会进一步提升。

麻醉医师必须成为其他专业医护人员的气道管理教学的领头人，可与其他专业合作制订教学计划，以改善医护人员、医学生、急诊医师、重症管理医师的气道管理水平。

（刘慧丽、王慧玲　译，Chris Lee　校）

参 考 文 献

1. R. A. Caplan, K. L. Posner, R. J. Ward, F. W. Cheney. Adverse respiratory events in anesthesia: A closed claims analysis. *Anesthesiology* 1990; 72: 828–33.

2. American Society of Anesthesiologists Task Force on Management of the Difficult Airway. Practice guidelines for management of the difficult airway. A report by American Society of Anesthesiologists Task Force on Management of the Difficult Airway. *Anesthesiology* 1993; 78: 597–602.

3. American Society of Anesthesiologists Task Force on Management of the Difficult Airway. Practice guidelines for management of the difficult airway: An updated report by the American Society of Anesthesiologists Task Force on Management of the Difficult Airway. *Anesthesiology* 2003; 98: 1269–77.

4. J. L. Apfelbaum, C. A. Hagberg, R. A. Caplan et al. Practice guidelines for management of the difficult airway: An updated report by the American Society of Anesthesiologists Task Force on Management of the Difficult Airway. *Anesthesiology* 2013; 118: 251–70.

5. J. Metzner, K. L. Posner, M. S. Lam, K. B. Domino. Closed claims' analysis. *Best Pract Res Clin Anaesthesiol* 2011; 25: 263–76.

6. J. N. Koppel, A. P. Reed. Formal instruction in difficult airway management: A survey of anesthesiology residency programs. *Anesthesiology* 1995; 83: 1343–6.

7. C. A. Hagberg, J. Greger, J. E. Chelly, H. E. Saad-Eddin. Instruction of airway management skills during anesthesiology residency training. *J Clin Anesth* 2003; 15: 149–53.

8. L. M. Pott, G. I. Randel, T. Straker, K. D. Becker, R. M. Cooper. A survey of airway training among U.S. and Canadian anesthesiology residency programs. *J Clin Anesth* 2011; 23: 15–26.

9. P. A. Baker, J. Feinleib, E. P. O'Sullivan. Is it time for airway management education to be mandatory? *Br J Anaesth* 2016; 117: i13–16.

10. Accreditation Council for Graduate Medical Education. ACGME Program Requirements for Graduate Medical Education in Anesthesiology. 2017. www.acgme.org (accessed January 3, 2017).

11. R. M. Cooper. Strengths and limitations of airway techniques. *Anesthesiol Clin* 2015; 33: 241–55.

12. C. L. Carraccio, B. J. Benson, L. J. Nixon, P. L. Derstine. From the educational bench to the clinical bedside: Translating the Dreyfus developmental model to the learning of clinical skills. *Acad Med* 2008; 83: 761–7.

13. S. E. Dreyfus. The five-stage model of adult skill acquisition. *Bull Sci Tech Soc* 2004; 24: 177–81.

14. J. P. Kassirer. Teaching clinical reasoning: Case-based and coached. *Acad Med* 2010; 85: 1118–24.

15. M. Wheeler, A. G. Roth, R. M. Dsida et al. Teaching residents pediatric fiberoptic intubation of the trachea. *Anesthesiology* 2004; 101: 842–6.

16. J. A. Cook, C. R. Ramsay, P. Fayers. Using the literature to quantify the learning curve: a case study. *Int J Technol Assess Health Care* 2007; 23: 255–60.

17. E. Crosby, A. Lane. Innovations in anesthesia education: The development and implementation of a resident rotation for advanced airway management. *Can J Anaesth* 2009; 56: 939–59.

18. W. C. McGahie, B. Issenberg, E. R. Cohen et al. Does simulation-based education with deliberate practice yield better results than traditional clinical education? A meta-analytic comparative review of the evidence. *Acad Med* 2011; 86: 706–11.

19. J. Garcia, A. Coste, W. Tavares, N. Nuno, K. Lachapelle. Assessment of competency during orotracheal intubation in medical simulation. *Br J Anaesth* 2015; 115: 302–7.

20. J. J. Schaefer 3rd. Simulators and difficult airway management skills. *Paediatr Anaesth* 2004; 14: 28–37.

21. R. S. Isaacs, J. M Sykes. Anatomy and physiology of the upper airway. *Anesthesiol Clin North America* 2002; 20: 733–45.

22. K. P. Strohl, J. P. Butler, A. Malhotra. Mechanical properties of the upper airway. *Compr Physiol* 2012; 2: 1853–72.

23. G. B. Drummond. Controlling the airway: Skill and science. *Anesthesiology* 2002; 97: 771–3.

24. D. R. Hillman, P. R. Platt, P. R Eastwood. Anesthesia, sleep and upper airway collapsibility. *Anesthesiol Clin* 2010; 28: 443–55.

25. P. R. Nandi, C. H. Charlesworth, S. J. Taylor et al. Effect of general anaesthesia on the pharynx. *Br J Anaesth* 1991; 66: 157–62.

26. I. Tanoubi, P. Drolet, F. Donati. Optimizing preoxygenation in adults. *Can J Anaesth* 2009; 56: 449–66.

27. G. Bouroche, J. L. Bourgain. Preoxygenation and general anesthesia: A review. *Minerva Anesthesiol* 2015; 81: 910–20.

28. T. Shiga, Z. Wajima, T. Inoue, A. Sakamoto. Predicting difficult intubation in apparently normal patients: A meta analysis of bedside screening test performance. *Anesthesiology* 2005; 103: 429–37.

29. P. Baker. Assessment before airway management. *Anesthesiol Clin* 2015; 33: 257–78.

30. O. Langeron, E. Masso, C. Huraux et al. Prediction of difficult mask ventilation. *Anesthesiology* 2000; 92: 1229–36.

31. S. Kheterpal, R. Han, K. K. Tremper et al. Incidence and predictors of difficult and impossible mask ventilation. *Anesthesiology* 2006; 105: 885–91.

32. S. H. Kim, J. E. Kim, Y. H. Kim et al. An assessment of orophrayngeal airway position using a fibreoptic bronchoscope. *Anaesthesia* 2014; 69: 53–7.

33. A. M. Joffe, S. Hetzel, E. C. Liew. A two-handed jaw-thrust technique is superior to the one-handed "EC clamp" technique for mask ventilation in the apneic unconscious person. *Anesthesiology* 2010: 113: 873–9.

34. M. R. Hernandez, P. A. Klock Jr., A. Ovassapian. Evolution of the extraglottic airway: A review of its history, applications, and practical tips for success. *Anesth Analg* 2012; 114: 349–68.

35. J. R. Brimacombe. Placement phase. In J. R. Brimacombe, ed. *Laryngeal Mask Anesthesia: Principles and Practice*, 2nd edn. Philadelphia: Saunders, 2005; 191–240.

36. M. Lopez-Gil, J. Brimacombe, J. Cebrian, J. Arranz. Laryngeal mask airway in pediatric practice: A prospective study of skill acquisition by anesthesia residents. *Anesthesiology* 1996; 84: 807–11.

37. J. Brimacombe. Analysis of 1,500 laryngeal mask uses by one anaesthetist in adults undergoing routine anaesthesia. *Anaesthesia* 1996; 51: 76–80.

38. L. C. Berkow, J. M. Schwartz, K. Kan et al. Use of the laryngeal mask airway-Aintree intubating catheter-fiberoptic bronchoscope technique for difficult intubation. *J Clin Anesth* 2011; 23: 534–9.

39. N. S. Gerstein, D. A. Braude, O. Hung et al. The Fastrach intubating laryngeal mask airway: An overview and update. *Can J Anaesth* 2010; 57: 588–601.

40. D. G. Ostermayer, M. Gausche-Hill. Supraglottic airways: The history and current state of prehospital airway adjuncts. *Prehosp Emerg Care* 2014; 18: 106–15.

41. P. F. Fouche, P. M. Simpson, J. Bendall et al. Airways in out-of-hospital cardiac arrest: Systematic review and meta-analysis. *Prehosp Emerg Care* 2014; 18: 244–56.

42. F. Adnet, S. X. Racine, S. W. Borron et al. A survey of tracheal intubation difficulty in the operating room: A prospective observational study. *Acta Anaesthesiol Scand* 2001; 45: 327–32.

43. T. Heidegger, H. J. Gerig, B. Ulrich, G. Kreienbuhl. Validation of a simple algorithm for tracheal intubation: Daily practice is the key to success in emergencies-an analysis of 13,248 intubation. *Anesth Analg* 2001; 92: 517–22.

44. J. T. Mulcaster, J. Mills, O. R. Hung et al. Laryngoscopic intubation: Learning and performance. *Anesthesiology* 2003; 98: 23–7.

45. M. L. Buis, I. M. Maissan, S. E. Hoeks et al. Defining

the learning curve for endotracheal intubation using direct laryngoscopy: A systematic review. *Resuscitation* 2016; 99: 63–71.

46. J. E. Zamora, B. J. Weber, A. R. Langley, A. G. Day. Laryngoscope manipulation by experienced *versus* novice laryngoscopists. *Can J Anaesth* 2014; 61: 1075–83.

47. S. Grape, P. Schoettker. The role of tracheal tube introducers and stylets in current airway management. *J Clin Monit Comput* 2017; 31: 531–7.

48. B. A. Marson, E. Anderson, A. R. Wilkes, I. Hodzovic. Bougie-related airway trauma: Dangers of the hold-up sign. *Anaesthesia* 2014; 69: 219–23.

49. R. M. Cooper, J. A. Pacey, M. J. Bishop, S. A McCluskey. Early clinical experience with a new videolaryngoscope (GlideScope®) in 728 patients. *Can J Anaesth* 2005; 52: 191–8.

50. Y. C. Su, C. C. Chen, Y. K. Lee et al. Comparison of video laryngoscopy with direct laryngoscopy for tracheal intubation: A meta-analysis of randomised trials. *Eur J Anaesthesiol* 2011; 28: 788–95.

51. J. McElwain, M. A. Malik, B. H. Harte et al. Comparison of C-MAC videolaryngoscope with the Macintosh, GlideScope, and Airtraq laryngoscopes in easy and difficult laryngoscopy scenarios in manikins. *Anaesthesia* 2010; 65: 483–9.

52. M. F. Aziz, A. M. Brambrink, D. W. Healy et al. Success of intubation rescue techniques after failed direct laryngoscopy in adults: A retrospective analysis from the multicenter perioperative outcomes group. *Anesthesiology* 2016; 125: 656–6.

53. K. J. Howard-Quijano, Y. M. Huang, R. Matevosian et al. Video-assisted instruction improves the success rate for tracheal intubation by novices. *Br J Anaesth* 2008; 101: 568–72.

54. F. Herbstreit, P. Fassbender, H. Haberi et al. Learning endotracheal intubation using a novel videolaryngoscope improves intubation skills of medical students. *Anesth Analg* 2011; 113: 586–90.

55. B. M. Pieters, N. E. Wilbers, M. Huijzer et al. Comparison of seven videolaryngoscopes with the Macintosh laryngoscope in manikins by experienced and novice personnel. *Anaesthesia* 2016; 71: 556–64.

56. B. Hossfeld, K. Frey, V. Doerges et al. Improvement in glottic visualization by using the C-MAC PM video laryngoscope as a first-line device for out-of-hospital emergency tracheal intubation: An observational study. *Eur J Anaesthesiol* 2015; 32: 425–31.

57. J. C. Sakles, J. Mosier, S. Chiu et al. A comparison of the C-MAC video laryngoscope to the Macintosh direct laryngoscope for intubation in the emergency department. *Ann Emerg Med* 2012; 60: 739–48.

58. J. B. Paolini, F. Donati, P. Drolet. Review article: Video-laryngoscopy: Another tool for difficult intubation or a new paradigm in airway management? *Can J Anesth* 2013; 60: 184–91.

59. C. Zaouter, J. Calderon, T. M. Hemmerling. Videolaryngoscopy as a new standard of care. *Br J Anaesth* 2015; 114: 181–3.

60. V. N. Nalik, E. D. Matsumoto, P. L. Houston et al. Fiberoptic orotracheal intubation on anesthetized patients: Do manipulation skills learned on a simple model transfer to the operating room? *Anesthesiology* 2001; 95: 343–8.

61. J. T. Roberts. Preparing to use the flexible fiber-optic laryngoscope. *J Clin Anesth* 1991; 3: 64–75.

62. C. Johnson, J. T. Roberts. Clinical competence in the performance of fiberoptic laryngoscopy and endotracheal intubation: A study of resident instruction. *J Clin Anesth* 1989; 1: 344–9.

63. K. B. Greenland, M. G. Irwin. The Williams intubator, the Ovassapian airway and the Berman airway as upper airway conduits for fibreoptic bronchoscopy in patients with difficult airways. *Curr Opin Anaesthesiol* 2004; 17: 505–10.

64. J. E. Smith, A. P. Jackson, J. Hurdley, P. J. Clifton. Learning curves for fibreoptic nasotracheal intubation when using the endoscopic video camera. *Anaesthesia* 1997; 52: 101–6.

65. W. Rosenblatt, A. I. Ianus, W. Sukhupragarn et al. Preoperative endoscopic airway examination (PEAE) provides superior airway information and may reduce the use of unnecessary awake intubation. *Anesth Analg* 2011; 112: 602–7.

66. L. C. Berkow, R. S. Greenberg, K. H. Kan et al. Need for emergency surgical airway reduced by a comprehensive difficult airway program. *Anesth Analg* 2009; 109: 1860–9.

67. G. Monreal, K. R. Moranm, M. A. Gerhardt. The in vivo skills laboratory in anesthesiology residency training. *J Educ Periop Med* 2014; 16: E075.

68. A. L. Makowski. The ethics of using the recently deceased to instruct residents in cricothyrotomy. *Ann Emerg Med* 2015; 66: 403–8.

69. H. A. McLure, D. P. Dob, M. M. Mannan, N. Soni. A laboratory comparison of two techniques of emergency percutaneous tracheostomy. *Anaesthesia* 1997; 52: 1199–201.

70. Q. Gardiner, P. S. White, D. Carson et al. Technique training: Endoscopic percutaneous tracheostomy. *Br J Anaesth* 1998; 81: 401–3.

71. A. Lamb, J. Zhang, O. Hung et al. Accuracy of identifying the cricothyroid membrane by anesthesia trainees and staff in a Canadian institution. *Can J Anaesth* 2015; 62: 495–503.

72. K. N. Hiller, R. J. Karni, C. Cai et al. Comparing success rates of anesthesia providers versus trauma surgeons in the use of palpation to identify the cricothyroid membrane in female subjects: A prospective observational study. *Can J Anaesth* 2016; 63: 807–17.

73. J. L. Benumof, M. S. Scheller. The importance of transtracheal jet ventilation in the management of the difficult airway. *Anesthesiology* 1989; 71: 769–78.

74. E. Boccio, R. Gujral, M. Cassara et al. Combining transtracheal catheter oxygenation and needle-based Seldinger cricothyrotomy into a single sequential procedure. *Am J Emerg Med* 2015;

33: 708–12.

75. L. V. Duggan, B. Ballantyne Scott, J. A. Law et al. Transtracheal jet ventilation in the "can't intubate can't oxygenate" emergency: A systematic review. *Br J Anaesth* 2016; 117(S1): i28–38.

76. C. Frerk, V. S. Mitchell, A. F. McNarry et al. Difficult Airway Society 2015 guidelines for management of unanticipated difficult intubation in adults. *Br J Anaesth* 2015; 115: 827–48.

77. P. Eisenburger, K. Laczika, M. List et al. Comparison of conventional surgical versus Seldinger technique emergency cricothyrotomy performed by inexperienced clinicians. *Anesthesiology* 2000; 92: 687–90.

78. N. Schaumann, V. Lorenz, P. Schellongowski et al. Evaluation of Seldinger technique emergency cricothyroidotomy versus standard surgical cricothyroidotomy in 200 cadavers. *Anesthesiology* 2005; 102: 7–11

79. K. E. You-Ten, M. D. Bould, Z. Friedman et al. Cricothyrotomy training increases adherence to the ASA difficult airway algorithm in a simulated crisis: A randomized controlled trial. *Can J Anaesth* 2015; 62: 485–94.

80. T. M. Cook, N. Woodall, C. Frerk. Fourth National Audit Project. Major complications of airway management in the UK: Results of the Fourth National Audit Project of the Royal College of Anaesthetists and the Difficult Airway Society. Part 1: Anesthesia. *Br J Anaesth* 2011; 106: 617–31.

81. A. P. Reed. Preparation of the patient for awake flexible fiberoptic bronchoscopy. *Chest* 1992; 101: 244–53.

82. K. D. Johnston, M. R. Rai. Conscious sedation for awake fiberoptic intubation: A review of the literature. *Can J Anaesth* 2013; 60: 584–99.

83. S. Heinrich, T. Birkholz, A. Irouschek et al. Incidences and predictors of difficult laryngoscopy in adult patients undergoing general anesthesia: A single-center analysis of 102,305 cases. *J Anesth* 2013; 27: 815–21.

84. J. F. Heuer, T. A. Barwing, J. Barwing et al. Incidence of difficult intubation in intensive care patients: Analysis of contributing factors. *Anaesth Intensive Care* 2012; 40: 120–7.

85. J. L. Parmet, P. Colonna-Romano, J. C. Horrow et al. The laryngeal mask airway reliably provides rescue ventilation in cases of unanticipated difficult tracheal intubation along with difficult mask ventilation. *Anesth Analg* 1998; 87: 661–5.

86. L. J. Mark, K. R. Herzer, R. Cover et al. Difficult airway response team: A novel quality improvement program for managing hospital-wide airway emergencies. *Anesth Analg* 2015; 121: 127–39.

87. S. M. Nykiel-Bailey, J. D. McAllister, C. R. Schrock et al. Difficult airway consultation service for children: Steps to implement and preliminary results. *Paediatr Anaesth* 2015; 25: 363–71.

88. J. Feinleib, L. Foley, L. Mark. What we all should know about our patient's airway: Difficult airway communications, database registries and reporting systems registries. *Anesthesiol Clin* 2015; 33: 397–413.

89. J. Mourao, J. Moreira, J. Barbosa et al. Soft tissue injuries after direct laryngoscopy. *J Clin Anesth* 2015; 27: 668–71.

90. K. B. Domino, K. L. Posner, R. A. Caplan, F. W. Cheney. Airway injury during anesthesia. *Anesthesiology* 1999; 91: 1703–1.

91. P. C. Pacheco-Lopez, L. C. Berkow, A. T. Hillel, L. M. Akst. Complications of airway management. *Respir Care* 2014; 59: 1006–19.

92. S. F. Dierdorf. Airway expert or expert in airway management? *Curr Opin Anaesthesiol* 2003; 16: 321–2.

93. K. R. Stringer, S. Bajenov, S. M. Yentis. Training in airway management. *Anaesthesia* 2002; 57: 967–83.

94. H. Soleimanpour, C. Gholipouri, J. P. Panahi et al. Role of anesthesiology curriculum in improving bag-mask ventilation and intubation success rates of emergency medicine residents: A prospective descriptive study. *BMC Emerg Med* 2011; 11: 8–13.

95. S. Mohr, M. A. Weigand, S. Hofer et al. Developing the skill of laryngeal mask airway insertion: Prospective single center study. *Anaesthetist* 2013; 62: 447–52.

96. K. Goldmann, D. Z. Ferson. Education and training in airway management. *Best Pract Res Clin Anaesthesiol* 2005; 19: 717–32.

97. A. Timmermann, S. G. Russo, T. A. Crozier et al. Novices ventilate and intubate quicker and safer via intubating laryngeal mask than by conventional bag-mask ventilation and laryngoscopy. *Anesthesiology* 2007; 107: 570–6.

98. M. Bernhard, S. Mohr, M. A. Weigand et al. Developing the skill of endotracheal intubation: Implication for emergency medicine. *Acta Anaesthesiol Scand* 2012; 56: 164–71.

99. M. J. Silverberg, N. Li, S. O. Acquah, P. D. Kory. Comparison of video laryngoscopy versus direct laryngoscopy during urgent endotracheal intubation: A randomized controlled trial. *Crit Care Med* 2015; 43: 636–41.

100. R. Komatsu, Y. Kasuya, H. Yogo et al. Learning curves for bag-and-mask ventilation and orotracheal intubation: An application of the cumulative sum method. *Anesthesiology* 2010; 112: 1525–31.

101. J. G. Hardman, J. S Wills. The development of hypoxaemia during apnea in children: A computational modeling investigation. *Br J Anaesth* 2006; 97: 564–70.

102. F. R. Altermatt, H. R. Munoz, A. E. Delfino, L. I. CortinezI. Pre-oxygenation in the obese patient: Effects of position on tolerance to apnea. *Br J Anaesth* 2005; 95: 706–9.

103. S. H. McClelland, D. G. Bogod, J. G. Hardman. Apnoea in pregnancy: An investigation using physiological modeling. *Anaesthesia* 2008; 63: 264–9.

第 11 章

区域麻醉教学

Glenn Woodworth, Ryan Ivie, and Robert Maniker

引言

过去,基层执业麻醉医师相当重视基本的区域麻醉操作技能,主要是椎管内麻醉技术。周围神经阻滞技术最常由具备相关专业技能或对此技术感兴趣的麻醉医师来实施,而大多数麻醉医师倾向于避免使用该技术。外周神经刺激仪和新近超声引导技术的应用使周围神经阻滞技术变得更容易实施。这促使临床中应用神经阻滞技术的麻醉医师数目骤增,也是所有麻醉医师被期望均应掌握此项技术的原因[1]。

下文分为两部分内容:①区域麻醉教学的具体概念和技术;②住院医师和专科医师培训,以及临床医师在开展区域麻醉继续教育培训教学时面临的机遇和挑战。

区域麻醉的教学技法

区域麻醉可被视为围手术期麻醉和镇痛方案的组成部分,但对大多数人来讲,区域麻醉等同于急性术后疼痛的处理方案。如此认知会使教师和学员过度简化面临的学习任务。在为特定患者选择合适的区域麻醉操作方式时,需要具备大量的专业知识和相应判断力,也就是要能评估全身麻醉和区域麻醉各自利弊,选择合适的操作类型,并能识别和处理相应并发症。我们并不深入探讨上述议题,而是关注其与区域麻醉教学的相关性,即区域麻醉的胜任力不仅仅是指实施一系列阻滞操作的技术能力。我们目前假定区域麻醉所需的医学知识,可采取与麻醉胜任力需要的其他医学知识相同的方式习得。本章我们将重点关注区域麻醉操作技能方面的胜任力,这对很多人来讲都是一个挑战[2]。

学习操作技能

在操作技能和专业技术学习过程中,最为广泛接受的理论是强化训练的作用[3]。一般来说,如果一个人参加了旨在提高业务水平的训练,那么其技能水平会随着时间推移而逐渐提升。强化训练需要完成一项明确的任务,结束后立即予以反馈[4,5]。对学习任务(或类似任务)反复进行训练,就可以提供持续改进机会。训练中的关键是要尽心尽力,确保在每次练习中操作技能有所提高。需要指出的是,教师或教练不需要总在培训现场进行指导。只要练习时目的是指向提高技能的特定方面,独自训练配合间断式辅导也是高效的训练方法(参见第 3章,对强化训练有更详细的论述)。Ericsson 等人在多个领域的研究资料被广泛引用,其指出,只有经过大约 1 万小时的强化训练才能成为真正的专家。

强化训练通常是将一项技能分解为若干要素,并就每一要素的表现给予反馈。如果一位学员在没有专家指导的情况下实施区域麻醉操作,那么反馈结果通常仅限于麻醉是否成功(如阻滞是否有效果)和是否产生了相关并发症(如在实施腰部硬膜外阻滞时,是否发生误入蛛网膜下腔)。如果培训时不实行结构化反馈,区域麻醉技术并不是天生适合练习和在反复操作基础上的技能水平提高。这对参加周末课程学习新技能的医师有一定意义,当其回到工作岗位开始运用习得技能时,继续接受专家的反馈对其胜任力的提升相当重要。

上述讨论为区域麻醉操作技能的培训提供了一些依据。但是,任何学员练习 1 万小时硬膜外麻醉是不太可能的(也没必要)。专家级的表现只是学习曲线上的一个点,而一项技能达到 "可接受" 水平,并不需要达到专家级(如奥林匹克运动员)所表现出的专业水平。由于 Ericsson 等的假定 10 000h 的强化训练可成为真正专家的研究结果被广泛误读,他们建议,在培训某些技能时,只需通过 50h的强化训练,受训者的水平就能达到一个可接受的标准[3]。

医疗操作的研究并不过多关注操作技术的练习时间,而是关注为了获得胜任力所实施的操作数量[6]。将操作的成功情况和实施操作的数量之比进行绘图,生成学习曲线,参照该曲线就可估算出要达到预期操作水平所需的训练数量。研究表明,达到 90% 成功率所需的操作数量,因操作种类差异而不同(气管插管需训练 57 次,硬膜外麻醉需超过 90 次)。需要关注的是,为达到可接受的操作水平,不同的受训者表现出相当大的差异性。

上述研究结果对区域麻醉培训有何意义呢? 表 11-1 列出了部分区域麻醉操作技术方式。该表是为了强调学习区域麻醉的挑战,在于区域麻醉中有太多的操作种类。对于住院医师来讲,在规范化培训中不可能对每种区域麻醉技术均实施 50~100 次操作。

表 11-1　部分区域麻醉和急性疼痛处理方法，表明需要掌握的操作技术的多样性

椎管内麻醉	硬膜外麻醉（腰部）
	硬膜外麻醉（胸部）
	脊椎麻醉
	腰硬联合麻醉
	骶管麻醉
上肢	颈浅丛阻滞
	肌间沟臂丛神经阻滞
	锁骨上臂丛神经阻滞
	锁骨下臂丛神经阻滞
	腋路臂丛神经阻滞
	远端上肢周围神经阻滞
下肢	踝关节阻滞
	腘窝坐骨神经阻滞
	经臀入路坐骨神经阻滞
	臀下入路坐骨神经阻滞
	前路坐骨神经阻滞
	近端股神经阻滞
	收肌管阻滞
	外隐神经阻滞
	闭孔神经阻滞
	股外侧皮神经阻滞
	阴部神经阻滞
头颈部	下颌神经阻滞
	球后神经阻滞
	枕部神经阻滞
	三叉神经阻滞
呼吸道	气管内表面麻醉
	舌咽神经阻滞
	喉上神经阻滞
躯干	肋间神经阻滞
	椎旁神经阻滞
	腰丛神经阻滞
	腹横肌平面阻滞
	腹直肌鞘阻滞
	髂腹股沟和髂腹下神经阻滞
	Ⅰ型胸神经阻滞
	Ⅱ型胸神经阻滞
	前锯肌平面阻滞

从逻辑上似乎可认为麻醉医师在区域麻醉操作上，具备"可接受的"操作技能，可转化为对类似操作"可接受"或"近乎可接受"的技能，因而第二种区域麻醉技术达到可接受的胜任力只需较少的练习数量。但遗憾的是，该假设尚未经过充分验证，而且目前并不了解，超声引导下股神经阻滞与超声引导下腘窝坐骨神经阻滞操作技术是否掌握起来难度相似，即两种阻滞技术的学习能力是否互通，互通又能到何种程度。另外，一些区域麻醉的操作技术与其他操作技术存在相当大的差异性（如股神经阻滞与腰丛神经阻滞）。

成分技能

鉴于区域麻醉操作种类繁多和新技术不断引入，培训应重点关注当前常用的操作技术，同时亦应给学员提供相关工具以便达到对新技术能够熟练操作程度。以下两种方法是有效的教学方式：第一种方法是分解教学，将区域麻醉技术的复杂操作过程分解为包括以下每一步骤的基本要素：

- 了解神经阻滞相关区域解剖（解剖变异）和超声下的解剖
- 设备使用（超声、操作托盘、神经刺激仪等）
- 操作超声探头获取和优化高清图像
- 穿刺针引导技术（如何规划进针入路、超声引导下置入/引导穿刺针）
- 神经定位技术
- 操作准备、摆放患者体位、人体工程学
- 无菌操作技术
- 操作流程
- 沟通交流
- 麻醉效果评估
- 置管技术

上述许多技术可单独进行教学。一些技能（如超声仪器的使用）可通用于多种神经阻滞操作，而另一些技能（如相关区域的超声解剖）则根据不同的操作技术具有差异性。一旦掌握了成分技能，那么学员在学习新的操作技术时，就可以针对该技术自身独有的特点进行训练。举例来说，当学生学习超声引导下神经阻滞操作中关于设备使用的成分技能时，应掌握如何操作超声仪、调整超声探头、解决图像质量差等问题。在学习一种新的超声引导神经阻滞技术时，学习重点就可侧重于该操作涉及的特定解剖结构和阻滞相关特异性因素，如适应证、禁忌证、阻滞效果评估、并发症。

第二个方法是通过传授操作过程，学习操作技术（元认知）[7]。指导教师应强调深入理解神经阻滞相关区域解剖结构的重要性，包括血管和肌肉的解剖、常见的解剖变异、用于辨别解剖结构的重要解剖关系、超声解剖、可引发并发症的周围组织结构、人体力学要素等。指导教师亦应强调在实施新的操作之前,仔细阅读相关文献的重要性。反复重复每一个步骤可使学员在学习新的操作时做到心中有数。

模拟训练的作用

既往,操作技能的学习是采用学徒制模式进行个性化指导来完成。此种培训在很大程度上并不是结构化培训模式,会导致学员在受训表现和操作知识方面存在很大差异。模拟教学在医学教育中已经得到普及,尤其适用于传授操作技能等教学任务。模拟训练提供了强化练习和反馈的训练环境,学员可反复练习且不对患者造成风险[8,9]。该培训方式已成功应用于区域麻醉技能的教学培训[10,11]。美国区域麻醉与疼痛医学学会和欧洲区域麻醉与疼痛治疗学会,就超声引导下区域麻醉课程和培训提出联合建议,其中的一项就是应用模拟器进行教学[12]。

区域麻醉的模拟教学容易通过较低清晰度(价格较低)的任务培训器来教授成分技能(如超声引导穿刺针),或通过标准患者来教授超声解剖知识。既往经验指出,在区域麻醉培训中,早期使用模拟培训技术极大地改善了住院医师的表现。此外,学员在模拟培训中具备一定的胜任力后,会更加自如地在患者身上实施操作。对于区域麻醉培训课程来说,从操纵超声探头和超声下引导置入穿刺针开始进行大量培训具有明显优点。根据上述原则,如果采用强化培训模式,反复充分训练以促进技能提高,同时给予大量的正式反馈,那么该技能培训将是最有效的培训方式。

需要注意的是,大多情况下没有必要使用任务培训器或凝胶模拟假人来教授解剖或超声解剖知识。遗憾的是,目前大多数神经阻滞模拟器的解剖结构,仍然是高度人工化制造,且质量不尽如人意[13]。不过,在操作准备、人体工程学、流程、穿刺针引导技能等方面,任务培训器是有效的教学手段。标准患者可用来传授相关解剖和超声解剖知识。目前已经成功研制出高仿真训练器,其能显示详细解剖结构,同时具有触觉反馈系统,但价格相当昂贵,因此某种程度上并不具备广泛的实际应用价值。

区域麻醉模拟培训中有两个领域特别值得关注。首先是局麻药全身毒性反应(LAST)处理的教学。该并发症的治疗需危机资源管理技能,并了解局麻药全身毒性反应推荐的治疗指南与高级心脏生命支持指南存在不同的内容,以及决策支持工具的合理应用。模拟教学已被证明在局部麻醉药全身中毒处理教学方面是有效的教学方法[14]。已证明高仿真模拟教学是很有效的教学方式,次仿真度的现场模拟教学(在临床中实施神经阻滞)亦有助于教授学员如何在工作环境中获取当地资源(如急救车、脂肪乳剂、简易呼吸器)。

模拟教学的第二个独特应用是胸部硬膜外阻滞教学。该麻醉操作在临床上的失败率相当高(20%~30%),原因主要是训练不足[15]。当实施胸部硬膜外阻滞时,操作者几乎很难确认穿刺针尖在组织中的实际位置。目前正在开发的混合媒体模拟器,可通过高仿真任务培训器实时跟踪针尖位置。该类型的模拟技术在操作技能培训方面有着巨大发展潜力。

认知预训练和混合学习

模拟培训可被认为是一种预训练(在患者身上操作前),预训练甚至可在启动模拟器课程之前就开始进行学习。几乎所有操作技能培训的教学课程均为资源密集型课程,这就限制了课程的可得性和培训练习时间。此外,前文提及的学徒制模式可导致学员教学效果存在很大差异。为解决这两个问题,促进了混合学习模式的应用。混合学习模式是将在线教学材料与个体授课和/或课堂培训相结合(参见第 15 章)[16-18]。一些在线教学材料可作为标准化预培训资料,在对相关主题/操作开展课堂教学指导前即完成上述课程。这有助为学员提供一定水准的背景信息,从而帮助其获得最佳课堂体验(图 11-1)。

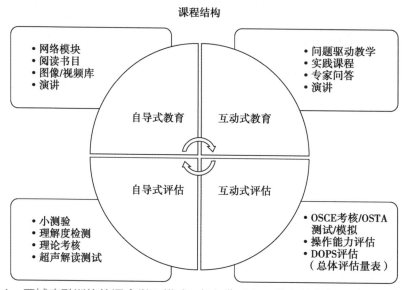

图 11-1　区域麻醉训练的混合学习模式:自主学习和评估与导师指导培训和评估结合

使用混合学习模式,指导教师不需花过多时间在说教式的教学上,而是专注于操作技能部分的教学。此外,课前资料提供了相关背景知识,学员可据此在面对面交流时构建新知识。该学习方法对参加技能培训的继续教育医师,和在区域麻醉进行轮转培训的住院医师具有同样重要的作用。

胜任力评估

关于操作技能培训的任何讨论亦必须包括对胜任力评估的论述。医学教育逐步转向以胜任力为基础的教学模式,并界定一系列具体学习成果。胜任力本位教育的一个重要基石是对胜任力的确认[19]。2014 年,美国毕业后医学教育认证委员会(ACGME)、美国麻醉学会(ABA)、美国麻醉学审查委员会联合发布了系列有关确认胜任力的分级标准,包括区域麻醉技术技能部分的内容(图 11-2)[20]。

准一级	一级	二级	三级	四级	五级
	无菌操作技术	在实施区域麻醉之前,进行适当的监护并准备急救复苏物品	在直接监督下进行周围神经阻滞和区域麻醉,包括上肢和下肢阻滞和胸段硬膜外麻醉	在一定条件下独立实施的蛛网膜下腔麻醉、硬膜外麻醉和外周神经阻滞	独立完成外周神经阻滞和椎管内麻醉
	在直接的监督下实施局部浸润麻醉	在直接的监督下实施蛛网膜下腔麻醉和硬膜外麻醉	合理使用超声或神经刺激器引导技术	对低年资住院医师在区域麻醉和其他医疗服务中对区域麻醉相关问题的处理进行监督	独立处理区域麻醉相关的问题或并发症
	可识别与局部麻醉有关的生理变化,并寻求适当的帮助	识别区域麻醉相关问题或并发症,并在监督下进行相关麻醉管理	在监督下执行常见的小儿局部麻醉(如骶管阻滞)	在一定条件下独立处理与区域麻醉相关的问题或并发症	
			认识到与区域麻醉相关的问题或并发症,并在间接的监督下进行处理		

图 11-2 患者治疗 10。技术技能:区域麻醉
(摘自 ABA/ACGME 的"麻醉学标志性事件项目")

目前,这些分级标准只是一般性说明,在许多情况下并非特异性规定。而且,分级标准并未明确指出如何评估操作者具备该胜任力。这似乎是一个深奥的议题,但不久的将来,临床医师可能需要展示自己具备在临床实施各种操作的胜任力。如今,许多机构都需要各种操作的认证证书(如肺动脉导管放置、X 线透视机使用)。可预期的是,将来在某所医院,获得做某项神经阻滞资格前,麻醉医师被要求先证明自己具备实施超声引导下神经阻滞的胜任力。从表面上看,在允许医师对患者进行独立操作之前,要求证明该医师具有某个特定操作的胜任力是合理的。如何具体开展资格认证尚有待进一步观察,可能每个操作者要持有一套操作技能"徽章",以证明自己已经达到并具备一定程度的胜任力。在

住院医师、住院总医师或更晚培训阶段均可取得此类证明。

由于操作技能胜任力的评价对限制操作权限具有潜在深远影响,因此,对于某专业来讲,开发出可用于高风险操作考核的有效胜任力评估工具相当重要(评估具有高风险性,因为需通过委员会或医院认证)[21]。几位研究人员已经对用于评估区域麻醉操作技能胜任力的各种工具的有效性进行了相关研究[22,23]。验证性研究需确保评估工具能够测量出真正需要的信息内容,并能够区分不同胜任力水平。合格的分界线(或淘汰分界线)亦需要被确定出来。大多数的评估工具重点放在直接观察个人操作技能实施情况,一些工具可用于成分技能评估[24]。

麻醉住院医师的区域麻醉培训工作

在本节中,我们将简要介绍住院医师在进行区域麻醉培训时需要考虑的特殊问题。在过去的十年中,大多数的麻醉培训项目均为区域麻醉培训制订了特定轮转计划(不同时长的轮转培训)。在某种程度上,这是为了确保学员能够满足 ACGME 要求的最低限度区域麻醉操作数量。一般有以下三方面依据来指导制订住院医师培训课程:

- ABA 定义的内容大纲 (1)
- ACGME 的项目要求 (2)
- ACGME 的麻醉学分级标准 (3)

上述每个项目均可作为住院医师制订培训课程的依据。虽然这使培训方案具有相当大的灵活性,但亦意味着经历不同培训项目的住院医师在区域麻醉的经验和训练上会有相当大差异性。Smith 等针对住院医师的区域麻醉培训课程提出了一份建议,其中详细介绍了具体学习目标、教学经验、教学资源[25]。我们的培训项目包括两个为期四周的区域麻醉培训轮转。我们的方法是利用一种混合性课程模式,学员可使用在线工具(小测验、电子学习模块、阅读、讲座幻灯、设置归档等)进行自主学习[18]。在线系统:麻醉教育工具箱[18](www.anesthesiatoolbox.com,2017 年 11 月 5 日访问)包含一个"课程表",住院医师可将其作为学习指南,指导学习美国区域麻醉专家委员会推荐的关键主题和资源。这种在线学习应该在住院医师进行区域麻醉轮转期间完成,辅以实际临床教学指导。对患者进行操作时指导教师应及时为学员提供反馈性意见,此外指导教师还可开展特定教学课程(专题讲座、使用模拟器或标准患者的技能培训环节、

---

(1)　www.theaba.org/PDFs/ADVANCED-Exam/Basic-and-Advanced-ContentOutline(2017 年 11 月 5 日访问)。

(2)　www.acgme.org/Portals/0/PFAssets/ProgramRequirements/CPRs_2017-07-01.pdf(2017 年 11 月 5 日访问)。

(3)　www.acgme.org/Portals/0/PDFs/Milestones/AnesthesiologyMilestones.pdf(2017 年 11 月 5 日访问)。

基于问题的学习讨论等)。这些材料被组织成自我指导式和交互式的教学与评估工具(图 11-1)。该混合学习模式有助指导学员进行自主学习,对指导教师进行教学方面的质控,并帮助教师开展高质量教学活动。

在对高风险操作进行培训情况下,一个特别的挑战是决定何时赋予学员独立操作权限。这就是可委托性和可委托专业活动(EPA)的概念可发挥作用的地方。由此可见,可委托性是指导教师允许学员逐步独立实施某项操作的范围,而EPA 是服从可委托性决策而实施的单项任务。如某一可委托性专业活动是对肩部手术患者实施肌间沟阻滞。在培训过程中,指导教师必须决定学员在实施肌间沟阻滞时的独立操作程度,从学员仅具备较少经验时教师需要持续直接监督,到培训接近结束时的间接或有条件的独立操作。可委托性的概念是一种非常实用和简便的胜任力评估方法。当多个指导教师确定(基于个人观察、测试和评估分数等)某位住院实习医师可被授予更高程度的独立性去实施一项任务或操作时,意味着其已经达到一定程度胜任力水平。对于①不同的受训者和②不同的操作,可能会在不同的时间内达到该水平。如普通受训者在学习椎旁神经节阻滞前,最好具备一定程度实施股神经阻滞的能力。一旦确定好和列出 EPA 的整个列表,包括特定的评估工具来帮助指导教师确定每个学员的可委托性,EPA 有可能被用作记录学员对区域麻醉胜任力的框架式评估方法[26]。

继续教育培训学员与区域麻醉

接受继续教育培训学员会面临特殊挑战。执业医师如何学习并维持新的技能和知识呢? 最常见学习或维持知识的方法是阅读(医师要不断努力学习新的文献)或参加会议。遗憾的是,大多数执业医师发现很难在这些方面投入足够时间。社交媒体工具有望弥补这方面的不足。医师们能够通过访问社交媒体平台,在上面定制专业资讯信息,并可与同事和世界各地的专家进行非同步在线讨论交流(参见第 16 章)[27]。社交媒体工具最终可能是一种更有效的提问、获取专家意见并能跟上当前学科发展趋势的方式。

学习一种新的操作技能是完全不同的事情。为此,许多人将参加特定的研讨会,持续时间通常不超过 1 或 2 天。此类培训的主要问题是,短暂学习经历是否足以让学员掌握一种新技能并开始在患者身上进行实际操作。当基层医疗机构医师开始实施新学到的操作技能时,很少能有专家进行现场指导并给予直接反馈。许多大学都试图通过在手把手技能训练工作坊,提供大量混合学习模式机会来解决这一问题。这有助学员在手把手训练期间最大限度地利用有限时间来进行培训。此外,在"培训班"结束后,学员会获得可问询的资源。不过,在没有专家指导即开始为患者实施新操作技术时,从某些学员表现来看,培训效果仍然不满意。在过去的十年中,随着超声引导下区域阻滞麻醉广泛应用,上述情况已经出现,这对执业医师来说是一个独特挑战。

区域麻醉专业所面临的挑战,是为接受继续教育培训的医师开发出性价比高的有效学习途径,以便其学会新的操作技能。提交视频记录或远程医疗等方式具有一定前景,但目前应用这些方法还是会遇到很多障碍(实际情况和医学法规),而且在很长一段时间内,这些方法可能并不会被广泛采用。如果设备价格合适,具有触觉反馈系统(可能配有自动化专家指导功能)的高仿真模拟器亦是将来重要的教学工具。另一种解决方案是在大的麻醉团队中培养出专职专家"培训师",这样做可提高培训质量,但其是否经济可行亦是一个挑战。

总结

总之,学习区域麻醉绝不仅仅是简单的重复实施阻滞操作。幸运的是,对于住院医师和接受继续教育培训的医师来说,非操作技能培训是最容易开展教学的。在住院医师培训计划中,应该提供强化的操作技能培训。我们提倡采用混合学习模式开设课程,并直接给予反馈。模拟教学亦是传授操作技能中的一个重要工具。胜任力评估还处于起步阶段,其可能在住院医师和专科医师培训,以及执业医师认证中发挥越来越重要的作用。接受继续教育培训的医师在尝试学习新的操作技能时,仍然面临特殊挑战。

(潘伟　译,Jeff L. Xu　校)

参 考 文 献

1. B. Tsui. Ultrasound-guidance and nerve stimulation: Implications for the future practice of regional anesthesia. *Can J Anaesth* 2007; 54: 165–70.

2. B. D. Sites, B. C. Spence, J. D. Gallagher et al. Characterizing novice behavior associated with learning ultrasound-guided peripheral regional anesthesia. *Reg Anesth Pain Med* 2007; 32: 107–15.

3. K. A. Ericsson. Deliberate practice and the acquisition and maintenance of expert performance in medicine and related domains. *Acad Med* 2004; 79: S70–81.

4. K. A. Ericsson. Deliberate practice and acquisition of expert performance: A general overview. *Acad Emerg Med* 2008; 15: 988–94.

5. K. A. Ericsson, K. Nandagopal, R. W. Roring. Toward a science of exceptional achievement: Attaining superior performance through deliberate practice. *Ann N Y Acad Sci* 2009; 1172: 199–217.

6. C. Konrad, G. Schupfer, M. Wietlisbach, H. Gerber. Learning manual skills in anesthesiology: Is there a recommended number of cases for anesthetic procedures? *Anesth Analg* 1998; 86: 635–9.

7. C. Y. Colbert, L. Graham, C. West et al. Teaching metacognitive skills: Helping your physician trainees in the quest to "know what they don't know." *Am J Med* 2015; 128: 318–24.

8. W. C. McGaghie, S. B. Issenberg, E. R. Cohen et al. Does simulation-based medical education with deliberate practice yield better results than traditional clinical education? A meta-analytic comparative review of the evidence. *Acad Med* 2011; 86: 706–11.

9. W. C. McGaghie, S. B. Issenberg, J. H. Barsuk, D. B. Wayne. A critical review of simulation-based mastery learning with translational outcomes. *Med Educ* 2014; 48: 375–85.

10. A. D. Udani, T. E. Kim, S. K. Howard, E. R. Mariano. Simulation in teaching regional anesthesia: Current perspectives. *Local Reg Anesth* 2015; 8: 33–43.

11. A. U. Niazi, N. Haldipur, A. G. Prasad, V. W. Chan. Ultrasound-guided regional anesthesia performance in the early learning period: Effect of simulation training. *Reg Anesth Pain Med* 2012; 37: 51–4.

12. B. D. Sites, V. W. Chan, J. M. Neal et al. The American Society of Regional Anesthesia and Pain Medicine and the European Society of Regional Anaesthesia and Pain Therapy joint committee recommendations for education and training in ultrasound-guided regional anesthesia. *Reg Anesth Pain Med* 2010; 35: S74–80.

13. G. Hocking, S. Hebard, C. H. Mitchell. A review of the benefits and pitfalls of phantoms in ultrasound-guided regional anesthesia. *Reg Anesth Pain Med* 2011; 36: 162–70.

14. J. M. Neal, R. L. Hsiung, M. F. Mulroy et al. ASRA checklist improves trainee performance during a simulated episode of local anesthetic systemic toxicity. *Reg Anesth Pain Med* 2012; 37: 8–15.

15. D. H. Tran, T. C. Van Zundert, J. Aliste et al. Primary failure of thoracic epidural analgesia in training centers: The invisible elephant? *Reg Anesth Pain Med* 2016; 41: 309–13.

16. D. A. Cook, A. J. Levinson, S. Garside et al. Internet-based learning in the health professions: A meta-analysis. *JAMA* 2008; 300: 1181–96.

17. Q. Liu, W. Peng, F. Zhang et al. The effectiveness of blended learning in health professions: Systematic review and meta-analysis. *J Med Internet Res* 2016; 18: e2.

18. G. Woodworth, A. M. Juve, C. E. Swide, R. Maniker. An innovative approach to avoid reinventing the wheel: The anesthesia education toolbox. *J Grad Med Educ* 2015; 7: 270–1.

19. J. R. Frank, R. Mungroo, Y. Ahmad et al. Toward a definition of competency-based education in medicine: A systematic review of published definitions. *Med Teach* 2010; 32: 631–7.

20. S. A. Schartel, C. Kuhn, D. J. Culley et al. Development of the anesthesiology educational milestones. *J Grad Med Educ* 2014; 6: 12–14.

21. E. Ben-Menachem, T. Ezri, A. Ziv et al. Objective structured clinical examination-based assessment of regional anesthesia skills: The Israeli National Board Examination in Anesthesiology experience. *Anesth Analg* 2011; 112: 242–5.

22. A. Chuan, P. L. Graham, D. M. Wong et al. Design and validation of the Regional Anaesthesia Procedural Skills Assessment Tool. *Anaesthesia* 2015; 70: 1401–11.

23. M. J. Watson, D. M. Wong, R. Kluger et al. Psychometric evaluation of a direct observation of procedural skills assessment tool for ultrasound-guided regional anaesthesia. *Anaesthesia* 2014; 69: 604–12.

24. G. E. Woodworth, P. A. Carney, J. M. Cohen et al. Development and validation of an assessment of regional anesthesia ultrasound interpretation skills. *Reg Anesth Pain Med* 2015; 40: 306–14.

25. H. M. Smith, S. L. Kopp, A. K. Jacob et al. Designing and implementing a comprehensive learner-centered regional anesthesia curriculum. *Reg Anesth Pain Med* 2009; 34: 88–94.

26. O. Ten Cate. Nuts and bolts of entrustable professional activities. *J Grad Med Educ* 2013 Mar; 5(1): 157–8.

27. C. C. Cheston, T. E. Flickinger, M. S. Chisolm. Social media use in medical education: A systematic review. *Acad Med* 2013; 88: 893–901.

第 12 章

经食管超声心动图教学

John D. Mitchell and Robina Matyal

经食管超声心动图(TEE)已经成为麻醉医师技能存储库中的一种基本工具。在手术室内,TEE 最初主要用于心脏手术患者;后来,TEE 逐渐开始发挥其他作用。TEE 在非心脏手术和急救复苏中被证明有应用价值,如用于心搏骤停和血流动力学不稳定患者。美国麻醉学会(ABA)和美国毕业后医学教育认证委员会(ACGME)均认为 TEE 是麻醉学技术技能发展过程中的一个重要里程碑。

准一级	一级	二级	三级	四级	五级
	演示如何正确使用标准监护设备包括血压、心电图、脉搏、血氧饱和度和温度监测	麻醉前设备和机器的检查	有条件地独立实施动脉置管和中心静脉导管置入	在复杂或困难情况下独立实施血管穿刺	独立选择和应用基本或高级监测技术
	从标准监护设备中解读数据,包括对伪影的识别	在上级医师监管下实施动脉和中心静脉导管置管	在上级医师监管下进行高级监测技术评估心功能(如肺动脉导管,经食管超声心动图)	通过高级监测技术评估心功能(如肺动脉导管,经食管超声)监管	
		应用超声置入有创导管		其他医务人员放置监测导管和解读监测技术数据	
		分析动脉和中心静脉导管的数据	应用高级监测设备(如脑电图)、运动诱发电位、体感诱发电位、胎儿的体感诱发电位获得数据	识别并适当地排除监测设备故障	
		识别并排除ASA标准监测仪和麻醉机故障	识别并适当地排除高级监测设备的故障		

图 12-1　患者治疗 9。技术技能:监测仪和设备的使用和数据解读。
注意 TEE 考虑为第 3 级和第 4 级水平

此外，ABA 已经开始将 TEE 图像的识别和评估纳入考试之中，包括笔试和客观结构化临床测试（OSCE）[1]。近来，心血管麻醉医师协会呼吁采取行动，认为有必要对包括 TEE 在内的围手术期超声内容纳入全面教学[8]。因此，非常明确 TEE 教学应该被纳入麻醉住院医师规范化培训内。本章目的即是针对这一复杂技能的教学，对现有教学方法和最佳教学实践方法进行相关探讨。

超声心动图要素

为有效进行 TEE 教学，需要加强学习该技术所涉及的每一个要素，包括知识、熟练度和操作流程（图 12-2）。

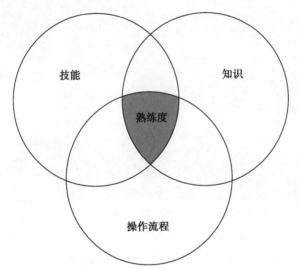

图 12-2　熟练度要素：全面学习知识、技能和操作流程，
才能成为一名熟练的超声心动图专家[2]

没有以上各方面的经验，受训者将无法成功获取并解读超声图像。因此，在培训过程中，教学计划必须全面涵盖这些内容。为了确保教学的成功开展，必须对每一个要素采用合适的教学方法。随后可汇编成一套综合性课程，利用适当的资源并满足学员需求（图 12-3）。

专业知识

专业医师需要积累大量的知识才能成功获取、优化和解读 TEE 图像。超声物理学原理、探头定位和定向、识别伪影和图像优化等相关基础知识构成了稳定成像技术的基石。对图像的正确解读亦需要理解正常与异常人体解剖学和超声

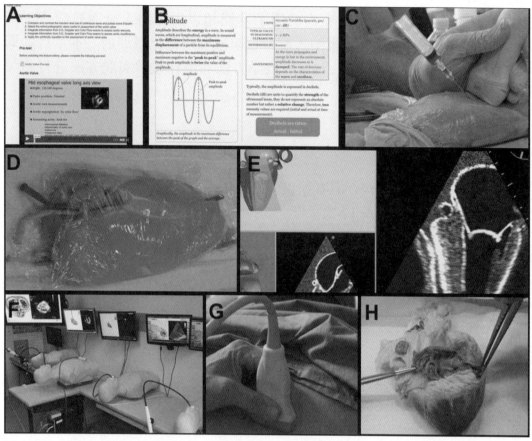

图 12-3　贝斯以色列女执事医疗中心围手术期超声课程要素。(A)在线学习单元。(B)电子书。(C)在模拟人进行实际操作。(D)在组织模型进行实际操作。(E)经胸超声心动图(TTE)、经食管超声心动图(TEE)；创伤重点超声评估(FAST)和经胸创伤重点超声评估(FATE)检查模拟训练。(F)通过模拟人获得分析手部运动的指标。(G)TTE、区域阻滞、血管穿刺和腹部超声的真人模型培训班。和(H)心脏解剖培训班(摘自 J. D. Mitchell，M. Montealegre-Gallegos，F. Mahmood，et al. Multimodal perioperative ultrasound course for interns allows for enhanced acquisition and retention of skills and knowledge. AA Case Rep，2015，Oct；5(7)：119-23)[4]

解剖学知识。临床诊断和处理是知识应用的较高层次，可在后期加以学习。多模式教学有助于提高教学效率、维持长期记忆，并满足受训者不同学习喜好或学习风格的需求。虽然标准教科书和讲座有帮助，但并不能充分满足受训者对高度可视化教学的需求，补充的教学方法包括在线课程(在下文中有所阐述)和容纳大量视频内容的电子书。表 12-1 以及图 12-1 推荐了一些能够加强获取知识的教学方法。

表 12-1　建议教学项目要素

编号	要素
1	基于学习目标和目的的结构化课程
2	最佳和资源充分的学习环境
3	重复学习信息和技能操作，维持长期记忆
4	从正常到异常逐渐复杂化的学习进程
5	灵活的学习环境 / 课程
6	多种学习策略的整合
7	向受训者提供及时客观的反馈
8	设计和纳入评估学习表现和依从性的方法

摘自 J. D. Mitchell，F. Mahmood，R. Bose，et al. Novel，multimodal approach for basic transesophageal echocardio-graphic teaching. J Cardiothorac Vasc Anesth，2014 Jun；28（3）：800-9 [3]。

笔试是最常用的评估知识掌握程度的方式。美国超声心动图委员会（NBE）为基础和高级围手术期 TEE 评估（分别为 Basic PTeEXAM 和 Advanced PTeEXAM）提供了设计完善的考试内容。虽然对单个学员来讲成本相当昂贵，但是考试内容均被严格设计并建立了这些技能认证过程的基础。

其他考试设计的目的是确定受训者是否具备开始临床培训的胜任能力或是评估其是否充分理解课程中所学的知识内容[3]。一些考试作为研究方案的部分内容已经被发表，这些考试能够发现知识漏洞，但尚未被充分验证。一个难题是确定合适的考试长度，以确定受训者是否具备充分辨别理解的能力。其他评估知识掌握程度的方式包括：口头测试和 OSCE，但是这些方法仍在完善中。

操控灵巧性 / 图像采集

操控探头并获得满意的超声图像需灵巧的动手能力。传统上，这些技能可通过直接观察或根据学员完成的超声检查操作次数来进行判断。最近，作为评估操作者熟练程度的一种可能方式，运动指标已经被研发和测试[7]。这些运动指标可在 x、y 和 z 坐标（滚动、俯仰和偏航）追踪探头的运动，并生成可随时间予以追踪的三维图形。从新手到有经验的超声心动图专家，操控探头的方式会随时间的推移而发生改变。目前正在进行的研究致力于对受训者和专家的表现进行对比，并确定能够独立获取图像所需的超声检查操作次数。

传统上，TEE 的操作技能是在手术室内麻醉患者身上进行教学和练习。该方法允许学员在直接监督和指导下进行练习，与导师操作检查相比，对患者仍存在虽然小但不可忽视的风险。在模拟人进行 TEE 操作不需患者参与，对培训者无操作相关风险和时间限制。与传统培训相比,模拟培训亦有其他几方面不同。在大多数模拟人上的分屏设置使受训者能同时看到探头所在的解剖位置和由此产生的超声图像,因而能加强对超声图像的理解(图 12-4)。

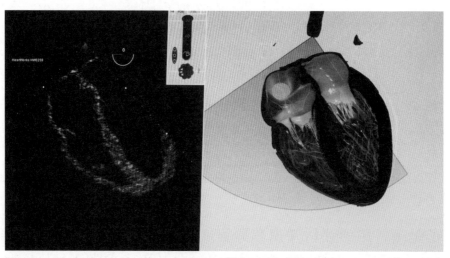

图 12-4　TEE 模拟人。在 HeartWorks 模拟人同时并列显示 TEE 图像以及所在解剖位置的心脏切面。注意 TEE 图像是通过超声探头以"扇形"切过心脏的方式来显示心脏切面(图像摘自 HeartWorks 模拟人)

一些模拟人亦可被设计成考试模式,从中获得理想的目标切面。然后请学生做出所需切面图像,计算出该切面和理想图像的差异程度,并定量反馈给学员,而不是仅仅定性的反馈。

工作流程

工作流程是 TEE 能力确认中研究最少且最难评估的要素。工作流程包括机器设置、设备选择、患者管理、数据采集、图像存储和出示报告等要素。这些条件是恰当操作 TEE 所必需的基本要素,传统上食管超声工作流程的指导是通过"学徒制"在教师直接指导下完成的,尚未被正式研究。近来,人们致力于确定并区分超声和超声心动图工作流程的要素。全国性专家共识已经制订完成,并被用来制订课程和标准,以对工作流程的基本要素进行教学和评估。核查和 OSCE 似乎是评估该领域的可行方法,但尚需进一步的工作来验证这些方法。

教学方式

除了"学徒制"外,最常见的 TEE 教学方法是以讲座和教科书为主。虽然教科书是有价值的教学资源,但其常常无法表达高度可视化内容,这些内容对充分理解超声心动图中的概念是必需的。许多教科书通过在 DVD 或网站上提供配套材料来解决该问题,比如《围手术期经食管超声心动图与危重症超声心动图》(*Practical Perioperative Transesophageal Echocardiography with Critical Care Echocardiography*,第 2 版,作者是 Davide Sidebotham、Alan F. Merry 等)。这本优秀的基础教科书附带了大量的图像和临床案例库在 DVD 中。另一本附带 DVD 且资源诸多的书籍是《食管超声多媒体操作手册》(*Transesophageal Echocardiography Multimedia Manual*,第 2 版,作者是 Andre Y. Denalt、Pierre Couture 等)。

为满足高度可视化内容的要求,传统教科书的另一个改进版本是电子书。一些超声教材以电子书的形式出现,其中包含大量的视频和问题,可让读者有更多的互动学习体验。一些教材是以一种或多种电子格式出版的精装版教科书(如 Adobe 的便携式文档格式——PDF;国际数字出版论坛的电子出版格式——ePub;或 Mobipocket 便携阅读器格式——MOBI)。其他电子书可以完全以电子版本形式出版。大多数电子书格式的一个局限,是对问题的答案不能存储和制成列表以供日后复习。

许多网站能够提供 TEE 的教学资源。或许最著名的就是由多伦多总医院麻醉科主办的 TEE 网站 [1]。这种互动式的网络资源允许使用者在观察和操作解剖心脏模型切面的同时观察相应的超声图像。该网站亦介绍了如何获取切面图像和便于学习的解剖标志。其他受欢迎的网站包括由 Open Anesthesia 提供的 TEE 食管超声基础课程(www.openanesthesia.org/basic-couse-in-tee/)。学习管理系统(LMS)是以网络为基础的学习模块,加入了提问、分级测试和发送课程与分配作业的功能,学员能在不同的空间和时间利用其作为多功能教学工具。麻醉工具书项目 [2] 为 40 个成员以上的单位提供了多种互动式超声心动图学习模块,目的是将 TEE 和经胸超声心动图(TTE)技能的教学作为心脏和重症监护室课程的一部分内容。其他一些单位亦主办和分享了与 TEE 教学有关的内容,我们将在下面章节进一步加以阐述。

无论是教科书、电子书或网站,超声心动图的教学资源正在迅速扩充,内容也在不断更新,因此编写本章时列出的清单虽然全面,但在本书出版时就可能已经过时了。

综合性课程

大多数心胸麻醉专科医师培训均在辅导考试、阅读和讲座的基础上安排了

---

[1]　https://pie.med.utoronto.ca/TEE/(2017 年 11 月 5 日访问)。

[2]　www.anesthesiatoolbox.com(2017 年 11 月 5 日访问)。

相应课程。这些课程持续时间通常为一年,课程安排针对 NBE 高级 PTeEXAM 的要求。传统的专科医师培训严重依赖"学徒制"模式,术中超声检查操作是主要的学习方式。由于操作时间和住院医师超声培训目标的限制,大多数麻醉学核心训练计划需要更有针对性的课程。数个课程已被纳入住院医师培训计划,虽然尚不全面,但下述示例列出了几种不同的教学方法,确保为 TEE 和围手术期超声提供全面的教学方案。

北卡罗来纳大学

北卡罗来纳大学麻醉学系发表了首篇关于围手术期超声培训的随机对照性研究论文,证实以模拟人为基础的培训计划的优越性[5]。每两周针对住院医师进行一次培训,并结合模拟和案例演示,补充手术室内的教学内容。全天方便使用的 TEE 模拟人可让住院医师参与自主学习和教师主导的 TEE 实践技能培训。所有临床麻醉住院医师至少要经历 4 周 TEE 轮转,作为 CA-2 和 CA-3 心脏轮转期间的补充经历。此外,CA-3 住院医师可选择在术中学习或和与心脏内科医师在超声实验室学习 TTE。鼓励住院医师参加 NBE 的基础 PTeEXAM,因为大多数住院医师容易达到最低要求的操作病例数和阅读的病例数。本学校还纳入 OSCE 考试以评估超声学习情况。在本中心麻醉医师亦与心脏内科专科医师培训医师和心胸外科医师进行交叉培训,以促进多学科合作和应用超声来改善患者治疗管理。

加州大学欧文分校

加州大学欧文分校麻醉学和围手术期治疗学系制订了一系列综合性的围手术期超声课程,包括超声心动图和腹部、眼睛、气管和多种器官的超声检查,培训计划包括课堂教学、模拟教学和对患者的实际操作。该学系证实他们的教学努力在患者治疗领域所产生的效果。

犹他大学

犹他大学麻醉科为住院医师和专科医师培训医师制订了一个围手术期超声综合性培训计划。在附属退伍军人医院提供超声心动图服务(TEE、TTE 和应力超声心动图),每年开展近 1 000 超声检查。这为学员提供了丰富内容和临场检查操作的资源。课程亦包括了基于模拟人的培训内容。该学习体系亦提供在线免费引导式讲座、有趣的案例分享和问题库,并提供支付继续医学教育(CME)

学分的机会,在下面环节[3]中会进一步加以阐述。该项目的毕业生常规参加和通过 NBE 高级 PTeEXAM 考试。

肯塔基大学

肯塔基大学麻醉学系有一个长期存在且非常成功的住院医师 TEE 培训项目,该项目包含了手术室内教学、病例讨论、每周超声模拟人训练和在线学习。该项目的一个特点是内容丰富的视频库,学员需要复习这些内容以全面了解不同的疾病和异常状况。用于教学的超声模拟人亦能在任何时候提供给住院医师使用,以供其复习和独立进行技能训练。该计划为纵向项目,在第一年临床麻醉(CA-1)开始模拟培训时实施,但随着受训者进入心脏麻醉轮转,且高年级住院医师开展超声选修课时,其复杂性会增加。该课程包括在前两年心脏麻醉轮转(在第一年或第二年规范化培训)期间,每年有五天专门的 TEE 培训,在第三年规范化培训期间心脏麻醉轮转时有两周专门的 TEE 培训。此外,每月举行的"超声查房"被纳入每周能力确认培训会议之中("大查房")。该方法能让学员初步了解 TEE,并对今后在达到较高的临床水平时如何运用知识有一个更好的认知。多年来该小组一直在追踪培训效果。他们为与专家一起阅读超声心动图创造了大量机会(平均每个住院医师有 42 个病例以上的机会),且此类机会将来会不断增加。随着第一次 TEE 培训的结束,受训者的考试成绩亦有了显著提高(平均分数从课程前的 40.2 分提高到课程结束后的 87.5 分)(私下交流)。鼓励住院医师参加 NBE 的基础 PTeEXAM,参加考试的学生通过率为 100%。其他超声技能如经胸超声教学亦开展了培训,Sonosim 和 HeartWorks 模拟人在该培训之中使用。该小组亦在研发一种 OSCE 考试来测试受训者的知识掌握程度。

贝斯以色列女执事医疗中心

贝斯以色列女执事医疗中心(Beth Israel Deaconess Medical Center,BIDMC)麻醉、重症监护和疼痛医学部开发并采纳了一种内容丰富的方法用于围手术期超声教学,包括测量手部活动来评估灵巧性、书面考试评估知识掌握情况和组织 OSCE 考试评估工作流程。课程开始的一个月内安排有八节课,但后来演变成为贯穿整个培训计划的纵向性课程。从住院医师一年级开始,先是为期三周的模拟式课程(表 12-2),在 CA-1 开始培训时,住院医师首先参加一个新手训练营。

---

(3) http://medicine.utah.edu/anesthesiology/echo/(2017 年 11 月 6 日访问)。

表 12-2 贝斯以色列女执事医疗中心实习课程安排

天数	主题	活动内容
1	**基本物理**	•迎新会 •预备考试 •讲座:超声物理(第一部分) •讲座:超声引导下血管入路 •工作坊:超声引导下血管入路[鸡与气球模型及实际操作模拟人(Sarasota,FL)] •与教师互动提问
2	**物理、区域神经阻滞**	•跟班教学/自学 •讲座:超声物理(第 2 部分)和多普勒 •与教师互动提问 •讲座:超声机器概述和经人体模型成像基础 •工作坊:超声旋钮调节;组织模拟模型和血管入路 •讲座:上肢区域神经阻滞
3	**区域神经阻滞**	•工作坊:在人体模型讲解上肢局部解剖学 •讲座:下肢区域神经阻滞 •讲座:局部麻醉药 •讲座:神经丛主干阻滞 •案例学习:血管入路和区域神经阻滞
4	**心脏解剖**	•跟班教学/自学 •工作坊:在人体模型讲解下肢、上肢和神经丛主干阻滞 •讲座:探头位置和操纵,TEE 基本切面 •在 TEE 模拟人实际操作练习 •工作坊:使用自制心脏进行解剖
5	**TEE**	•跟班教学/自学 •阅读:TEE 基本切面和探头位置 •在 TEE 模拟人实际操作练习 •讲座:左心室功能和局部室壁运动异常 •在 TEE 模拟人实际操作练习
6	**TEE**	•跟班教学/自学 •讲座:右心室功能 •在 TEE 模拟人实际操作练习 •讲座:主动脉瓣 •案例研究:TEE •在 TEE 模拟人实际操作练习

续表

天数	主题	活动内容
7	TEE	• 跟班教学 / 自学 • 讲座：二尖瓣 • 在 TEE 模拟人实际操作练习 • 讲座：现场 TEE • 案例研究：TEE • 在 TEE 模拟人实际操作练习
8	TTE	• 讲座：TTE 成像平面和探头位置 • 在 TEE 模拟人实际操作练习 • 讲座：心包积液和填塞 • 在 TEE 模拟人实际操作练习
9	TTE	• 跟班教学 / 自学 • 复习：TTE 基本切面 • 在 TEE 模拟人实际操作练习 • 讲座：伪影及解剖变异（TEE 和 TTE） • 工作坊：在人体模型实施 TTE 和区域神经阻滞
10	TTE	• 跟班教学 / 自学 • 讲习班：血流动力学 • 在 TEE 模拟人实际操作练习 • 在 TEE 和 TTE 模拟人实际操作练习（包括血流动力学和病理学） • 案例学习：TTE 和 TEE
11	FAST/RUSH	• 跟班教学 / 自学 • 讲座：FAST，扩展 FAST 以及 RUSH 检查 • 互动式案例研究 TEE、TTE、FAST 以及 RUSH • 检查：交互式案例研究 TEE、TTE、FAST 和 RUSH • 工作坊：在人体模型实施 TTE、FAST 和肺超声
12	小结	• 跟班教学 / 自学 • 讲座：肺超声和 BLUE 步骤 • 复合模拟人培训：TEE、TTE、FAST 和 RUSH
13	末期	• TEE、TTE、FAST 和 RUSH 多种模拟人专业练习 • 后续测试 • 最终技能测试

FAST，创伤重点超声评估；RUSH，用于休克和低血压的快速超声检查；BLUE，紧急床旁肺部超声检查。

　　课程安排包括工作坊、现场模型和模拟人培训课程，每六至八周完成一次周期性培训，以确保学员在此期间持续学习围手术期所有超声技术（表 12-3）。

表 12-3　贝斯以色列女执事医疗中心围手术期超声课程要素

教学目标	工具	描述	衡量指标
知识	现场教学	•现场讲座 •在手术室中教师跟随指导学习	•培训前后在线测试
	苹果 iBooks（苹果，Cupertino，CA）	•自学 •3 种电子图书，包含：互动视频、提问和图表 •主题：物理、区域神经阻滞和 TEE	
	在线模块	•自学 •在线模块，包含：视频、提问和互动练习 •主题：TTE 和 TEE	
技能	高保真模拟人	•在 HeartWorks 模拟人和 ⅥMEDIX（CAE 加拿大）触觉模拟器练习 TTE、TEE、RUSH 和 FAST 考试技能（英国伦敦发明医疗有限公司）	•由触觉模拟器软件提供探头运动数据
	现场工作坊	•技能练习： 　○真人模型 　○任务模型：包括仿真模拟人、牛肉和鸡肉模型 　○猪心 •主题：区域神经阻滞、血管入路、肺超声、FAST 和 TTE	•对在真人模型上获得的图像质量和需要帮助情况进行评分
工作流程	互动式工作站	•工作流程工作坊环节 •监督手术室内的实践操作	•OSCE 考试

　　通过在线 LMS 对课程教学进行管理，并由一组专门设计的电子书提供支持，这些电子书为初学者在开始现场学习之前提供高度可视化的互动式体验。

　　现场培训环节包括重点问题、复习和基于问题的讨论，以强化学习以模拟人为基础的训练和对未知疾病的诊断。在 CA-1 和 CA-2 心脏轮转和将心脏麻醉和 TEE 作为高级选修课期间，住院医师能够将 TEE 技术应用于临床。他们还能在重症监护室和大血管麻醉轮转期间使用 TTE，并在区域神经阻滞、疼痛治疗和产科麻醉轮转中应用超声技术。通过在线 LMS 测试知识掌握程度，通过分析探头运动数据来评估技能操作情况，通过 OSCE 考试来评估工作流程[6]。熟练程度指数尚不足以用于评估培训总体效果。鼓励住院医师参加 NBE 举办的基础超声考试，并获得基础 TEE 资格证书。迄今，所有选择参加考试的住院医师均通过了考试，包括几名 CA-1 阶段的住院医师。

继续医学教育课程和针对毕业生的培训教学经验

无论是经培训掌握 TEE 技能的人,还是希望在后期职业生涯中学习 TEE 技能的人,在职业生涯中必须持之以恒的学习。

对于已经完成培训的学员,有一些不同的 CME 课程和培训项目来教授 TEE 技能。现场课程和工作坊容易参与,但其阶段化的教学方式更适于现有知识的巩固,而且能够实际操作的工作坊通常比较有限。

在线学习

心血管麻醉医师协会(SCA)[4] 提供了一个内容丰富的在线学习课程集,包括一系列课程和案例场景,让学员达到继续医学教育和病例的需求,如果通过 NBE PTeEXAM,即可获得 NBE 认证的基础超声心动图证书。SCA 亦提供与 iTeachU [5] 协作开展的高级教学方案。教学课程内容全面且设计周密,课程费用从 50 美元的单个主题课到 2 300 美金的完整课程不等。犹他大学麻醉科 [6] 的围手术期超声心动图学组提供了类似在线课程和病例演示,还包括现场研讨会和课程。

培训教学项目

3~5 天的培训教学可以让学员接受量身订制的小组教学,并将基于手术室的教学与模拟人和课堂教学结合起来。杜克大学麻醉学系和贝斯以色列女执事医疗中心等几所医院均提供了实习机会,但需缴纳高昂学费且要求脱产才能参加。因此,作为一种选择,犹他大学和贝斯以色列女执事医疗中心的一些教学项目亦为围手术期超声技能提供现场培训。该培训项目比其他方式更为昂贵,学习目标简单明了,为学员量身订制,因而对于一些设定特定目标的科室或小组来说相当具有吸引力,如掌握 3D 超声、为有经验的 TEE 操作者增加经胸超声或学习如何使用新设备。在购买新设备后,制造商亦能提供免费的学习机会,以帮助员工熟悉性能和工作流程。

结论

TEE 的学习包含了知识、技能和工作流程的复杂相互作用。传统的学徒模

---

(4) http://scahq.org/default.aspx(2017 年 11 月 6 日访问)。

(5) www.iteachu.com/catalogue/sca/(2017 年 11 月 6 日访问)。

(6) http://medicine.utah.edu/anesthesiology/echo/(2017 年 11 月 6 日访问)。

式是成功的培训方法,但需要大量的时间和足够的患者数量才能提供充分广度和深度的病例种类,受训者才能获得相应的操作技能。模拟教学是 TEE 教学的一个重要进展,从正常解剖逐步进展到异常解剖,无练习次数的限制且无损伤患者的风险,通过分析手部的动作来跟踪学员的培训情况。在课程培训中应用模拟教学,同时建立知识和工作流程技能,即可快速而成功地完成 TEE 学习。虽然还需要做更多的工作来制订评估指标,但现有的培训计划已经集中关注在类似的评估方法学上,包括最佳的模拟教学、在线学习和手术室内的学习等方法。

（陈宣伶 译,Yonggang Peng 校）

参 考 文 献

1. American Board of Anesthesiology. Applied Examination: Objective Structured Examination. www.theaba.org/PDFs/APPLIED-Exam/APPLIED-OSCE-ContentOutline (accessed November 17, 2017).

2. L. Yeh, M. Montealegre-Gallegos, F. Mahmood et al. Assessment of perioperative ultrasound workflow understanding: A consensus. *J Cardiothorac Vasc Anesth* 2016; 31: 197–202.

3. J. D. Mitchell, F. Mahmood, R. Bose, P. E. Hess, V. Wong, R. Matyal. Novel, multimodal approach for basic transesophageal echocardiographic teaching. *J Cardiothorac Vasc Anesth* 2014 Jun; 28(3): 800–9.

4. J. D. Mitchell, M. Montealegre-Gallegos, F. Mahmood, K. Owais, V. Wong, B. Ferla et al. Multimodal perioperative ultrasound course for interns allows for enhanced acquisition and retention of skills and knowledge. *A & A Case Reports* 2015 Oct; 5(7): 119–23.

5. F. Mahmood, R. Matyal, N. Skubas et al. Perioperative ultrasound training in anesthesiology: A call to action. *Anesth Analg* 2016; 122: 1794–804.

6. J. D. Mitchell, M. Montealegre-Gallegos, F. Mahmood et al. Multimodal perioperative ultrasound course for interns allows for enhanced acquisition and retention of skills and knowledge. *AA Case Rep* 2015; 5: 119–23.

7. R. Matyal, J. D. Mitchell, P. E. Hess et al. Simulator-based transesophageal echocardiographic training with motion analysis: a curriculum-based approach. *Anesthesiology* 2014; 121: 389–99.

8. N. A. Ferrero, A. V. Bortsov, H. Arora et al. Simulator training enhances resident performance in transesophageal echocardiography. *Anesthesiology* 2014; 120: 149–59.

第 13 章

围手术期医师学习床旁超声

Davinder Ramsingh and Jason Gatling

引言

早期超声设备很大,通常局限于影像学检查室(心内科,放射科和产科)。随着超声技术的发展,这些设备变得更小、更便携、更便宜且适用于床旁[1,2]。床旁超声(POCUS)是指在患者床旁使用便携式超声检查用于诊断和治疗[3]。Kendall 等描述了急诊超声的七个特征(框 13-1)[3]。

框 13-1　急诊超声的特征(如 Kendall 等所述)[3]

急诊超声应该
1. 有明确的目的,可改善患者预后
2. 专注且目标明确
3. 易于发现阳性结果
4. 技术易学
5. 易实施
6. 对临床决策有直接影响
7. 可在床旁执行

需着重指出的是美国医学会通过了一项决议(＃802),声明所有医学专业都有权力依据专业特定的实践标准使用超声[4]。在医院内,已证明 POCUS 在快速评估患者心脏、肺、血流动力学、血管、神经、眼和胃肠状态方面发挥了重要作用[5]。如同医学新技术常见的情况,POCUS 的临床价值在指南创建之前就已得到认可。重症监护和急诊医学引领了这一领域的发展,2001 年发布了第一份有关其应用的政策声明[6-9]。

在这些专业不断证明这种新型评估工具临床效用的同时,他们也在继续制订实践范围,资格认证,培训和能力评估指南。此外,一些急诊医学和重症监护学会已经制订教学计划,来建立 POCUS 熟练操作水平的标准[5,10,11]。实际上,急诊医学和重症监护医学均已将 POCUS 培训列为学员必须熟练掌握的主要操作指标[5,10,11]。

直到 2010 年前后,POCUS 围手术期的使用主要集中在建立中心静脉通路和区域麻醉。虽然超声的使用已明显改善急重症患者的疗效[12-15],POCUS 围手术期应用的最大潜力仍在探索中。POCUS 逐渐开始辅助用于解决各种围手术期问题,包括气道评估,胃容积确定,肺部病理学评估,腹腔游离液诊断及心血管功能评估[16-20]。近期发表的围手术期 POCUS 主题应用文章(表 13-1)呼吁麻醉医师采取行动,像其他急症护理专业所做的那样,开发一种结合使用 POCUS 的系统方法[5]。

表 13-1　围手术期超声当前和潜在用途

目标	判断,评估或操作指导
血管	引导建立中心和外周静脉通路,引导建立动脉通路,检测主动脉夹层,颈动脉评估
区域麻醉	引导周围神经阻滞,椎管内阻滞(脊椎麻醉,硬膜外阻滞)和躯干阻滞(椎旁神经节阻滞,腹横肌平面阻滞,腹直肌鞘阻滞)
肺	识别气胸,肺水肿,胸腔积液,肺炎;评估呼吸困难
腹部	评估出血(创伤重点超声评估:FAST);确定胃容积
心脏	评估心脏功能(收缩力,瓣膜功能,容量状态),检测心包积液,诊断心脏压塞
眼睛	检测颅内压升高(视神经鞘直径),视网膜脱离,玻璃体积血,晶状体脱位,球后血肿,异物
气道	预测困难喉镜检查(颈前部软组织),评估声带功能,指导环甲膜穿刺 / 环甲膜切开术,确定声门下气道直径 / 预测气管导管型号,检测喉罩位置,确认气管插管,指导气管切开术,检测气管导管位置,确定双腔气管导管位置,评估颈椎,提示重症监护室拔管失败原因
操作	确定是否需要导尿,引导胸腔穿刺和心包穿刺,检测起搏夺获,引导膀胱吸引,检测关节积液,引导脓肿引流

随着超声相关内容的增加,围手术期 POCUS 的有效性进一步得到美国麻醉学会(ABA)认证考试的支持,包括超声在心脏和血流动力学评估中的使用[21]。这一变化凸显了麻醉医师自 2017 年起对 POCUS 实用性日益增长的认识。然而,在认识到 POCUS 重要性的同时,还面临着培训围手术期操作者这项新技能的困境。

示范了一种将围手术期 POCUS 结合到麻醉学住院医师课程的培训方法。2011 年,书籍《全身》就制订了围手术期 POCUS 全面检查和培训计划[22]。该检查缩写为 FORESIGHT(重点围手术期风险评估超声检查,包括胃 - 腹部、血流动力学、经胸超声,图 13-1),用来评估其对住院医师教育和围手术期护理的影响。

F.O.R.S.I.G.H.T.全面的围术期超声检查

F　关注的
O　围术期
R　风险
S　超声显像
I　包含
G　胃-腹部
H　血流动力学
T　经胸壁超声

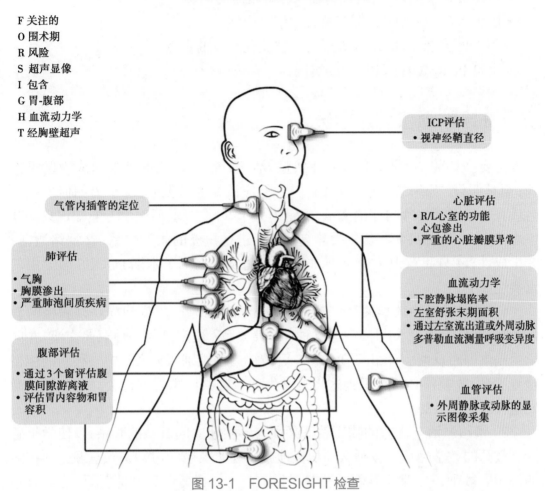

ICP评估
• 视神经鞘直径

气管内插管的定位

心脏评估
• R/L心室的功能
• 心包渗出
• 严重的心脏瓣膜异常

肺评估

• 气胸
• 胸膜渗出
• 严重肺泡间质疾病

血流动力学
• 下腔静脉塌陷率
• 左室舒张末期面积
• 通过左室流出道或外周动脉
多普勒血流测量呼吸变异度

腹部评估

• 通过3个窗评估腹
膜间隙游离液
• 评估胃内容物和胃
容积

血管评估
• 外周静脉或动脉的显
示图像采集

图 13-1　FORESIGHT 检查

　　该课程结构合理,并确定了教学和认证目标[22]。研究显示了麻醉住院医师对 POCUS 的兴趣,并强调了适当培训后的临床效用。

　　除了能够让住院医师快速广泛的使用这项技术,掌握适应证外,培训住院医师应对考试中出现的问题加以重视。ABA 认识到超声的重要性,在第 1 部分考试中两个部分的内容大纲[21]包含了这一科目(既往称"笔试")。在培训考试(ITE)(1) 中,超声图像通过视频来呈现问题。可以预测,POCUS 将被纳入 ABA 考试中新的目标结构临床考核(OSCE)部分(既往称"口试")。

　　随着麻醉学 POCUS 的持续开展,在确定实践范围、教学和资格认证方面,该专业将面临与其他急症护理专业相似的挑战。本章特别关注麻醉学住院医师培训项目中,围手术期 POCUS 培训教学框架的开发。所讨论的概念是在FORESIGHT 课程设计中使用的概念。本章组成部分包括:

---

(1)　www.theaba.org/TRAINING-PROGRAMS/In-training-Exam/Video-Questions(2017 年 11 月 18 日访问)。

- 参照成人学员差异,对优秀临床教师素质的回顾
- 围手术期 POCUS 培训有效教学策略介绍
- 用于评估 POCUS 培训效果的已被验证工具的重点
- 来自 FORSIGHT 课程中的实例

优秀临床教师和成人学员

　　需要强调的是,很少有研究评估过教学系统,如主治医师如何成为优秀教师;而是假设"如果您了解自己的学科,您应该能够教授它"。一篇如何成就一名优秀临床医学教师的评论文章,确定了五个共同主题,而医学专业知识只是其中之一[23]。其余四个非认知要素包括:①建立积极的教学关系;②情绪激活;③生成性;④自我意识[23]。每种非认知技能及其在围手术期 POCUS 教学中的重要性如下:

　　1. 建立积极的教学关系　优秀的临床教师必须与学生建立一种积极的教学关系,使学生愿意参与其中。这种"积极关系"被定义为一种双向交流,并向学生提供即时反馈[23]。由于 POCUS 可被视为各级别医务人员中一种新的体格检查工具,故教师必须意识到这将是学生和老师共同学习的机会。应该鼓励激发这种双向学习的环境。

　　2. 情绪激活　优秀的临床教师必须与学生建立起真诚的联系,以使学生感受到教师的教学热情。教师必须积极地激励起学员想学习知识并掌握这项技能的渴望。教师还应建议学生掌握这项目前尚不是必修临床技能,但可能具有临床相关性的技术方法。

　　3. 生成性　优秀的临床教师必须能够评估学生的能力并能够循序渐进地承担教学职责。由于 POCUS 教学涵盖的主题在所需的培训和实践水平上有很大差异(如膀胱扫描、主动脉瓣狭窄评估),POCUS 教学分级系统可能适合大多数住院医师。该系统从基础主题开始,在学生达到既定指标后再进一步学习。

　　4. 自我意识　优秀的临床教师必须对学生的反馈有敏锐洞察力,并主动根据学员特点不断改变教学方式。POCUS 教学直接关系到之前的超声教育 / 知识。特定的学者群体可能具有不同的超声经验[有些住院医师可能没有经验,有些在心脏麻醉轮转期间通过使用经食管超声心动图(TEE)有了一些经验,还有些人除了在心脏麻醉轮转期间积累的经验外,还通过选修课程拥有了丰富的 TEE 经验]。教师应了解不同学员的经验水平,调整教学策略以适应不同学员的个体需求。

成人学员

除了这些特征，一名优秀临床教师还需要了解"成人学员"的特征。"成人教育学"用于描述教授成人的方法和实践。与儿童教育策略（称为教育学）相比，有显著差异。教育学是从教师到学生的传统单向交流方式。在这种情况下，教师被视为唯一的信息传播者，所有学生都完全依赖于该教师的教学风格和知识储备。此外，教师可通过自己建立的评估系统来控制课程和决定学生的表现。这些都与成人教育学方法形成鲜明对比。成人教育学强调学生与教师之间自主和 / 或合作的学习方式。在这种模式下，学生对他们的学习经历有更多的控制权，并鼓励双向互动教育。最后，成人教育学的评估策略侧重于评估教学过程对学员职业活动的效用。而成人学员接受这些观念是医学教育的关键。有人认为，医学继续教育应用教育学模式的学习策略，对学员有害[24,25]。本书多个章节介绍了成人教育的各组成部分，示例参见第 3 章、第 14~18 章和第 20 章。

因此，要在医学教育中实施任何新的教学策略 / 课程，都需要多方位了解优秀教师具备的关键因素及成人学员的特征。为了开发围手术期 POCUS 教学课程，开发 FORESIGHT 课程的团队就利用了上述概念。

设计 POCUS 教学策略

获取超声图像首先需要选择正确的探头，并将其置于患者正确的位置，然后进行正确操作。超声图像的解读，需要在正常和病理条件下获取合适的图像知识。有证据表明，在教授 POCUS 方面，使用模型 / 模拟任务培训器比传统的讲课更有效[11]，模型对教授探头的选择，定位和操作非常有用。但超声结果可能仅限于正常的解剖和生理。有多种类型的超声任务培训器可供使用，当前市售的模拟设备具有以下功能：

• 连接模拟探头到笔记本电脑，并可选择在正常和异常情况下运行多个模块，以练习探头操作和解读生成图像

• 当模拟探头连接到笔记本电脑时，通过在模型上放置包含病理图像的"贴纸"显示预定的病理

• 使用"贴纸"将超声与模拟人整合在一起

• 在专用的超声模拟任务培训器上使用任何设备进行练习

（现有超声任务培训器的更多细节，参见第 17 章）供应商也提供了大规模培训模块库，囊括从超声基本指导到复杂技术，如左心室流出道（LVOT）直径和速率时间积分（VTI）计算的所有内容。模拟器提供了呈现病理状态的机会，

但可能需要实操中正确使用探头定位和操作,这对初学者而言非常重要。当前可用设备允许学员在模拟人上定位和操作探头,但通常显示病理结果的能力有限。

在理解了成人实习医师如何学习后,需要开发一门合适的教学课程,将这些原则纳入其中。工作组通过咨询(对美国麻醉学住院医师项目负责人进行调查,并咨询急诊医学和重症医学领域的 POCUS 专家)和参考美国毕业后医学教育认证委员会(ACGME)核心能力要求,制订了一门教学课程。该工作组最终为全身围手术期超声检查(FORESIGHT)制订了临床目标,主要课程包括:评估①心脏;②肺;③血流动力学状态;④腹部;⑤气道;⑥用于引导建立高级血管通路;和⑦颅内压(图 13-1)[22]。

心脏超声

强调选择心脏超声是因为围手术期心脏事件及其对患者预后会产生潜在影响。此外,研究证明与正式的超声心动图相比,使用 POCUS 经胸检查心肺系统是一种可靠的工具[26],并可教给非心脏科医师[27,28]。最近已经发布了非心脏科医师在重症监护病房(ICU)使用床旁心脏超声检查指南[28]。考虑到 ICU 和手术室(OR)间衔接工作的某些一致性,该课程纳入了一些相近的指导原则。

肺超声

围手术期涉及肺和胸膜的事件高发,且这些事件对患者预后有潜在影响,所以将肺部超声检查纳入了该课程。研究显示在重症监护病房,超声检测胸腔积液,肺实变和肺泡间质综合征比听诊或胸片更准确[29,30]。POCUS 也是检测气胸很有价值的工具[31,32]。因此,课程包括了气胸评估、空洞疾病评估和胸腔积液评估。

血流动力学监测

POCUS 包含了几种方法可以测定心室充盈压和容量反应性,这些围手术期常被关注的问题。特别是下腔静脉(IVC)塌陷率[33]及左室舒张末期面积减少已被证明是测量充盈压降低的准确方法[34-36],它们与超声获得的容量反应性动态预测指标一起纳入了该课程[37,38]。

腹部超声

创伤重点超声评估(FAST)[39]是创伤处理中临床超声研究最多[34]的例子,

并已纳入该课程。该检查可用于确定血流动力学不稳定的病因是否由继发于心包和 / 或腹膜间隙损伤导致游离液所致。麻醉医师已将 POCUS 检查用于评估胃内容物和胃容积[18,19]，最新的完全基于胃窦定性超声评估分级系统显示出与胃容积很高的相关性[19]。由于胃内容物与误吸风险有关，非常重要，因此课程包含了该内容。

气道超声

没有识别的错误放置气管导管(TT)会导致严重的并发症[9,40]。已证明 POCUS 可辅助确认气管插管和食管插管[41]，最近的一项研究表明 POCUS 能够成功验证气管中气管导管的正确位置[42]。基于这些原因，这项技术也被添加到课程中。

血管通路

使用超声辅助建立血管通路已不仅仅局限广泛用于建立中心静脉通路[43]。具体而言，已证明超声是困难外周静脉置管[44-45]和动脉置管可靠的辅助手段[46,47]。由于每天都要执行这些操作，在围手术期医学中，该技能的益处显而易见，因此也包含在本课程中。

颅内压评估

研究显示 POCUS 可根据视神经鞘直径(ONSD)的评估，快速检测出颅内压(ICP)升高[48]。ONSD 和 ICP 之间具有良好相关性。由于围手术期 ICP 升高对患者预后有潜在影响，因此决定添加此评估内容到课程中。

一旦主题确定，下一步就是开发教授这些主题课程的最佳策略。参与 FORESIGHT 课程的工作组实施了基于模型和模拟任务培训器使用的教学策略[22]，这种方法基于对 POCUS 教学的先前研究。研究表明对成人医学学员而言，这种教学策略比传统的教学方法更有效[25]。工作组为 POCUS 教学制订了两种不同的教学策略；一种策略是每周 20min 针对 FORESIGHT 超声检查目标讲座，紧接着 25min 人体模型练习；另一种策略是每月 2.5h 的课程，大约 60min 讲座，随后进行 1~1.5h 模型 / 模拟练习[22]。在这两种策略中，课程均侧重于成人学员，至少分配一半时间进行直接对等反馈动手训练[22,25]。此外，主题设定旨在解决学员日常临床实践中的关键问题。FORESIGHT 课程计划从首个实施年度的 8 月开始，然后每年重复(表 13-2)。

表 13-2　FORESIGHT 课程时间表

课程时间	主题
第 1 个月	课前测试 / 容量状态
第 2 个月	心脏
第 3 个月	肺
第 4 个月	血管通路
第 5 个月	其他主题
第 6 个月	容量状态
第 7 个月	心脏
第 8 个月	肺
第 9 个月	血管通路
第 10 个月	其他主题
第 11 个月	笔试和模型考试

该课程约每六个月重复一次,因此该课程将在每位麻醉住院医师规范化培训期间循环六次。FORESIGHT 工作组有意这样安排,以确保所有麻醉住院医师均能充分学习该课程。

关于评估培训过程中理解力的改善,RORESIGHT 工作组监督了整个培训期间考试获得分数的持续改善(请参阅"教学课程影响评估")。由于绝大多数 POCUS 主题对围手术期受训医师来说都是新的,因此 FORESIGHT 工作组试图重点设计具有内置重复功能的课程,以使得住院医师有多个学习这些主题的机会。

除确定应该提出什么主题外,决定主题顺序以优化学员的学习也很重要。FORESIGHT 工作组编排了既定课程主题的顺序,POCUS 概述、超声基础知识、面板调节成为首要主题。随后的 POCUS 主题难度逐渐增加。FORESIGHT 团队确定的顺序为:

1. 超声物理学
2. 容量状态 / 低血压机制的评估
3. 心脏
4. 肺
5. 血管通路
6. 其他高级主题

最后,FORESIGHT 工作组意识到,尽管课程是为住院医师教育设计的,但对指导教师的培训也至关重要。为鼓励教师培训,工作组为教师举办了单独的小组培训课程。每周提供一次讲课,以代替长达一小时的专题讲座。课程结构与住院医师相似(简短的教学演示后,在模型或模拟任务培训器上使用超声实践)。通过将针对教师的讲座与住院医师培训项目区分开来,使得主治医师可与其同辈一起学习这些主题课程,而无须为优先安排培训感到压力。

教学课程效果评估

一旦确定课程,接下来重要的是确定可用于评估其效果的工具;Kirkpatrick 教学模式是公认的评估新教学干预措施有效性的方法。该模式评估结果基于以下四个标准:

1. 参与者对培训内容的感受(反映和满意度)
2. 培训对提高认知的影响(学习和考试成绩)
3. 新信息的应用(干预的行为和执行)
4. 使用新培训技能改善患者医疗(临床影响)[49]

理想情况下,任何新的教学干预措施都应达到 Kirkpatrick 的第 4 级,围手术期 POCUS 的益处在每个 Kirkpatrick 级别均得以证实[16-20,22,50]。有些困难的是,很难证明教学干预措施与临床护理质量提高之间存在直接关系。

参与 FORESIGHT 考试的工作组使用 Kirkpatrick 模式,在不同时间段对参加培训学员进行评估。在每六个月课程结束时,行住院医师满意度调查(Kirkpatrick 1 级)和学习内容考试(Kirkpatrick 2 级)。每年对所有住院医师进行模拟实习,以评估学员执行超声检查的能力(Kirkpatrick 3 级)。评估具体内容为:图像质量、解剖结构识别、图像采集时间。经过一年培训并完成至少十次完整的 FORESIGHT 超声检查操作后,通过调查初级麻醉团队在 POCUS 研究后评估临床影响(Kirkpatrick 4 级)。更为重要的是,这项研究要求所有有记录的超声检查操作必须在一名已完成 50 次 FORESIGHT 超声检查操作后,获得科室认证的主治麻醉医师监督下进行[22]。需要指出的是,当前围手术期 POCUS 尚无认证流程,科室要求进行 50 次 FORESIGHT 超声检查操作是基于有限的证据,这些证据表明 POCUS 各主题培训可在 10~50 次超声检查操作后得以完成[51]。同样,尽管 POCUS 教学中对改进的定义具高度主观性,但文献支持分数提高 20% 则代表有改进[22-52]。

围手术期 POCUS 课程的重点

本节重点介绍围手术期 POCUS 课程的主要概念,以及如何利用已有概念对主题课程进行有效教学提供范例。主要题目包括:

1. 超声物理学知识及旋钮调节
2. 前负荷及容量反应性

3. 心脏状态及休克机制评估

4. 肺和气道评估

5. 血管通路

6. 其他主题

超声物理学知识及探头选择

学员常认为,掌握超声物理学知识这部分内容极具挑战性。为鼓励大家学习好这部分内容,老师必须先了解学员的基础(各医学受训者之间差异显著),并高度重视与临床的相关性。如先演示如何调整超声设备改善图像质量,再解释相关超声基础知识可能会取得较好效果。这种方法可用于讲解旋钮调节、探头类型、图像声窗采集(图 13-2)。

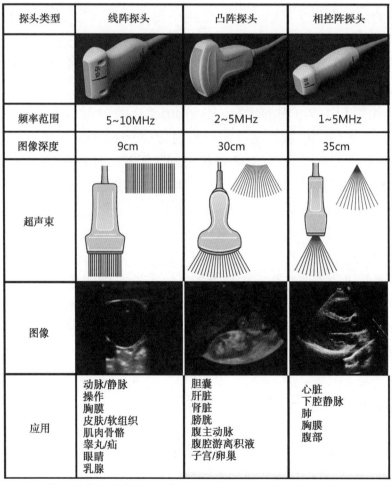

探头类型	线阵探头	凸阵探头	相控阵探头
频率范围	5~10MHz	2~5MHz	1~5MHz
图像深度	9cm	30cm	35cm
超声束			
图像			
应用	动脉/静脉 操作 胸膜 皮肤/软组织 肌肉骨骼 睾丸/疝 眼睛 乳腺	胆囊 肝脏 肾脏 膀胱 腹主动脉 腹腔游离积液 子宫/卵巢	心脏 下腔静脉 肺 胸膜 腹部

图 13-2　常用超声探头类型(改编自 N. J. Soni,R. Arntfield,P. Kory. Point of Care Ultrasound. Philadelphia:Saunders,2015,图 3-5)

如附加视频文件演示如何通过选用不同特性的超声探头（如高频与低频）改变超声图像。最后，演示如何操纵超声探头和用术语来定义这些探头运动至关重要，这是学员学习如何提高自己的超声技能的关键（图 13-3）。

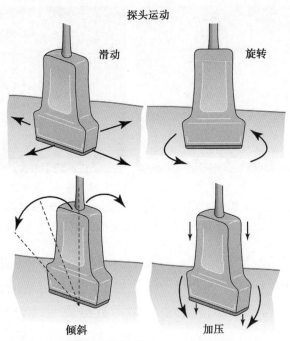

探头运动

滑动　　　　旋转

倾斜　　　　加压

图 13-3　超声探头的操作。通过探头的三个主要运动，完成目标结构聚焦：①倾斜，左 - 右方向扫描（用于将目标结构置于屏幕中央）；②角度，前 - 后方向扫描；③旋转（顺时针 - 逆时针）（改编自 N. J. Soni，R. Arntfield，P. Kory. Point of Care Ultrasound. Philadelphia：Saunders，2015，图 4-4）

前负荷与容量反应性

液体管理是围手术期管理非常重要的内容。如何将 POCUS 在该领域的作用用于教学，关键在将 POCUS 和现行评估围手术期前负荷及容量反应性的方法间建立联系。如在某些情况下（如无自主呼吸且给予相对较大潮气量正压通气），源自有创动脉的脉搏压变异率（PPV）可预测容量反应性[53]。为验证使用超声评估前负荷，我们可通过比较超声技术（脉冲波多普勒）与 PPV 间的高度相关性来证明[37,38,54]。

超声技术进行 IVC 直径测量也被证明与临床常用参数中心静脉压有很好相关性[33]。研究显示，IVC 直径及其在最大吸气负压时塌陷程度与右心房压力有关。将低频探头置于剑突下矢状面可获得 IVC 各测量值(图 13-4)。需要注意的是,由于胸内压的变化,自主呼吸吸气时 IVC 直径减小,而机械通气吸气时 IVC 直径增加。已有 IVC 测量与右房压对应相关性的指南[55,56]。

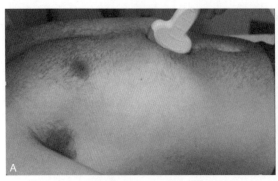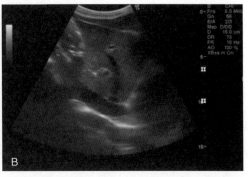

图 13-4　IVC 直径测量。图示为测量 IVC 直径时超声探头在模特身上的位置(使用凸阵探头或相控阵探头)(A)及超声图像(B)(摘自 D. Ramsingh. Perioperative Point of Care Ultrasound Educational Manual,电子版;http://www.foresightultrasound.com/ebook,2017 年 11 月 18 日访问)

另一种有助确定心血管充盈压的方法,包括从胸骨旁短轴切面直接测量左室舒张末面积(LVEDA)。一些研究显示使用 LVEDA 可帮助预测机械通气下患者的前负荷状态[35-37]。这些研究的主要参考数据表明,LVEDA 小于 $8cm^2$ 提示充盈压降低。

与中心静脉压(CVP)相似,测量 IVC 直径或 LVEDA 都是对容量状态的"静态"测量;个体反应存在差异,且患者可能不会对容量负荷做出预期反应[57,58]。此外,由心排出量减少造成的组织氧合受损,可能不能通过这些静态参数确定[59]。因此,虽然这些评估指标可能比评估低血容量的微创指标如尿量更可靠,但它们并不总能预测容量反应性。

相比之下,动态流量参数可用来预测患者的容量反应性;容量反应性通常定义为:给予容量负荷后每搏量增加 10%(Frank-Starling 曲线上升支)。动态流量参数要求不只是记录静态测量值,还包括几个心动周期中这些测量值间的比较。这使得监测机械通气期间,胸内压变化对血流动力学的影响成为可能。简言之,这种心肺相互作用是基于机械通气过程中有控制的循环吸气和呼气,从而引起胸内压有规律变化。这一周期性变化在一定程度上改变心脏的充盈状态,这与患者血管内容量有关。一个用于指导控制通气期间液体治疗动态参数的实例是 POCUS 评估 IVC 塌陷率(dIVC)。使用 18% 的变化阈值,dIVC 区分患者对容量负荷有无反应的灵敏度为 90%,特异性 90%[33]。使用 POCUS 确定容量状态更复杂的方法包括:使用多普勒超声测量血流曲线下的面积(VTI),用于传输搏动的全身血流结构。如一旦获得心尖部四腔心切面,对通过 LVOT 测得 VTI 在机械正压通气期间与呼吸变异度间关系的评估,显示了容量反应性(图 13-5)[37,38]。

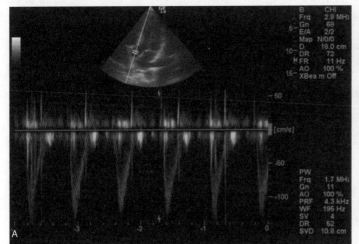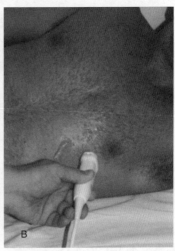

图 13-5　流速时间积分(VTI)。(A)从 LVOT 得到 VTI 波形图像。(B)探头(相控阵探头)位置图示(第 6 肋间乳头下侧指示点指向 3 点位置)(摘自 D. Ramsingh. Perioperative Point of Care Ultrasound Educational Manual,电子版;http://www.foresightultrasound.com/ebook,2017 年 11 月 18 日访问)

　　此参数的正确解读依赖于具有稳定吸气正压的控制性机械通气。在此情况下,VTI 的呼吸变异度增加表明"前负荷依赖性"增加或容量负荷后心排血量增加。经过大量容量反应性动态指标的测量研究,目前普遍认为 15% 到 20%VTI 变异度表明患者有"容量反应性"。Feissel 等发现,横跨主动脉最大流速的呼吸变异度大于 12% 或 VTI 变异度大于 20% 是容量反应性预测指标[60]。同样的概念也适用于肱动脉和其他外周动脉的类似测量[38,39,55]。

POCUS 评估前负荷和容量反应性的教学

　　探头位置对测量 IVC 直径至关重要;即使探头刚好与腔静脉长轴对齐,但未在长轴中心位置,也会导致 IVC 直径假低值(所谓圆柱效应)。因此,需要在患者身上教授探头准确定位。住院医师除学习获取图像外,还需了解如何进行超声测量。在进行 POCUS 实操前,可通过超声图像库先期学习。由于探头放置位置非常重要,且模拟设备一般无法复制通气相关的 IVC 变化,因此教授此技术需在患者身上练习。(虽然住院医师使用超声图像库中的视频剪辑可以练习 IVC 测量,但并不能保证探头位置的正确。)

心脏状态和休克机制的评估

　　其他医学专业(急诊和重症监护)已使用超声辅助管理休克患者及进行心脏

总体评估很多年。为了支持所有围手术期医师进行这部分培训,应强调围手术期培训设置应与急诊和 ICU 有相同的特性。重点是主要评估工具不应因患者的位置而改变,特别是有重要证据支持特定优势的技术(如超声)。因此,当涉及本节教学时,应突出说明其在其他医疗环境中在患者身上已经证实的实用性。如一项 ICU 进行的研究表明,当患者进入 ICU 时即行 POCUS 检查,25% 的最初诊断会被此结果修改[61]。因此,将围手术期医师与其他专家评估休克机制的实用 POCUS 文献联系起来,是引发学员学习兴趣的一个重要方法。最后,强调围手术期床旁心脏检查也非常重要。"FATE"(重点评估经胸超声心动图;http://usabcd.org/sites/default/files/FATE_card_Prof_Erik_Sloth.pdf,2017 年 11 月 9 日访问)检查是由围手术期医师设计的一项已经验证的检查,并已证明对患者临床管理有显著的积极影响[62,63]。

FAST POCUS 检查

　　FAST(图 13-6)检查大多数临床研究对象是创伤患者[64,65]。

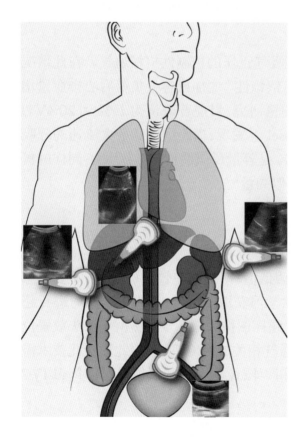

图 13-6　使用凸阵探头或相控阵探头进行 FAST 检查(1. 右上象限,2. 剑突下,3. 左上象限,4. 盆腔上)(摘自 D. Ramsingh. Perioperative Point of Care Ultrasound Educational Manual, 电子版;http://www.foresightultrasound.com/ebook,2017 年 11 月 18 日访问)

　　创伤患者行 POCUS 检查的目的是:快速识别腹腔、腹膜后间隙、心包或胸腔游离液(通常是血液)。已证明 FAST 检查能可靠检出大于 200ml 的体腔游离液。适应证包括：急性钝性或穿透性躯干创伤、妊娠创伤、小儿创伤、亚急性躯干创伤。围手术期医师应用该检查，可迅速确定血流动力学不稳定是否由继发于心脏或腹部创伤引起的出血所致。

研究显示，20%~40% 有严重腹部损伤患者，其最初的腹部体检可能是正常的[66,67]。在病情不稳定的患者中，FAST 检查已被证明是检测临床严重腹腔积血、血胸或血性心包积液十分有效的工具[39,64,68-70]。FAST 检查的价值并不仅限于创伤患者，术后低血压患者也可从 FAST 检查中获益。

FAST 培训

模拟器可用于培训住院医师进行 FAST 检查。与只有把探头放在"标签"位置才显示图像的设备相比，根据探头位置准确显示图像的设备更有用。同样，由于探头位置至关重要，因此患者床旁检查也是教学的一项基本要素。

心功能评估

与心导管室正式的超声心动图相比，事实证明，使用 POCUS 技术对心肺系统进行经胸超声检查结果也是可靠的[71]。POCUS 在评估整体左室（LV）功能、腹主动脉直径及心包积液方面，与 TEE 检查有很高相关性（r ≥ 0.92）[73]。同样，对右室功能和瓣膜功能（除外主动脉瓣狭窄）评估，两者也具有相关性（$r > 0.81$）[72]。对心功能和容量状态的评估，已证实 POCUS 心脏检查与肺动脉导管（PAC）数据具有良好相关性[71]。胸骨旁短轴切面特别适合评估心功能。将相控阵探头置于左侧胸骨旁第 3 或第 4 肋间，指示点指向 2~3 点位置可获取这一切面（图 13-7）。

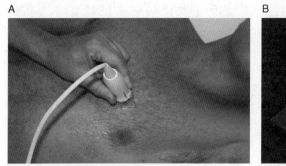
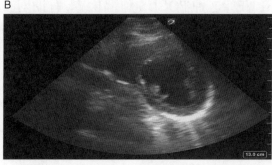

图 13-7　经胸心脏功能评估。（A）胸骨旁短轴切面探头（相控阵）位置（胸骨旁第三肋间指示点指向 2 点位置）。（B）胸骨旁短轴切面测量左室舒张末期面积的超声影像（摘自 D. Ramsingh. Perioperative Point of Care Ultrasound Educational Manual，电子版；http://www.foresightultrasound.com/ebook，2017 年 11 月 18 日访问）

这一切面已纳入 POCUS 检查用于评估急诊患者[39]。如已证明十个由讲座、录像回顾、图像获取和解读演示组成的一小时教学课程,足以培训非心脏科医师执行和解读经胸超声心动图(TTE)检查评估 LV 功能[27,28]。

非心脏病专家已经发布了重症监护室床旁心脏超声指南[28]。指南建议课程应包括常识(如 TTE 和 TEE 的适应证和禁忌证,超声物理学知识,心脏标准切面获取),心脏评估(如评估瓣膜及主动脉疾病,心力衰竭,心脏压塞)和特殊问题(如评估低血压,心排出量计算,各心腔大小测量,节段性室壁运动异常,血栓检测)。鉴于手术室与 ICU 工作的相关性和某些相似性,围手术期医师采取类似的指南是可以获益的。

心脏功能评估培训

TEE 的使用和解读应是而今心胸麻醉的基础培训,而床旁 TTE 培训应在具有 TEE 评估能力基础上进行。TTE 可通过模拟设备演示动态变化来教授,这些设备优于显示静态图像的模拟器(参见第 12 章和第 17 章)。同其他 POCUS 培训一样,没有什么能取代由熟练的临床医师对真实患者进行评估的床旁指导。

肺部和气道评估

如心脏评估部分所述,应采用类似方法突出肺部和气道超声对围手术期医学的作用。有研究显示,在重症监护室,超声用于检测胸腔积液、肺实变和肺泡间质综合征比肺部听诊或胸片更准确[29,30]。此外,研究表明,即使使用便携手持超声设备,初学者也可检测出肺部病变(如超声肺部"彗星征"),准确性与使用全功能系统超声的经验丰富的超声科医师结果相同[73,74]。

已证明,紧急床旁肺部超声(bedside lung ultrasound in an emergency,BLUE),这种 POCUS 肺部检查,有助对重症监护呼吸衰竭患者的评估[75],对每侧胸部进行四点检查,诊断呼吸衰竭原因的准确性超过 90%(图 13-8)。

位点1　　　　　　　　　　　　　位点2

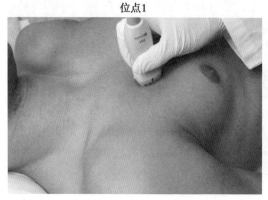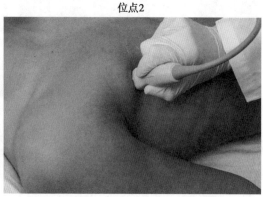

位点3　　　　　　　　　　　　　　　　　　　位点4

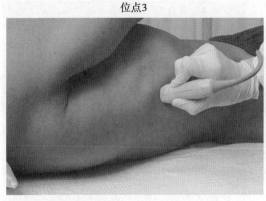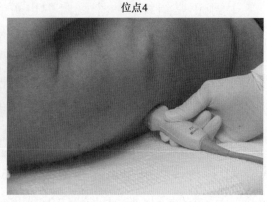

图 13-8　紧急床旁肺部超声检查。点 1 位于锁骨中线大概第二肋间。点 2 位于腋前线大概第五肋间,男性一般在乳头旁。点 3 位于膈肌与腋中线交点。点 4 也叫后侧肺泡胸膜综合征(PLAPS)点,即膈肌向后与腋后线交点。注意患者后背旋转离开床面,探头指向天花板(摘自 N. J. Soni,R. Arntfield,P. Kory. Point of Care Ultrasound. Philadelphia:Saunders,2015,图 8-6)

　　"胸膜滑动征"是由脏层胸膜与壁层胸膜相对运动形成的闪烁影像,能有效排除扫描区域的气胸和胸腔积液。"A 线"发生于胸膜腔内无液体和气体的通气肺内,由胸膜线等间隔重复出现产生(图 13-9)。

　　"A 线"产生的原理是肺实质内的空气阻止超声波穿透胸膜,从而导致回响,形成与胸膜线相同的线,距离等于换能器与胸膜间距离。A 线并不表示肺组织无病变,它可存在于哮喘、慢性阻塞性肺疾病、肺栓塞,或通气状态下的肺及无气胸、胸腔积液、血胸时的任何情况。

　　当肺间质内存在液体(如肺水肿、肺炎等)或慢性纤维化时可产生 B 线(图 13-10)。

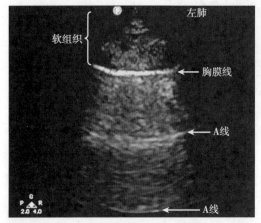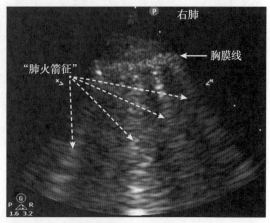

图 13-9　"A 线"回声伪影。在胸膜线深部看到的平行的高回声线,与探头到胸膜线的距离相同(摘自 N. J. Soni,R. Arntfield,P. Kory. Point of Care Ultrasound. Philadelphia:Saunders,2015,图 9-2)

图 13-10　B 线图案,也叫"肺火箭征"或"彗星尾征"。肺间质因液体或瘢痕增宽时可见(摘自 N. J. Soni,R. Arntfield,P. Kory. Point of Care Ultrasound. Philadelphia:Saunders,2015,图 9-5)

由于正常组织在一个视野中也可看到单条 B 线,故通常建议一个视野中必须看到 3 条 B 线才代表病理改变。前胸壁扫描出现多处对称的 B 线,提示肺水肿,而非对称性 B 线则提示肺炎、肺部瘢痕或呼吸窘迫综合征。

因肺炎或肺不张造成肺实变,使得超声波可穿透观察肺实质变化。由于实变的肺组织类似于肝脏,有时被称为肺"肝样变"(图 13-11)。

已有研究证实,围手术期可使用 POCUS 来确定气管插管位置(图 13-12)[20]。

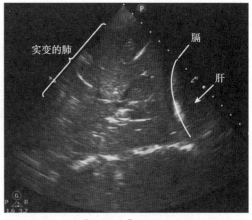

图 13-11　肺"肝样变"。肺泡实变图像回声强度类似于肝脏(摘自 N. J. Soni, R. Arntfield, P. Kory. Point of Care Ultrasound. Philadelphia: Saunders, 2015, 图 9-7)

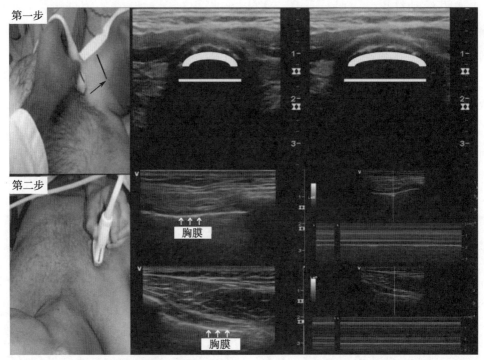

图 13-12　肺树与肺扩张超声研究(PLUS)检查。第一步:气管扩张评估 - 将超声探头横向置于颈前,大约胸骨上切迹 2cm,扫描 cranially 到环甲膜。气管内套囊的标志,是气管扩张伴球囊膨胀。第一步:图示中左图显示非扩张的气管,右侧显示继发于球囊膨胀扩张的气管。无气管扩张表明气管内套囊不在检测区。第二步:胸膜滑动评估 - 超声探头垂直置于双侧前胸第三肋间锁骨中线位置。通过检测呼吸时,两层胸膜间水平运动评估肺扩张。使用 M 模式有助于胸膜滑动征的评估。第二步检查中上图为正常胸膜滑动征,M 模式下存在胸膜运动;下图没有胸膜滑动征,M 模式下没有显示胸膜运动(摘自 D. Ramsingh. Perioperative Point of Care Ultrasound Educational Manual,电子版;http://www.foresightultrasound.com/ebook,2017 年 11 月 18 日访问)

肺评估教学

由于探头位置在肺的评估中不像在其他评估应用中那么重要（只需把探头置于肋间），能够显示病理状况的模拟器非常适合用于此技术的教学。

建立静脉通路

使用超声建立静脉通路，目前是放置中心静脉导管的常规操作。围手术期教学应强调使用超声建立静脉通路降低置管失败、误穿动脉、引发血肿、气胸等风险的重要性[45]。此外，研究已证明，超声是非常可靠的辅助困难静脉置管[43,44]和动脉置管[46,47]的手段。研究表明，使用超声建立外周静脉通路同样能大大提高成功率[76]。

高级静脉通路教学

模拟器非常适合教授在正常解剖结构下，使用超声放置中心静脉导管。（使用模拟器培训中心静脉置管的教学，参见第 17 章。）而使用超声指导困难外周静脉或动脉置管，可能更适合在床旁进行。

其他主题

围手术期 POCUS 的价值仍处于继续探索阶段，在教授这部分内容时应强调这一点。另外两个 POCUS 应用的热点新兴领域，是胃容量评估及颅内压评估。

胃容量评估

POCUS 已被用于评估胃内容物及容量[18,19]，最新的完全基于胃窦超声定性评估分级系统显示，与预测胃容量有很高相关性（图 13-13）[19]。

Perlas 等报道了超声在仰卧位及右侧卧位胃窦内均可见液体，提示有临床意义的胃内容物（180ml ± 83ml）[18]。POCUS 检测胃容量，为评估误吸风险提供了又一种方法。

颅内压评估

事实证明，基于对视神经鞘直径的测量，POCUS 可用于快速评估颅内压。视神经鞘与硬脑膜相连续，脑脊液通过视神经鞘内有小梁的蛛网膜间隙循环。视神经鞘直径与颅内压间关系已得到公认[77,78]。超声检测颅内压升高的敏感性为 96%，特异性为 80%[79]。距视网膜约 2mm 位置的视神经鞘直径大于 5.2mm，提示颅内压升高（图 13-14）。

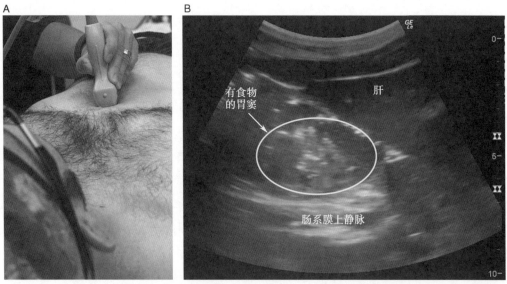

图 13-13　胃超声。胃窦超声及胃容量评估的测量;(A)获取胃窦切面超声探头(凸阵探头)的位置。(B)超声图像(摘自 D. Ramsingh. Perioperative Point of Care Ultrasound Educational Manual,电子版;http://www.foresightultrasound.com/ebook,2017 年 11 月 18 日访问)

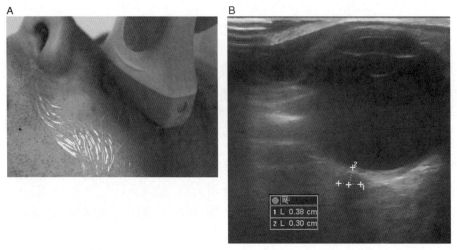

图 13-14　视神经鞘直径超声。(A)探头(线阵探头)位置。(B)超声图像(摘自 D. Ramsingh. Perioperative Point of Care Ultrasound Educational Manual,电子版;http:// www.foresightultrasound.com/ebook,2017 年 11 月 18 日访问)

其他主题教学

　　这两项技术都需要床旁教授。鼓励学员去评估其他可能的新兴领域是改善学习效果的另一策略。

结论

以上评述表明,围手术期 POCUS 对围手术期医师的帮助远不限于中心静脉穿刺和区域阻滞,POCUS 在重症医学中变得越来越重要[80],且其对围手术期领域的积极影响已经显现[4,81,82]。重症医学协会、美国胸科医师协会、美国外科协会已经教授了进阶的超声课程多年。作为围手术期领域的重症监护医师,POCUS 对麻醉医师的帮助贯穿整个围手术期,包括术前评估、术中管理及术后恢复。我们还需考虑成人学员之间的差异和结合基于模型与模拟教育策略的重要性。考虑到这一点,目前已设立了若干对应课程[23,81]。

需要再次强调的是,无论是探头放置和操作,还是正常和异常发现都需要被教授。目前可用的各种模拟器均有其优缺点。模拟器发展迅速,不断创新有望带来更好的教学成果的可能性。专注于区分正常与异常发现的模拟器是有用的,但对于初学者而言,可能同时提供这两种练习的模拟器更有价值。但归根结底,几乎没有什么可替代在该领域专家的监督下,对更多的患者进行床旁教学练习,更有助于医学生学习。

进入二十一世纪,随着 POCUS 在手术室(OR)的普及,围手术期医师必须准备好有效地学习使用该技术,以提高对患者的管理水平。制订结构化课程及教育方法至关重要,需进一步在自己的专业里发展该领域,以确立它能帮助围手术期医师在学习使用这一设备后,进一步提升在患者管理模式中的顶尖地位。

（魏越、李红培　译，Yonggang Peng　校）

参 考 文 献

1. J. S. Alpert, J. Mladenovic, D. B. Hellmann. Should a hand-carried ultrasound machine become standard equipment for every internist? *Am J Med* 2009; 122: 1–3.

2. C. Prinz, J. U. Voigt. Diagnostic accuracy of a hand-held ultrasound scanner in routine patients referred for echocardiography. *J Am Soc Echocardiogr* 2011; 24: 111–16.

3. J. L. Kendall, S. R. Hoffenberg, R. S. Smith. History of emergency and critical care ultrasound: The evolution of a new imaging paradigm. *Crit Care Med* 2007; 35(Suppl 5): S126–30.

4. American Medical Association. House of Delegates Policy H-230.960. Privileging for Ultrasound Imaging. https://searchpf.ama-assn.org/SearchML/searchDetails.action?uri=%2FAMADoc%2FHOD.xml-0-1591.xml (accessed April 28, 2017).

5. F. Mahmood, R. Matyal, N. Skubas et al. Perioperative ultrasound training in anesthesiology: A call to action. *Anesth Analg* 2016; 122: 1794–804.

6. E. Cardenas. Emergency medicine ultrasound policies and reimbursement guidelines. *Emerg Med Clin North Am* 2004; 22: 829–38.

7. American College of Emergency Physicians. American college of emergency physicians. ACEP ultrasound guidelines – 2001. *Ann Emerg Med* 2001; 38: 470–81.

8. A. J. Labovitz, V. E. Noble, M. Bierig et al. Focused cardiac ultrasound in the emergent setting: A consensus statement of the American Society of Echocardiography and American College of Emergency Physicians. *J Am Soc Echocardiogr* 2010;

23: 1225–30.

9. S. Price, G. Via, F. Guarracino et al. Echocardiography practice, training and accreditation in the intensive care: Document for the World Interactive Network Focused on Critical Ultrasound (WINFOCUS). *Cardiovasc Ultrasound* 2008; 6: 49.

10. American College of Emergency Physicians. Policy statement: Ultrasound guidelines: Emergency, point-of-care, and clinical ultrasound guidelines in medicine. www.acep.org/Clinical---Practice-Management/Ultrasound/ (accessed November 18, 2017).

11. International Federation for Emergency Medicine. Point-of-care ultrasound curriculum guidelines. 2014. www.ifem.cc/wp-content/uploads/2016/07/IFEM-Point-of-Care-Ultrasound-Curriculum-Guidelines-2014.pdf (accessed November 18, 2017).

12. AHRQ issues critical analysis of patient safety practices. *Qual Lett Healthc Lead* 2001; 13: 8–12.

13. D. Hind, N. Calvert, R. McWilliams et al. Ultrasonic locating devices for central venous cannulation: Meta-analysis. *BMJ* 2003; 327: 361.

14. J. M. Neal, R. Brull, J. L. Horn et al. The Second American Society of Regional Anesthesia and Pain Medicine evidence-based medicine assessment of ultrasound-guided regional anesthesia: Executive summary. *Reg Anesth Pain Med* 2016; 41: 181–94.

15. A. G. Randolph, D. J. Cook, C. A. Gonzales, C. G. Pribble. Ultrasound guidance for placement of central venous catheters: A meta-analysis of the literature. *Crit Care Med* 1996; 24: 2053–8.

16. D. J. Canty, C. F. Royse, D. Kilpatrick et al. The impact of focused transthoracic echocardiography in the pre-operative clinic. *Anaesthesia* 2012; 67: 618–25.

17. B. Cowie. Three years' experience of focused cardiovascular ultrasound in the peri-operative period. *Anaesthesia* 2011; 66: 268–73.

18. A. Perlas, V. W. Chan, C. M. Lupu et al. Ultrasound assessment of gastric content and volume. *Anesthesiology* 2009; 111: 82–9.

19. A. Perlas, L. Davis, M. Khan et al. Gastric sonography in the fasted surgical patient: a prospective descriptive study. *Anesth Analg* 2011; 113: 93–7.

20. D. Ramsingh, E. Frank, R. Haughton et al. Auscultation versus point-of-care ultrasound to determine endotracheal versus bronchial intubation: A diagnostic accuracy study. *Anesthesiology* 2016; 124: 1012–20.

21. The American Board of Anesthesiology. Primary certification content outline. www.theaba.org/PDFs/BASIC-Exam/Basic-and-Advanced-ContentOutline (accessed November 8, 2017).

22. D. Ramsingh, J. Rinehart, Z. Kain et al. Impact assessment of perioperative point-of-care ultrasound training on anesthesiology residents. *Anesthesiology* 2015; 123: 670–82.

23. G. Sutkin, E. Wagner, I Harris, R. Schiffer. What makes a good clinical teacher in medicine? A review of the literature. *Acad Med* 2008; 83: 452–66.

24. M. S. Knowles, E. F. Holton, R. A. Swanson. *The Adult Learner: The Definitive Classic in Adult Education and Human Resource Development*, 7th edn. New York: Routledge, 2012.

25. D. Ramsingh, B. Alexander, K. Le et al. Comparison of the didactic lecture with the simulation/model approach for the teaching of a novel perioperative ultrasound curriculum to anesthesiology residents. *J Clin Anesth* 2014; 26: 443–54.

26. G. N. Andersen, B. O. Haugen, T. Graven et al. Feasibility and reliability of point-of-care pocket-sized echocardiography. *Eur J Echocardiogr* 2011; 12: 665–70.

27. A. R. Manasia, H. M. Nagaraj, R. B. Kodali et al. Feasibility and potential clinical utility of goal-directed transthoracic echocardiography performed by noncardiologist intensivists using a small hand-carried device (SonoHeart) in critically ill patients. *J Cardiothorac Vasc Anesth* 2005; 19: 155–9.

28. R. M. Mazraeshahi, J. C. Farmer, D. T. Porembka. A suggested curriculum in echocardiography for critical care physicians. *Crit Care Med* 2007; 35(Suppl 8): S431–3.

29. D. Lichtenstein, I. Goldstein, E. Mourgeon et al. Comparative diagnostic performances of auscultation, chest radiography, and lung ultrasonography in acute respiratory distress syndrome. *Anesthesiology* 2004; 100: 9–15.

30. P. Vignon, C. Chastagner, V. Berkane et al. Quantitative assessment of pleural effusion in critically ill patients by means of ultrasonography. *Crit Care Med* 2005; 33: 1757–63.

31. B. Bouhemad, M. Zhang, Q. Lu, J. J. Rouby. Clinical review: Bedside lung ultrasound in critical care practice. *Crit Care* 2007; 11: 205.

32. K. Ueda, W. Ahmed, A. F. Ross. Intraoperative pneumothorax identified with transthoracic ultrasound. *Anesthesiology* 2011; 115: 653–5.

33. C. Barbier, Y. Loubieres, C. Schmit et al. Respiratory changes in inferior vena cava diameter are helpful in predicting fluid responsiveness in ventilated septic patients. *Intensive Care Med* 2004; 30: 1740–6.

34. L. M. Gillman, C. G. Ball, N. Panebianco et al. Clinician performed resuscitative ultrasonography for the initial evaluation and resuscitation of trauma. *Scand J Trauma Resusc Emerg Med* 2009; 17: 34.

35. K. Scheuren, M. N. Wente, C. Hainer et al. Left ventricular end-diastolic area is a measure of cardiac preload in patients with early septic shock. *Eur J Anaesthesiol* 2009; 26: 759–65.

36. B. Subramaniam, D. Talmor. Echocardiography for management of hypotension in the intensive care unit. *Crit Care Med* 2007; 35(Suppl 8): S401–7.

37. O. Broch, J. Renner, M. Gruenewald et al. Variation of left ventricular outflow tract velocity and global end-diastolic volume index reliably predict fluid responsiveness in cardiac surgery patients. *J Crit Care* 2012; 27: 325 e7–e13.

38. C. Charron, V. Caille, F. Jardin, A. Vieillard-Baron. Echocardiographic measurement of fluid responsiveness. *Curr Opin Crit Care* 2006; 12: 249–54.

39. G. S. Rozycki, M. G. Ochsner, J. A. Schmidt et al. A prospective study of surgeon-performed ultrasound as the primary adjuvant modality for injured patient assessment. *J Trauma* 1995; 39: 492–8.

40. R. L. Keenan, C. P. Boyan. Cardiac arrest due to anesthesia: A study of incidence and causes. *JAMA* 1985; 253: 2373–7.

41. J. E. Utting, T. C. Gray, F. C. Shelley. Human misadventure in anaesthesia. *Can Anaesth Soc J* 1979; 26: 472–8.

42. B. Muslu, H. Sert, A. Kaya et al. Use of sonography for rapid identification of esophageal and tracheal intubations in adult patients. *J Ultrasound Med* 2011; 30: 671–6.

43. W. Brunel, D. L. Coleman, D. E. Schwartz et al. Assessment of routine chest roentgenograms and the physical examination to confirm endotracheal tube position. *Chest* 1989; 96: 1043–5.

44. T. G. Costantino, A. K. Parikh, W. A. Satz, J. P. Fojtik. Ultrasonography-guided peripheral intravenous access versus traditional approaches in patients with difficult intravenous access. *Ann Emerg Med* 2005; 46: 456–61.

45. L. E. Keyes, B. W. Frazee, E. R. Snoey et al. Ultrasound-guided brachial and basilic vein cannulation in emergency department patients with difficult intravenous access. *Ann Emerg Med* 1999; 34: 711–14.

46. S. Y. Wu, Q. Ling, L. H. Cao et al. Real-time two-dimensional ultrasound guidance for central venous cannulation: a meta-analysis. *Anesthesiology* 2013; 118: 361–75.

47. A. Ashworthand, J. E. Arrowsmith. Ultrasound-guided arterial cannulation. *Eur J Anaesthesiol* 2010; 27: 307.

48. S. Shiver, M. Blaivas, M. Lyon. A prospective comparison of ultrasound-guided and blindly placed radial arterial catheters. *Acad Emerg Med* 2006; 13: 1275–9.

49. C. Dubost, A. Le Gouez, V. Jouffroy et al. Optic nerve sheath diameter used as ultrasonographic assessment of the incidence of raised intracranial pressure in preeclampsia: A pilot study. *Anesthesiology* 2012; 116: 1066–71.

50. D. L. Kirkpatrick. Effective supervisory training and development, Part 2: In-house approaches and techniques. *Personnel* 1985 62: 52–6.

51. J. Neelankavil, K. Howard-Quijano, T. C. Hsieh et al. Transthoracic echocardiography simulation is an efficient method to train anesthesiologists in basic transthoracic echocardiography skills. *Anesth Analg* 2012; 115: 1042–51.

52. E. M. AlEassa, M. T. Ziesmann, A. W. Kirkpatrick et al. Point of care ultrasonography use and training among trauma providers across Canada. *Can J Surg* 2016; 59: 6–8.

53. J. A. Town, P. A. Bergl, A. Narang, J. F. McConville. Internal medicine residents' retention of knowledge and skills in bedside ultrasound. *J Grad Med Educ* 2016; 8: 553–7.

54. M. M. Berger, I. Gradwohl-Matis, A. Brunauer et al. Targets of perioperative fluid therapy and their effects on postoperative outcome: A systematic review and meta-analysis. *Minerva Anestesiol* 2015; 81: 794–808.

55. M. I. Monge Garcia, A. Gil Cano, J. C. Diaz Monrove. Brachial artery peak velocity variation to predict fluid responsiveness in mechanically ventilated patients. *Crit Care* 2009; 13: R142.

56. S. R. Ommen, R. A. Nishimura, D. G. Hurrell, K. W. Klarich. Assessment of right atrial pressure with 2-dimensional and Doppler echocardiography: A simultaneous catheterization and echocardiographic study. *Mayo Clin Proc* 2000; 75: 24–9.

57. M. E. Prekker, N. L. Scott, D. Hart et al. Point-of-care ultrasound to estimate central venous pressure: A comparison of three techniques. *Crit Care Med* 2013; 41: 833–41.

58. P. E. Marik, M. Baram, B. Vahid. Does central venous pressure predict fluid responsiveness? A systematic review of the literature and the tale of seven mares. *Chest* 2008; 134: 172–8.

59. S. Gelman. Venous function and central venous pressure: a physiologic story. *Anesthesiology* 2008. 108: 735–48.

60. M. D. Howell, M. Donnino, P. Clardy et al. Occult hypoperfusion and mortality in patients with suspected infection. *Intensive Care Med* 2007; 33: 1892–9.

61. M. Feissel, F. Michard, I. Mangin et al. Respiratory changes in aortic blood velocity as an indicator of fluid responsiveness in ventilated patients with septic shock. *Chest* 2001; 119: 867–73.

62. E. Manno, M. Navarra, L. Faccio et al. Deep impact of ultrasound in the intensive care unit: The "ICU-sound" protocol. *Anesthesiology* 2012; 117: 801–9.

63. M. B. Jensen, E. Sloth, K. M. Larsen, M. B. Schmidt. Transthoracic echocardiography for cardiopulmonary monitoring in intensive care. *Eur J Anaesthesiol* 2004; 21: 700–7.

64. M. R. Jorgensen, P. Juhl-Olsen, C. A. Frederiksen, E. Sloth. Transthoracic echocardiography in the perioperative setting. *Curr Opin Anaesthesiol* 2016; 29: 46–54.

65. A. C. Quinn, R. Sinert. What is the utility of the Focused Assessment with Sonography in Trauma (FAST) exam in penetrating torso trauma? *Injury* 2011; 42: 482–7.

66. D. Stengel, G. Rademacher, A. Ekkernkamp et al. Emergency ultrasound-based algorithms for diagnosing blunt abdominal trauma. *Cochrane Database Syst Rev* 2015; 14: CD004446.

67. A. Rodriguez, R. W. DuPriest Jr., C. H. Shatney. Recognition of intra-abdominal injury in blunt trauma victims: A prospective study comparing physical examination with peritoneal lavage. *Am Surg* 1982; 48: 457–9.

68. J. F. Perry Jr., J. E. DeMeules, H. D. Root. Diagnostic peritoneal lavage in blunt abdominal trauma. *Surg Gynecol Obstet* 1970; 131: 742–4.

69. T. M. Scalea, A. Rodriguez, W. C. Chiu et al. Focused Assessment with Sonography for Trauma (FAST): Results from an international consensus

conference. *J Trauma* 1999; 46: 466–72.

70. J. S. Rose. Ultrasound in abdominal trauma. *Emerg Med Clin North Am* 2004; 22: 581–99.

71. A. W. Kirkpatrick, M. Sirois, K. B. Laupland et al. Prospective evaluation of hand-held focused abdominal sonography for trauma (FAST) in blunt abdominal trauma. *Can J Surg* 2005; 48: 453–60.

72. M. Gunst, V. Ghaemmaghami, J. Sperry et al. Accuracy of cardiac function and volume status estimates using the bedside echocardiographic assessment in trauma/critical care. *J Trauma* 2008; 65: 509–16.

73. G. N. Andersen, B. O. Haugen, T. Graven et al. Feasibility and reliability of point-of-care pocket-sized echocardiography. *Eur J Echocardiogr* 2011; 12: 665–70.

74. G. Bedetti, L. Gargani, A. Corbisiero et al. Evaluation of ultrasound lung comets by hand-held echocardiography. *Cardiovasc Ultrasound* 2006; 4: 34.

75. K. L. Eibenberger, W. I. Dock, M. E. Ammann et al. Quantification of pleural effusions: Sonography versus radiography. *Radiology* 1994; 191: 681–4.

76. D. A. Lichtenstein, G. A. Meziere. Relevance of lung ultrasound in the diagnosis of acute respiratory failure: The BLUE protocol. *Chest* 2008; 134: 117–25.

77. L. A. Stolz, U. Stolz, C. Howe et al. Ultrasound-guided peripheral venous access: A meta-analysis and systematic review. *J Vasc Access* 2015; 16: 321–6.

78. H. C. Hansen, K. Helmke. Validation of the optic nerve sheath response to changing cerebrospinal fluid pressure: Ultrasound findings during intrathecal infusion tests. *J Neurosurg* 1997; 87: 34–40.

79. V. S. Tayal, M. Neulander, H. J. Norton et al. Emergency department sonographic measurement of optic nerve sheath diameter to detect findings of increased intracranial pressure in adult head injury patients. *Ann Emerg Med* 2007; 49: 508–14.

80. M. Raffiz, J. M. Abdullah. Optic nerve sheath diameter measurement: A means of detecting raised ICP in adult traumatic and non-traumatic neurosurgical patients. *Am J Emerg Med* 2017; 35: 150–3.

81. K. Killu, V. Coba, M. Mendez et al. Model point-of-care ultrasound curriculum in an intensive care unit fellowship program and its impact on patient management. *Crit Care Res Pract* 2014; 2014: 934796

82. D. Ramsingh, J. C. Fox, W. C. Wilson. Perioperative point-of-care ultrasonography: An emerging technology to be embraced by anesthesiologists. *Anesth Analg* 2015; 120: 990–2.

83. D. Ramsingh, V. Gudzenko, R. D. Martin. Point-of-care ultrasound: Novel Technology to Routine Perioperative Assessment Tool. *Anesth Analg* 2017; 124: 709–11.

第 14 章

如何设计多媒体教学

Richard E. Mayer

引言：学习科学在医学教育中的应用

假设我们要求一组医学生参加系列重点医学专业的入门课程，每节课包含一个由该领域专家演讲并配有幻灯（PPT）演示文稿的幻灯片放映。学习科学的研究是否可以为如何最好地设计有效的幻灯片，来促进深度学习提供更好指导并体现在能够运用被教的知识上？如果我们采用现有的幻灯片讲座，并根据基于研究的原则重新设计幻灯片，是否会改善学生在迁移测试 -（即要求学生在新情况下使用资料能力的测试）中的学习？

这个问题在 Issa 及其同事的一项试验[1]中得到解决。在该试验中，三年级医学生接受了一次有关休克的幻灯片讲座，幻灯片使用传统设计的幻灯片或遵循 Mayer[2,3]阐述的，以研究为基础的多媒体教学原则重新设计的幻灯片。虽然两组在预试验中没有显著差异，但在讲座开始一小时后进行的涉及转换问题的测试中，使用重新设计幻灯片授课那组的表现明显优于传统组，产生的效应值为 $d=0.83$，被认为是一个很大的效应。在后续的研究中，使用相同方法但增加了延期测试，Issa 及同事[4]发现，使用重新设计幻灯片授课的那组，在即时迁移测试（效应值 $d=0.76$）、一周后的延期迁移测试（效应值 $d=0.83$）和四周后的延期迁移测试（效应值 $d=1.17$）中，得分明显高于传统组。这些试验表明，当医学讲座的传统幻灯片遵循基于研究的原则被重新设计后，可大大改善学生的学习。

多媒体学习的工作原理

什么是多媒体学习？

多媒体学习包括从文字和图片中学习，例如在叙述幻灯片中。文字可以是印刷的或口头的,图片可以是静态的(图表、图画或照片)或动态的(如动画或视频)。在过去的 25 年里,正如"剑桥多媒体学习手册"中总结的那样,研究者一直在试图理解多媒体学习的工作原理及如何设计促进学习的多媒体教学。

多媒体学习的三个原则

表 14-1 总结了认知科学中与多媒体教学设计特别相关的三个主要原则 - 双通道、有限容量和主动学习。双通道原则是人们在处理听觉 / 语言信息和视觉 / 图像信息时有不同的通道。有限容量原则是人们一次只能在每个通道中主动处理少量信息。主动学习原则是深度学习 - 支持将所学内容转换到新情况中的学习 - 取决于学员在教学过程中进行适当认知处理的程度,包括处理相关输入信息,在脑海里将这些信息组织成一个连贯的结构,并将其与来自长期记忆的相关现有知识结合起来。因此,教学设计者面临的挑战是,如何在每个通道容量有限的信息处理系统中,促进主动学习所需的适当认知处理。

表 14-1　学习的科学中与多媒体学习相关的三个原则

原则	定义
双通道学员	在处理听觉 / 语言信息和视觉 / 图片信息时有不同的通道
有限容量学员	一次只能在每个通道中处理少量信息
主动处理的学员	在学习过程中进行选择、组织和整合认知过程时发生的深度学习

人类信息处理系统

图 14-1 显示了人类信息处理系统的模型。该模型由三个记忆存储区(即感官记忆,工作记忆和长期记忆),三个认知过程(即选择,组织和整合)和两个通道(即语言和图画)组成。当演示多媒体信息时,例如叙述幻灯片,口头文字冲击耳朵并进入听觉感官记忆,而图形和印刷文字冲击眼睛进入视觉感官记忆。听觉声音和视觉图像以其感官形式保持不到一秒钟时间。如果学员注意到输入的部分文字和图像,这部分文字与图像就会像选择箭头所示的那样被转移到工作记忆中,在那里它们可以被记忆为文字和图像,但需要在半分钟内进行复述才能保持在工作记忆中。接下来,如组织箭头所示,学员在脑海里将输入的图像组织成图形模型,并将输入的文字组织成语言模型(包括被转换成语言通道的印刷文字)。最后,如整合箭头所示,学员从长期记忆中激活相关知识,并将其与输入信息结合。

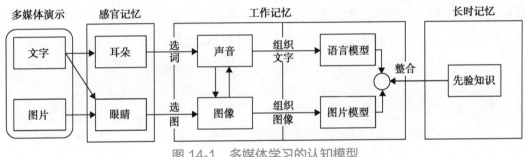

图 14-1　多媒体学习的认知模型

三种学习成果

表 14-2 总结了三种学习成果。当学员未能参与选择,组织和整合的所有三个过程时,就不会发生学习,导致在记忆测试(即记住呈现的信息)以及迁移测试(即使用信息解决新问题)表现不佳。当学员选择相关信息,但没有试图通过重新组织和整合来理解它时,出现的是机械学习,导致记忆良好但迁移表现差。当学员选择、组织和整合时,结果是深度学习,从而产生良好的记忆和迁移表现。在医学教育中,虽然记忆是必要的结果,但重点是迁移,以便医师能在新的情况下应用知识。

表 14-2　三种学习成果

学习成果	学习过程	记忆测试	迁移测试
没有学习	无	差	差
机械学习	选择	好	差
深度学习	选择、组织和整合	好	好

多媒体教学工作原理:以研究为本的原则

多媒体设计中的三个主要目标

表 14-3 列出了设计有效多媒体教学的三个主要目标:减少无关处理,管理必要处理,培养生成处理。当学员浪费宝贵的处理能力在不支持学习目标的认知处理上时,发生无关的认知处理,这可能是由于教学设计不良所致。比如课程中使用非常有趣但却不相关的事实和图形。当学员选择必要材料并在工作记忆中构建其表征时,发生必要处理。当必要材料对学员来说非常复杂,以至于不能在工作记忆中被一次性完全处理时,就会出现困难。当学员通过重新组织必要

材料,并将其与长期记忆中的相关经验知识相结合,来努力理解必要材料时,发生生成处理。这取决于学员努力理解学习材料的动机。

表 14-3　多媒体教学的三个主要目标

目标	定义	举例
减少无关处理	由教学设计不良引起的不支持学习目标的认知处理	排除无关的材料
管理必要处理	由必要材料的复杂性引起的需要在心理上表征必要材料的认知处理	将解释分解为小块
培养生成处理	由学员动机引起的需要深刻理解材料的认知处理	使用会话语言

假设您已经为麻醉学课程准备了一节幻灯演示课,但您想根据多媒体设计原则重新设计幻灯片。在本节中,我们研究了多媒体设计的十个原则,这些原则已在许多研究中表明对迁移测试[2]产生的效应值大于 $d=0.4$,这在干预研究中被认为具有教育意义。效应值(基于 Cohen d),由实验组平均分数减去对照组平均分数后除以合并的标准差计算得出,是一个常用于总结教学干预效果的衡量指标。

减少无关处理原则

表 14-4 回顾了 Mayer 和 Fiorella[5]总结的,旨在减少无关处理的五个原则:一致性、信号、冗余、空间连续性和时间连续性。根据一致性原则,制作有效幻灯片,第一是清除多余的文字和图形,如去掉不必要的颜色或每张幻灯片周围醒目的背景框。每张幻灯片都应有一个明确的教学目标,删除与该目标没有直接关系的内容。如图 14-2 显示了一张关于病毒如何导致感冒课程的幻灯片;这张幻灯片有一些以吸引人的细节形式出现的无关句子——有趣但不相关的事实——或者没有这些无关的句子。学生从没有无关句子的这个版本中学习得更好。

表 14-4　减少无关处理的五个设计原则

原则	定义	效应值(n)
相关性	清除无关的文字和图形	0.86(23)
信号	突出显示关键词和图形部分	0.41(28)
冗余	不要添加重复叙述的屏幕文本	0.86(16)
空间连续性	将打印文字放在图形的相应部分旁边	1.10(22)
时间连续性	与相应图形同时呈现叙述	1.22(9)

$n=$ 比较次数。

　　第二,根据信号原则,您可以突出显示屏上最重要的内容,比如放置箭头显示要看的位置或使用幻灯片标题简要说明要点。举个例子:关于飞机如何实现升力的课程,可以在每个段落和插图上使用不带标题的幻灯片,或使用带有诸如"机翼形状:弯曲的上表面更长","风速:空气在机翼顶部的移动速度更快"和"气压:顶部的气压较小"之类标题的幻灯片。

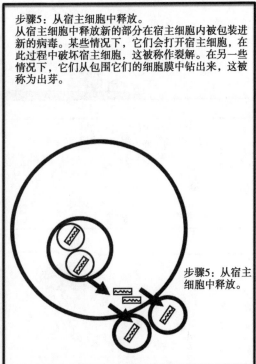

图 14-2　一致性原则:删除有趣但不相关的细节能提高学习效果吗?

　　第三,如果您把一张满是文字的幻灯片读给全班同学听,会造成语言冗余,可导致学员试图协调这两个语言流而浪费处理能力。如图 14-3 显示了一个在屏幕底部有或无冗余标题的关于雷暴如何发展的解说动画画面。没有标题的学员学得更好。根据冗余原则,你应该大大减少屏幕上的字数,以便只用一个、两个或三个单词概述每个要点,然后用旁白更详细地解释屏幕上的图形和要点。

　　第四,您现有的课程可能包含一张有插图及下面伴有标题的幻灯片(图 14-4 左侧所示),这就产生了注意力分散问题。学员必须在文字和图形的对应部分间进行浏览,从而浪费了宝贵的处理能力。根据空间连续性原则,解决办法是将文字放在它们所对应的图形旁边(图 14-4 右侧所示)。

　　第五,根据时间连续性原则,您说的话应该与屏幕上的图形相对应,以帮助引导学员看屏幕的位置。

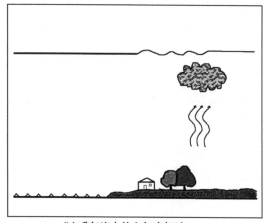
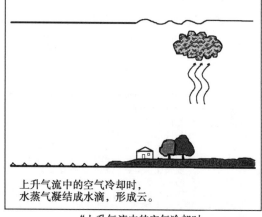

图 14-3　冗余原则：哪种教学方法可以更好地学习解说动画？

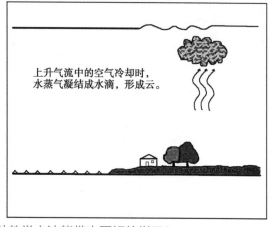

图 14-4　空间连续性原则：哪种教学方法能带来更好的学习？

　　如表 14-4 所示，研究显示使用诸如此类的技术能提高迁移测试成绩。一致性原则的中位效应值为 $d=0.86$，信号原则为 0.41，冗余原则为 0.86，空间连续性原则为 1.10，时间连续性原则为 1.22。

管理必要处理原则

　　表 14-5 总结了 Mayer 和 Pilegard[6] 研究的旨在管理必要处理的三个原则，即：分段、预培训和形式。首先，假设您有一个复杂的图表，显示了过程中的几个

子系统和多个步骤,其细节太多,很可能会使学员的工作记忆超负荷。您不能清除所有材料,因为它们都必不可少,但根据分段原则,您可将其分成小片段呈现,而不是一次填满幻灯片。这样,学员就可先消化一个片段再进行下一个片段。如图 14-5 显示了关于闪电的解说动画框架,该框架在一个片段后包含或不包含一个"继续"按钮。当人们可通过点击"继续"按钮来控制演示节奏,从而创建小的片段而不是连续演示时,他们学习得更好。

表 14-5 管理必要处理的三个设计原则

原则	定义	效应值(n)
分段	将复杂的屏幕内容分成可管理部分	0.79(10)
预培训	提供关键要素名称和特征的预培训	0.75(16)
形式	以口头文字呈现主要的言语信息	0.76(61)

n= 比较次数。

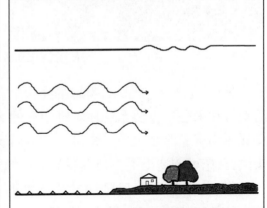

图 14-5 分段原则:每个分段后添加一个"继续"按钮时,人们会学得更好吗?

另一个必须解释的复杂系统问题的解决方法是按照预培训原则,对系统中关键部分的名称和特征进行预培训。如可以使用印刷材料、视频甚至是与每个关键部分的具体模型进行交互,展示预培训。图 14-6 展示了关于汽车制动系统工作原理的预培训框架,在该框架中,学员在收到解说动画、解释整个系统是如何作为因果链工作前,先了解活塞是什么及它是如何运动的。当稍后在解释复杂系统的上下文中使用这些术语时,预培训有助释放处理能力,因为学员已经预知了这些部分。

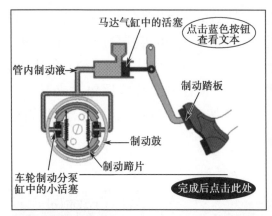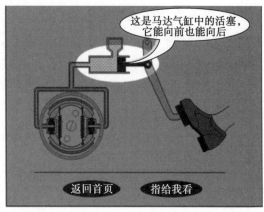

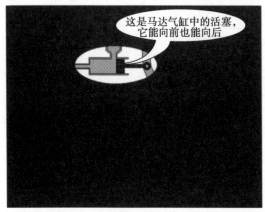

图 14-6　预培训原则：人们在接受关键部分名称和特征的预培训后会学得更好吗？

最后，基于形式原则，当您解释一个复杂系统时，最好使用带有最少文字图形的幻灯片来呈现以及系统地解释图形的旁白（图 14-7 左侧所示），而不是将口头信息显示为屏幕上的文本（图 14-7 右侧所示）。通过将屏幕上打印的文字转换成口头语言，您可创造出更多处理视觉信息的能力，同时又不会使语言通道超载。

如表 14-5 所示，已证明使用诸如此类技术可提高迁移测试成绩，分段原则的中位效应值为 0.79，预培训原则为 0.75，形式原则为 0.76。

培养生成处理原则

表 14-6 总结了 Mayer[7] 提出的旨在培养生成处理的两个原则：个性化、具体化。为促使学员更加努力地理解教材，使用社交暗示非常有用，这让学员感觉他们是在与讲师交流。一个重要的社交暗示是会话语言，如使用第一和第二人称结构（即"我""我们"和"你"），而非更正式和传统的第三人称结构。另一个是礼貌用语，如"我们是否要按回车键？"而不是"按回车键"。会话语言和礼貌语言都符合个性化原则，旨在学员和讲师间建立更好的社交伙伴关系，从而培养更好的学员学习动机。

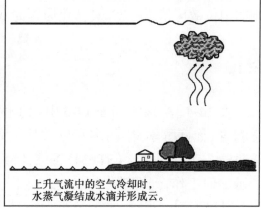

文字作为解说　　　　　　　　　　文字作为屏幕上的文本

上升气流中的空气冷却时，
水蒸气凝结成水滴并形成云。

"上升气流中的空气冷却时，
水蒸气凝结成水滴并形成云。"

图 14-7　形式原则：哪种教学方法能带来更好学习效果？

表 14-6　培养生成处理的两个设计原则

原则	定义	效应值（n）
个性化	使用会话或礼貌用语	0.79（17）
具体化	使用适当手势，面部表情，眼神或手绘动作	0.36（11）

$n=$ 比较次数。

除了使用个性化的措辞外，您还可在指导时专注于身体动作。根据具体化原则，当讲师在教学过程中使用适当的手势、面部表情和眼神时，学生会学得更深入；而不是简单地站在那里一动不动，毫无表情。同样，Fiorella 和 Mayer[8]的最新研究表明，当学生观看讲师边画图边讲解时，学生会学得更好（图 14-8 左侧所示，关于多普勒效应课程），而不是查看已经绘好的插图（图 14-8 的右侧所示）。讲师可使用手势，面部表情，眼神交流甚至是手绘等具体社交暗示，而不仅仅是空洞的声音来帮助培养生成处理。

讲师手绘解说　　　　　　　　静态图片解说

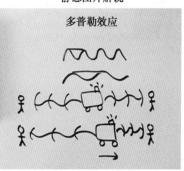

图 14-8　具体化原则：哪种方法可更好地从讲座中学习？

如表 14-6 所示, 已证明使用诸如此类技术可提高迁移测试成绩: 个性化原则的中位效应值为 0.79, 具体化原则为 0.36。

结论

表 14-4、表 14-5 和表 14-6 中列出的原则, 在多大程度上可成功地应用于医学教育(如麻醉学)中的多媒体教学设计? 证据库中使用的大部分内容涉及科学、技术、工程和数学(STEM)领域, 特别是对因果系统工作原理的解释, 从人体心脏如何工作, 到雷暴如何发展, 再到汽车制动系统工作原理。大多数是短期学习 - 课程不到一小时 - 包括在实验室环境中对知识水平较低学员进行即时测试。因此, 有必要考查这些多媒体设计原则应用于医学院课程时是如何工作的, 就像在本章引言中所描述的 Issa 及其同事[1,4]认为有用的初步研究。如果这一章能帮助您创建更为有效的幻灯片课程, 促进将多媒体设计原则应用于医学教育的持续研究, 那我就认为它是成功的了。

(齐新宇　译, Jinlei Li　校)

参 考 文 献

1. N. Issa, M. Schuller, S. Santacaterina et al. Applying multimedia design principles enhances learning in medical education. *Med Educ* 2011; 45: 818–26.

2. R. E. Mayer. *Multimedia Learning,* 2nd edn. New York: Cambridge University Press, 2009.

3. R. E. Mayer. Applying the science of learning to medical education. *Med Educ* 2010; 44: 543–9.

4. N. Issa, R. E. Mayer, S. Schuller et al. Teaching for understanding in medical classrooms using multimedia design principles. *Med Educ* 2013, 47: 388–96.

5. R. E. Mayer, L. Fiorella. Principles for reducing extraneous processing in multimedia learning: Coherence, signaling, redundancy, spatial contiguity, and temporal contiguity principles. In R. E. Mayer, ed. *The Cambridge Handbook of Multimedia Learning,* 2nd edn. New York: Cambridge University Press, 2014; 279–315.

6. R. E. Mayer, C. Pilegard. Principles for managing essential processing in multimedia learning: Segmenting, pretraining, and modality principles. In R. E. Mayer, ed. *The Cambridge Handbook of Multimedia Learning,* 2nd edn. New York: Cambridge University Press, 2014; 316–44.

7. R. E. Mayer. Principles based on social cues in multimedia learning: Personalization, voice, image, and embodiment principles. In R. E. Mayer, ed. *The Cambridge Handbook of Multimedia Learning,* 2nd edn. New York: Cambridge University Press, 2014; 345–68.

8. L. Fiorella, R. E. Mayer. Effects of observing the instructor draw diagrams on learning from multimedia lessons. *J Educ Psychol* 2016; 108: 528–46.

第 15 章

互 动 课 堂

Susan M.Martinelli，Edwin A.Bowe

前言

主动学习较传统教学方法的优势已得到很好证实[1,2]，事实上，这也是美国科研委员会评估的一个课题[3]。

主动学习好处包括[4]：

- 增加知识积累
- 增进知识记忆
- 提高团队意识
- 提高成为终身学习者的动力

教育者普遍认为，有意义的学习，即构建一个可用来解决问题的心理模型，这是由学员在学习过程中的认知活动决定的。讲课可能是将事实信息传递给大批被动地记笔记，并在考试中反刍事实信息的有效方法，但这种情况下较少发生更有意义的学习。

有多种方法可激发主动学习。已有一两位作者使用了本章所述方法，这些经验与文献综述相结合，构成信息和建议的基础。

几点注意事项：

- 第一，如第 2 章所述，学习方法多种多样，对某一住院医师效果好的方法对其他人未必有效。

- 第二，教学的目的不仅仅是将事实信息传递给住院医师，而且还要帮助他们建立一个心理模型，以便他们可将信息与临床推断相结合（参见第 3 章），解决他们从未遇到过的问题。

- 第三，主动学习的目的是提高知识运用，而不是促进事实信息传递，因此比较多选题测试前后的分数不太可能证明主动学习技术的好处。然而，要使任何形式的标准化测试有效地衡量知识的应用，则更具挑战性。

- 第四，很难证明一种技术比另一种技术在统计学上有显著优势，部分原因在学习环境中很难避免混淆变量。与接受实验药物的同种基因大鼠不同,参与教学演示的学员有着不同的动机和兴趣。本科新生生物课可能包括一些想入读医学院的学生,他们会努力学习取得好成绩以提高被录取机会;但也可能包括一些英语或历史专业学生,他们只想达到及格分数满足某些需求而已。试图记录一种教学方式对该组学员考试成绩的影响很困难。虽然在多样性方面没有那么引人注目,但一个对心血管生理学自然感兴趣的住院医师可能比一个期望进入疼痛亚专科培训的住院医师,更可能注意并尝试从该主题的讲座中构建一个心理模型(毫无疑问,麻醉住院医师已经证明他们在多选题测试方面的熟练程度。他们积极积累通过笔试考试所必需信息,即使没有正规上课学习,他们也可能获得大部分事实信息)。

● 第五,在医学院毕业后医学教育工作中,很难获得足够大的研究群体来证明统计学意义。

● 第六,有一种现象是好事太多(18 世纪,龙虾非常丰富,以至在新英格兰冲上岸的龙虾堆积高达两英尺。结果是它们作为廉价蛋白质给囚犯和奴隶食用。据报道,一些佣人在合同中写明他们每周吃龙虾次数不得超过两次[5])。多样化的教育经验,包括本章所述互动模式和更传统教学方法,均应具有一些吸引每个住院医师个人学习风格的要素。

互动学习说明

从历史上看,说教式教学主要是通过准备好的讲课进行,师生间互动很少(图 15-1)。

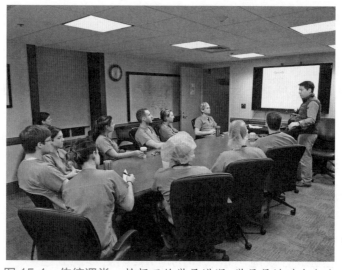

图 15-1　传统课堂。教师正给学员讲课,学员是被动参与者

这种被动的、以教师为中心的教育方法是传授事实知识的一种手段，而不确保学员有必要的工具来应用这些资料。这主要是 Y 年代之前几代人（也就是婴儿潮年代和 X 年代）的教育方式（表 15-1）。

表 15-1　不同时代的特征。不同来源的定义（包括出生年份）各不相同。特征概括如下：

	婴儿潮年代	X 年代	Y 年代（千禧一代）
出生年份	1945—1963	1963—1980	1980—1995
电脑技术	少；需要学习	适中；小学很少接触电脑	丰富；一直接触电脑；信息主要来源于网络
职业道德	勤奋	适度	固执己见；懒惰
工作期望	工作比家庭重要	自我承诺而非组织承诺	要支持和赞誉但不要压力
适应能力	弱	强	强
团队意识	团队意识较强	个人主义	倾向团队合作

目前大多数麻醉学教师都是婴儿潮年代或 X 年代成员，因此，他们主要是通过传统讲课或苏格拉底式方法进行学习，对互动课堂经验很少，知识获得主要以阅读教科书和期刊杂志为主。虽然技术进步（如个人电脑和微软的幻灯片制作 PowerPoint）在 X 年代的教育过程中得以实现，但它们在学习中几乎没起什么作用。现在 X 年代人成为新一代，大多属于 Y 年代麻醉住院医师的教育者，意味着 Y 年代成员通过与负责教他们的 X 年代教师不同的学习方式，来实现他们的学习目标。Y 年代学员不喜欢听讲座，不想被苏格拉底式质疑弄得措手不及，他们希望有一个以学员为中心的教育过程，包括：讨论和团队合作、利用各种教育资源，而教师只是起到引导作用[6,7]（图 15-2）。

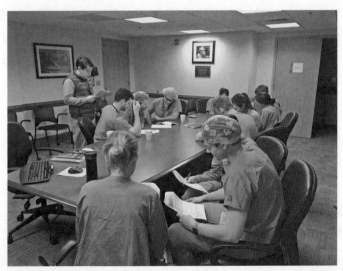

图 15-2　互动课堂。教师作为一组积极参与解决问题学员的引导者

这是一个出生在技术时代的学生群体(Y年代),他们希望将技术融入他们的学习中。因此,这一代学员可能会从互动课堂中受益。互动课堂利用主动学习技术,促进Y年代麻醉住院医师所期望的,以学员为中心的教育。

这种环境不注重事实知识从教师到学生的被动转移,因为学生不再主要依靠教师获取基础知识。相反,学生们利用课堂时间来澄清概念、应用知识、解决问题。运用主动学习的教学方法有多种多样,但有许多共同点,所有这些都需要学生参与其中,并分担他们的教育责任。教育环节的控制权转移到学生手中,学生使用高阶思维来运用知识。尽管在医学院毕业后医学教育中的证据还很少,但来自其他健康领域的数据表明,互动课堂有多种好处。当学生努力解决问题时,教师将更好地了解知识缺口所在。通过运用新发现的知识,期望学生运用高阶思维,比死记硬背记住更多信息。专业水平和团队技能的发展,可以通过团队合作来实现,学生的学习动力可能会增加[8]。

基于问题 / 基于案例的教学(PBL/CBL)

基于问题教学(problem-based learning,PBL)和基于案例教学(case-based learning,CBL)的教育观念,已成为医学教育中最常用的交互式教学方法。尽管PBL和CBL的概念有一些细微区别[9],大多数描述是有更多共同点,并把两者等同起来并称为PBL。PBL是以学员为中心的学习过程,从真实的患者护理场景或问题开始,学员以小组为单位,确定和发现需要哪些知识来诊治患者。

教育者承担的不是传统的教师角色,而是充当引导者。理想情况下,教育者应事先接受过这一新角色的培训,但通常情况并非如此。引导者不提供解决方案,而是充当向导,提出开放式问题,挑战学员的思维。如果小组偏离了方向,引导者会引导他们回到正轨,确保达成教育目标。引导者是否必须是课程教育目标方面的内容专家,仍然存在争议,但有人认为这可能利于学员获得更完整的教育体验[10]。

PBL有多个优点[10,11]:
- 共同照顾患者,培养团队合作、沟通、领导、解决问题能力
- 学生通过自我导向学习来取得终身学习的目标
- 基础科学与现实生活场景的互动性和联系,可能使学员学习更有乐趣
- 学生通过自我导向研究,可进一步加深对概念的理解

50多年前,霍华德·巴罗斯(Howard Barrows)首次将PBL引入麦克马斯特大学(McMaster University),长期以来一直被用于本科医学教育。目前,大多数医学院至少在部分课程中沿用PBL形式,有些学校几乎在全部课程中使

用 PBL[10]。自 1991 年以来,美国麻醉医师学会(ASA)在其年会上也一直使用 PBL 作为继续医学教育的方法[12]。

证据

在本科医学教育、医学院毕业后医学教育、继续医学教育中,已经有一些研究将 PBL 与传统学习方法(主要通过讲课学习)进行比较,(与本章讨论的多数其他主动学习方法不同,关于 PBL 的研究已经成为涉及数千名学生的许多研究的课题;特别是涉及医学本科生的纵向研究,有足够多的学科;如果使用的是 PBL,应该可以证明 PBL 的优势[9,13-16])。但这些研究都没能证明 PBL 形式的教育优势;研究发现,与传统讲座相比,学生[9,13]和教育者[9]更喜欢 PBL 的形式。

Sakai 等人研究了 PBL 在教育麻醉住院医师关于做研究的基本原则中的应用[17]。他们设计了一个案例,在这个案例中,住院医师是前瞻性随机临床试验的主要研究者。他们经历了整个研究过程,包括确定研究问题、寻找导师、申请资助等。参与研究(并寻求研究帮助)的 PBL 组住院医师比未接触 PBL 的住院医师多(尚不清楚未接触 PBL 组的住院医师是否接受了不同的教育干预或没有接受基础研究的干预)[17]。

实施

PBL 场景的开发必须包含几个因素,与所有的学习活动一样,第一步应该是确定学习目标。在目标达成一致后,如果确定 PBL 是一种合适的教学方法,则可开发一个案例场景。理想情况下,真实的患者病例是构成场景的基础,但为满足所有学习目标,可能需要修改一些细节;病例应按步骤书写,以便学员能够对诊断和医疗管理做出决定;根据学员所做的决定,向他们提供有关患者病情的其他信息。

习惯上,学员在小组中研究问题或案例,或将其作为家庭作业分配给小组成员。如果是小组成员被分配家庭作业,他们会在下次会议上把他们做家庭作业中的发现在小组内提出来。由于时间限制,这种形式在本科医学教育中比在医学院毕业后医学教育中更有效。如果学员是住院医师,课前布置"家庭作业"可能利于指导他们增进知识。住院医师可作好准备,上课时讨论病例,给出理想的诊断和治疗患者意见(这是 ASA 年会使用的 PBL 模式[12])。

如前所述,在实施 PBL 时,教员的作用是引导者而不是讲师。引导者应保持学员不跑题,提出问题,并确保达到学习目标。

Korin 和他的同事们提出了一些具体方法来提高学员在 PBL 中的参与

度。当学员处理一个病例时,他们所做出的决定可能导致患者不同转归。一种结果是理想的,其他的可能导致严重并发症。采用标准化的患者视频剪辑,展示其病史作为病例描述补充,可能会给场景带来更多真实感。不同学员可能会被分配一个话题相反的观点和决定,在课堂上辩论。同样,每组成员可能被分配扮演场景中的一个角色(如外科医师、手术室护士、患者)以展示对患者管理有影响的不同观点。最后,可讨论具有不同管理方式但临床表现相似的两种不同的诊断[18]。

障碍

由于 PBL 在医学教育中应用已久,这种形式的主动学习可能比大多数形式更容易实施。与教师可能只有很少或没有经验的其他主动学习方式相比,熟悉 PBLs 可能促进这种方式的使用。然而,大多数教师未经过培训来促进这些课程进行,可能并不适应或精通该角色。

此外,还有针对 PBL 的批评。一些学员担心他们无法为考试作好充分准备,因为所传授的知识可能是支离破碎的、缺乏组织或不完整的[9,10,15]。如果 PBL 以传统的形式实施,由于其独立的研究成分,学生的学习会非常耗时。此外,有人批评说,教师作为引导者时,他们并没有有效地将知识传递给学生[10]。

结论

尽管 PBL 在医学教育中很普遍,但很少有数据表明它比传统学习方式更好。即便如此,学员和教师都喜欢这种将课堂学习与真实病例联系起来的过程。虽然 PBL 可能会因分散的学习方式受到批评,但学生往往会对该主题加深了解,并建立一个与病例相关的知识库,以帮助将来遇到类似情况时进行回忆。

翻转课堂(FC)

传统上,教师利用面对面课堂时间以授课的形式被动传授知识。在基础和本科教育中,学员利用课外时间解决家庭作业中的问题来应用这些知识。翻转课堂(FC)是将这一过程颠倒过来的混合学习形式(通常定义为数字/在线教学与面对面课堂教学结合)。通常以简短视频的形式将基础知识作为家庭作业课前传授给学员,然后利用课堂时间进行主动学习和解决问题(图 15-3)。

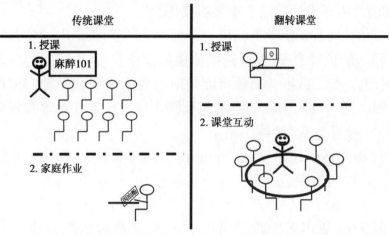

图 15-3 传统课堂与翻转课堂的比较。在传统课堂上,通过讲课被动的向学员传授知识,学员利用课外时间完成作业。在翻转课堂上,学员利用课外时间接收基础知识,然后在课堂上解决问题并应用新知识

证据

长期以来,FC 一直被用于 K-12(小学和中学)教育,最近在包括医学院毕业后医学教育在内的高等教育中也越来越受欢迎。虽然有些证据支持在医学教育中 FC 提高知识获取,但它主要局限于相关卫生领域,且可能是特定学科[19-21]。最近对医学教育文献回顾发现,FC 与传统教育方法一样有益但并不优于传统教育方法;然而这些都主要是在本科医学教育中进行[22]。Martinelli 等人在麻醉学医学院毕业后医学教育中进行的一项大型多中心研究发现,与传统讲课相比,FC 略增强知识记忆(d=0.56,P=0.01),知识获取量虽有增加趋势,但无统计学意义(d=0.48,P=0.06)[23]。

据推测,FC 学习可促进诸如解决问题能力和批判性思维之类高阶认知改善。该理论在一年级医学生解剖学课程中进行了测试,该课程根据认知水平(知识,应用或分析)对多选题进行分类。他们发现,FC 学生在分析问题上表现更好,但在知识和应用问题上表现相当[24]。与传统学习方法相比,文献中普遍支持学生青睐 FC,但同样主要在相关卫生领域得到证明[19,25-27]。Martinelli 等人的研究还表明,凡接受过 FC 的住院医师更喜欢这种学习方式[23]。

实施

在麻醉住院医师教育中实施 FC 很少需要额外资源。可将这种方法整合到一个完整教育规划中(如美国麻醉学会基础部分考试复习课程),也可由单个教师用于一次指定的演示(如有关主动脉瓣狭窄的"讲课")。课前"作业"和课中

主动学习体验是需要设计的两个重要组成部分。

课前作业的目的,是使学员获得与课程相关的基础知识,通常是提供一个简短视频,但并不是必需的(教师可选择使用阅读作业、基于网络的模块或任何传达这些资料的方式)。指定的视频可能是向主要为 Y 年代学员群体传递信息的自然载体,因为他们倾向于在限定时间范围内接受技术并理解与视频回顾相关的要求。此外,视频通常很容易制作。

制作视频时,不应超过 15~20min,以保持学员的注意力。可创建一个传统的基于幻灯片的讲座,涵盖资料的基本概念,记住第 14 章中描述的概念。一个标准的旁白软件程序可用来捕捉以幻灯片演讲的口头表达(目前有许多这样的软件程序,使用起来相当简单)。尽管老师可能想创建一个特定于所涵盖资料的视频,但也可使用提供相同信息的现有视频。一旦老师确定了课前作业,就有必要把这个信息传达给学员,重要的是确保住院医师了解他们的家庭作业是什么?作业需要在课前完成,以及他们需要在规定时间内完成作业。

FC 发展的第二个必要组成部分是课堂上主动学习。可使用多种主动学习技术,包括但不限于听众回馈系统、思考 - 配对 - 分享(TPS)问题、思考 - 小组讨论 - 分享问题、基于案例教学(CBL)。理想情况下,整个课程期间将使用这些技术(这些活动细节将在本章其他地方说明)。使用幻灯片作为本次课程的框架可能会有所帮助,每个问题 / 案例都可写在幻灯片上,幻灯片可提供详细解释,小组有机会在解决问题后查看。重要的是记住,在这种情境下,教师应该充当学员的引导者或教练。与其直接提供答案,教师可能想问更多引导性的问题来引导学员寻求解决方案。需要注意课堂时间分配;因为有时候讨论比预期花费更多时间。最重要的资料应在课程开始时提出,以确保涵盖其中。理想情况下,教师备有额外问题 / 案例,以防学习小组的学习进度快于预期。

障碍

实施 FC 教学法存在一些障碍,教师必须接受这个概念。许多人不仅习惯通过传统幻灯片授课方式进行学习,同样习惯通过此方式进行教学。此外,传统方法可使老师完全掌控学习环境。使用 FC,老师将放弃控制权,且必须适应,因为无法准确预测课堂上会提出什么问题。有些教育工作者可能没有接受过这些新技术的正式培训,因此不愿意离开他们的舒适区。有些人可能不熟悉与这些技术相关的技术,如用于创建课前视频的旁白软件。有些人可能担心更改教学方式耗时太多。

结论

FC 已成为各种教育环境中一种既定的教学方法。有证据表明,某些学科内容使用 FC 较传统授课更利于麻醉住院医师知识获取和记忆。包括麻醉学医学院毕业后医学教育在内的多个医疗领域均已证明,与传统讲课相比,学员更喜欢 FC。将 FC 融入麻醉住院医师教育中,不需要很多额外资源,且可逐步地(即一次一节课)或作为一个整体(即改变整个课程)进行。

教育游戏

也许教育游戏最大的例子来自军队。美国国防部在游戏化方面进行了大量投资以培训学员。研究表明,与传统训练方法相比,通过游戏训练的人在某些方面表现出很大进步(框 15-1)[28,29]。

> 框 15-1　游戏化对军事学员的益处
>
> • 增强自信(20%)
> • 增加程序性知识(14%)
> • 增加知识回忆(11%)
> • 增进知识记忆(9%)

任何形式的教育游戏都有两个主要的共性:预定的规则、竞争的部分组成。尽管模拟、虚拟环境和其他类型的计算机游戏可用于教育目的,但本节将重点介绍社交与合作游戏,如棋盘游戏和模拟电视游戏节目的游戏,因为它们更符合互动课堂学习。教育游戏的好处包括主动学习的运用、激发高层次的思考、在学员中感受到乐趣和兴奋、运用解决问题的技巧[30]。此外,游戏可为学员提供即时反馈,并有助同伴教学。

医学教育中游戏化的倡导者认为,让学员自愿参与有趣的活动,可能会降低因长时间积累知识而产生倦怠感。

证据

在医学教育文献中有很多应用教育游戏的例子。Shiroma 等人使用了一款与《危险边缘》游戏格式类似的交互式棋盘游戏,教授三年级医学生精神药理学,对照组接受传统授课。虽然组间知识获取无显著差异,但游戏组学生认为游戏更有效[31]。O'Leary 等人也采用了《危险边缘》风格的游戏教三年级医学生异位妊娠,对照组采用传统授课。虽然组间知识获取无差异,但一项态度调查发现,游戏组学生认为游戏有助知识记忆且更有趣,师生互动更多,使他们在课堂上更投入[32]。Telnar 等人在继续医学教育人群中,使用基于《蛇梯棋》游戏进行基于游戏的学习与 CBL 组比较。与其他研究结果相似,组间知识获取无差异,但学员更喜欢游戏教学法[33]。

正如上述研究结果,几乎没有证据表明使用教育游戏组可提高考试成绩。Cochrane 最新综述比较了教育游戏、CBL 和一种涉及视频模块的模式,无法确定基于游戏的学习是否对知识获取有益,建议在该领域进行进一步研究[34]。

实施

开发教育版 / 电视游戏的第一步,是决定使用何种游戏格式。《好莱坞广场》《大富翁》《危险边缘》都很容易转换成医学教育课堂游戏格式。北卡罗来纳大学的一位麻醉医师采用一个《大富翁》的模板来教授与心血管麻醉相关的主题课程(图 15-4)。

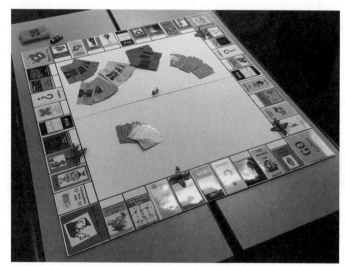

图 15-4 《麻醉大富翁》游戏。由 Lavinia Kolarczyk 博士开发

游戏板和相关游戏空间的模板可从 Pinterest 等互联网站点下载。地产和道路可根据问题主题命名,如止血易街和高级生命支持大道。也可考虑在机构特有的因素下工作,如监狱空间可根据不希望的临床任务(如介入放射学)重命名,免费停车命名为 “休息室”。绿茵争程和公益金卡也可重命名为麻醉专用的东西,如你被传呼了。当学员登陆某处房产时,他们必须回答一个与该空间上指定金额相当的问题(而不是选择购买该房产)。如果问题回答正确,学员就获得了该房产价值的金额,答错了没有惩罚。每个主题必须写不同难度的问题,问题的货币价值基于其难易程度(即货币价值越高,问题越

难)。比赛结束时,钱最多的玩者获胜。《危险边缘》是另一种易改编为医学教育的游戏格式。游戏板可通过电子方式开发使其具有互动性(当您单击所选方块中的超链接时,选手必须提供问题的答案才会出现),它可能技术含量很低(在这种情况下,游戏板被画在一块干的擦写板或一大张纸上,被玩过的方块被擦掉或覆盖),也可介于两者之间某个地方。电子游戏板模板可从互联网上下载(图15-5)。

脊椎麻醉	硬膜外麻醉	并发症	脊柱解剖	这个、那个和其他
100美元	100美元	100美元	100美元	100美元
200美元	200美元	200美元	200美元	200美元
300美元	300美元	300美元	300美元	300美元
400美元	400美元	400美元	400美元	400美元
500美元	500美元	500美元	500美元	500美元

图15-5 《疼痛危难》游戏板。由 Brooke Chidgey 博士开发

　　为了与游戏节目格式保持一致,游戏板应在顶部水平列出六个类别。每个类别将在类别标题下垂直列出五个逐渐增加额度和难度的问题。在选择游戏类别时,可考虑添加有趣的类别,如特定于机构或部门、地理区域、体育、时事等。其他类别应根据所需涵盖资料的特定主题。为保持真实的电视游戏本质,选择一个方块会显示出一个答案,选手必须为该答案提出一个合适的问题(游戏板的"问题"应该以答案的形式提出,参与者提供的"答案"应该以问题的形式表达)。一旦监考人揭晓答案,第一个发声的学员就有回答的机会。可使用电子蜂鸣器系统,或学员大声说出自己的名字。比赛结束时,钱最多的玩家就是赢家(值得注意的是,学员以个人或团队参加游戏)。《好莱坞广场》也容易改编为课堂情境。选择9名参与者(住院医师、教师或两者都有)作为"名人",向其提出预先设定的问题。两个人(或者两个团队)听到一个问题,选择一个人回答,然后决定同意或不同意这个回答。如果团队答案正确,该名人占据的方块将转换为团队的标志(X或O)。目标是通过让你队伍的三个标志水平、垂直或对角排列来赢得这场井字游戏。这款游戏的技术含量很低,只需使用一个白板显示井字棋板9个盒子里的名人名字,并在棋板上放置Xs或Os即可。

　　无论采用哪种格式,重要的是确保学生理解所玩游戏中的资料。回答完每个问题后,无论正确与否,都应提供解释。这可由学员完成以鼓励同伴教学,也

可由带教人员来做(如使用《好莱坞广场》,名人可提供解释)。

障碍

在麻醉学教育中,应用游戏存在一些潜在障碍。最大的障碍之一是开发游戏所需时间,除了写出不同难度的好问题外,还须开发实际的游戏板。这个时间要求是一次性的,因为游戏可被不同学员群体重复使用。

另一个潜在问题,是能够同时参与游戏的学员数量。一般来说,这种格式可能用于小组学习会议比较好。然而,学员可被组成团队,团队形式可能是有益的,因为它将鼓励同伴教学、交流、团队合作。

结论

教育游戏在麻醉学教育中占有一席之地。他们给学习环境带来乐趣和竞争感。他们也允许教育者将创造性和激情带入他们的教学资料中。尽管与传统教育方法相比,文献并没有显示出教育游戏有利于知识获取,但学员表现出玩游戏的偏好。开发一款有价值的教育游戏所需时间可能会让一些教育工作者望而却步,也许将来有些游戏可跨部门共享来弥补这一问题。

同伴教学

韦氏词典将 peer 定义为"与他人地位平等的人"。基于字面解释,同伴教师应该是与学员处于同等地位的人。同伴教学通常定义为让学生互相提供指导。这就隐含着教学的学生知识少于教师,且通常没有什么教学经验[35]的可能。这种教学形式最好的例子或许是二年级医学生教授一年级医学生解剖学,其实这一做法已经存在几十甚几百年。从技术上讲,因为做教学的学生比被教的学生早一年,故应被称为"近同伴教学"。就本章目的而言,我们的"同伴教学"是指一名住院医师教授一名或多名更低年资住院医师。同伴教学的假定优点包括:

- 降低成本(更少的教职员工需求)
- 减轻教师负担(教师有更多时间参加如研究和临床管理的其他活动)
- 增加学员知识获取
- 增加同伴教师知识获取
- 提高团队合作能力(通过小组合作)

同伴教学可以多种教学形式出现。(虽然住院医师给同学授课也是一种同伴教学形式,但鉴于它不是互动学习形式,所以本节中不予考虑。)最常用的形式可能是让同伴引导全部或部分 PBL 课程。其他方法包括：基于团队的学习（TBL）、"思考、配对、分享"，这些将在后面章节单独讨论。

证据

医学院中同伴教学非常普遍，2010 年 Soriano 报告称：美国近 50% 医学院在某种程度上使用了同伴教学[36]。尤其在考虑有关教授大体解剖学文章时，有太多关于用医学生来教其他医学生的出版物。由于几乎没有其他科目住院医师对住院医师进行同伴教学的文献，因此本节的大部分内容基于学生包括医学生作为同伴教师的研究证据。

通过同伴教师增加知识获取

对于一门学科，没有人比被迫教授它的人学得更多。

——Peter F.Drucker

从逻辑上讲，同伴教师可通过以下方式增加他们对所教领域知识：

• 增加学习的动力（这样会被他们认为有效，不会因难以回答学员的问题而感尴尬）

• 在所教的内容上花费更多时间（是学习动力增加的反映）

• 信息处理更深入（使组织和整合知识更完整）

• 在教学过程中检索信息

有关医学生同伴教师知识获取量的研究比较混杂。一些研究表明，要求学生任教的领域比其他领域进步更大。如在 Gregory 的一项研究中，高年级医学生被要求向低年级医学生讲授两门课程：高级心血管生命支持法则、心电图判读[37]。在学生完成两门课程教学准备后，他们被随机分配去教授其中一门课程。尽管同伴教师在这两门课程都表现出知识增长，但在他们安排提供指导的课程上效果更明显。而其他研究未能证明这种影响，例如尽管向一年级医学生教授患者访谈技巧的同伴教师（高年级医学生）报告说他们对自己的访谈技巧更有信心，但观察者的客观评估并没证明同伴教师与他们的同学间有任何差异[38]。总体来说，大多数关于同伴教师影响的研究表明，学生担当同伴教师增加了他们在所教领域的知识。本文的分析须考虑同伴教师的非随机选择（只有表现较好的学生才有机会担任同伴教师，且只有对这一领域感兴趣的学生才有可能接受这份邀请）和潜在的选择偏倚（即优先发表的研究显示有益效果）。因为没有文献报道同伴教师在其所教领域的考试分数较低，至少可假设同伴教学不会损害教师在该领域的知识。

增加学员的知识获取

多项研究客观比较了学员在同伴或教师教学后知识获得的情况。尽管一些结果显示,无论是同伴还是教师授课结果没什么不同,但另一些结果显示,同伴授课的内容得分有所提高。显然,教师比医学生有更多的经验和知识可传授,但尚未有研究报道教师授课的课程考试得分更高。至少有两种假设可解释同伴教学与教师教学同样有效(甚至更有效):

- 认知一致:由于同伴与学生关系更密切,因此同伴可更好了解学员现有的知识水平和他们所面临的挑战。此外,他们可更好地描述对他们学习有用的技术。
- 社会地位一致:因为同伴教师很少给学员打分,被认为威胁性较小,相对提供了更舒适的学习环境。因此,学员可能更愿意提问题以帮助他们更好地掌握信息。

实施

大多数科目已在他们的教学计划中加入了一些同伴教学元素。例如:

- 住院医师在病例讨论会上陈述病例及讨论相关议题
- 住院医师提交质量保证/质量改进计划结果
- 住院医师提供研究或其他活动的结果,以满足美国毕业后医学教育认证委员会(ACGME)住院医师培训评估核心项目之一的"学术活动"的要求

此外,还有一些同伴教学方法可用来活跃课堂氛围。在 PBL 课程中,将案例的某些内容课前分配给特定的住院医师,然后让他们在课堂上教授同伴。还有一些非正式的同伴教学,如 TPS(将在下文中进一步描述)以及通过社交/合作游戏进行团队学习中同伴教学(如前所述)。

障碍

正如医学院所认为的那样,同伴教学的主要优势之一就是腾出教师从事其他工作,因此使用这种方式不需要额外资源。但如果该项目计划利用住院医师通过同伴教学在住院医师教育中发挥重要作用,那么,可能有必要向住院医师提供有关该教育方式的具体指导(参见第 21 章)。

将全部或大部分定期安排的教学讲课任务分配给作为同伴教师的住院医师,可能会产生一些问题。美国毕业后医学教育认证委员会(ACGME)麻醉学审查委员会(Anesthesiology Review Committee)不太可能赞同一个大部分教学工作由住院医师负责的项目。其次,住院医师可能会对每年都要准备大量完整的教学报告感到不满。此外,住院医师可能会认为,他们从专家教师那里应该比

从同伴那里学到的更多(不管证据如何)。

结论

同伴教学作为减轻教师教育负担的一种教学方式,已在医学院校中广为使用。虽然目前还没有关于医学院毕业后医学教育中同伴教学有效性的文献,但大多数涉及医学生的研究表明,当采用同伴教学时学员的知识获取相同甚更好。这对同伴教师的潜在好处是,他们可更好地理解他们所教教材。大多数麻醉学住院医师培训项目已在各种教学环境中加入了一些同伴教学元素。

团队学习

团队学习(TBL)是以小组为单位(通常是 3~5 名学生)分配任务的过程。如前所述,TBL 分为三个阶段(框 15-2)。

框 15-2 团队学习的阶段

- 阶段 I:学员在课前独立完成作业
- 阶段 II:进行初始个人准备测试(iRAT),然后由小组共同工作以建立一致答案(团队准备测试,gRAT)
- 阶段 III:学员完成小组作业,要求根据课前作业信息应用概念,在课堂上展示其结果

由于一个问题通常有多种可接受的答案(如产程进展失败进行剖宫产手术的麻醉技术),我们期望不同的技术将为讨论每种解决方案的优点提供基础。最初描述时,TBL 是针对教师与学生比例至少为 1:6 的班级(即至少有两组,每组 3 名学生),后来被适用于更大群体,包括在医学院整年中团队保持不变的情况[39]。

作者,包括 TBL 的发起者,开发了 TBL 以下七个元素列表(框 15-3)。

框 15-3 团队学习要素

1. 团队构成
2. 准备保证
3. 即时反馈
4. 问题排序
5. "4S 原则"应用[所有小组处理一个重要(Significant)问题,同样的(Same)问题,提供具体的(Specific)建议,并同时(Simultaneously)向小组完成报告]
6. 建立激励体系(如等级)
7. 同伴评审(每个团队成员给其他团队成员评分)

激励和同伴评审要素可能不适用于住院医师的 TBL 教学,特别是为了单次教学演示而组成的团队。

证据

从 2003 年开始,Thompson 等人研究了 10 所医学院的 TBL 效果。两年后,10 所学校中有 9 所坚持使用 TBL,且在此期间继续使用 TBL 的学校将 TBL 应用到更多课程,但没有设法对 TBL 的效果进行评估[40]。在一所医学院进行的两项为期一年的不同研究,评估了二年级医学生的表现,这些学生被随机分配使用病例讨论或 TBL 教学方式接受病理学指导;对期末考试成绩分析,并未显示出两组间分数有差异[41]。当几年后使用 TBL 仅教授部分课程内容重复该研究时,作者发现对于使用 TBL 教授的内容,学生标准化测试成绩在统计学上显著提高。有趣的是,这一效果在班级最后面 25% 的学生中更加明显[42]。在一项包括对 156 名沙特阿拉伯医学生的研究中,使用 TBL 教授神经学的学生中成绩为 B 或更高的比例(51%)高于前一年(25%)[43]。

当 TBL 用于一组内科住院医师(n=27)的午间会议时,其与住院医师较高参与度、会议结束前离开人数减少、自我报告对内容高度的兴趣有关。但没有尝试测试知识获取和记忆[44]。

2011 年 Fatmi 等人系统性回顾了与卫生专业人员(定义为内科医师、护士、药剂师、兽医、物理治疗师、职业理疗师、心理医师和牙医)教育中使用 TBL 有关的出版物。在回顾的 330 篇文章中,有 14 篇符合纳入标准;其中 7 项研究(代表了参与 14 项研究 3000 多名学生中的 50%)报告称,与对照组相比,使用 TBL 更好地提高考试成绩。只有一半研究评估了学员的偏好:一项研究学员倾向于 TBL,另一项研究学员倾向于另一种模式,其余五项研究均没有差异。值得注意的是,14 项研究中仅有 1 项研究使用了住院医师。该研究是一项对内科住院医师评估风湿病学教学基础的前瞻性队列研究,结果发现:两组在培训考试中,与风湿病相关问题的测试分数没有差异。将一年级(PGY-1)的住院医师分组,使用 TBL 教学的 PGY-1 住院医师比使用传统教学的 PGY-1 住院医师成绩有更大提高。这一发现与其他报告一致,表明考试分数较低的个人比考试分数较高的个人在 TBL 中提高更多[45]。这项涉及 111 名内科住院医师的研究表明,团队准备测试(gRAT)平均得分高于个人准备测试(iRAT)平均得分,且超过 67% 的教师和近 90% 的住院医师认为,住院医师积极参与,以有意义的、公平的方式作出贡献,并在 TBL 课程中被视为学员。

实施

教师应在 TBL 课程前审查住院医师完成的材料。如果使用准备评估测试，必须准备好合适问题。同时也必须设计好在课堂讨论中使用的练习。

由于不需要独特的资源，实施 TBL 只需愿意尝试这种方法，并提前告知住院医师对他们的期望。如果住院医师了解这种学习技术的形式并期望使用它，TBL 课堂可能会最有成效。提前组建团队有以下优势：

1. 团队成员往往会对团队其他成员有责任感，从而鼓励参加。

2. 团队成员可在课堂会议开始时坐在一起，从而避免人员安排占用课堂时间。

3. 可平衡团队成员，以包括具有不同学术实力的个人。

4. 为每个团队指定一位领导者，会让这个人有一种额外责任感，并可能激发以前未被发现的领导才能。

障碍

就像医学生评论他们第一次使用 TBL 的经验一样，从未体验过这种教学模式的住院医师可能不理解对他们的期望[46]。

教师可能不愿意离开舒适和熟悉的授课形式，在这种形式下教师完全控制课堂。关于 TBL 的教师发展课程有助于实施，但即便这种情况下，对医学生进行 TBL 教学的教师仍然表示，他们在适应不同角色（作为引导者而不是讲师），对某些讨论的方向进行预测（并因此作好准备），管理讨论以允许多个观点被提出，和防止个人或团队主导谈话内容上存在问题[39]。

结论

TBL 最适合那些有责任心和高水平的学员。在这种情况下，TBL 结合了翻转课堂（FC）（住院医师课前被分配任务）和同伴教学要素，从而形成主动学习。通常在分配给住院医师教学课程的短时间内，考虑省略准备保证测试，以便让团队有更多时间一起工作并讨论结论可能是明智的。

思考 - 配对 - 共享

思考 - 配对 - 共享（TPS）是一种有效的同伴指导形式（学生，知识比老师少，几乎没有教学经验，彼此互相指导）。

框 15-4 显示了 TPS 课程一般格式。

框 15-4　思考 - 配对 - 共享战略要素

思考：学员独立思考问题，并提出答案或备选方案。

配对：学员配对讨论彼此答案，并讨论各自优点。

共享：学员在课堂上展示他们的答案。

通常情况下，来自部分但不是全部团队的学员被要求在课堂上提供他们的答案。住院医师由不同群体组成，将不同学习水平的学员配对可能有益（如将 PGY-2 与 PGY-3 或 PGY-4 的住院医师配对）。这种方法的优点是，它能让所有住院医师参与进来（不仅因为没有团队知道谁将被要求提供答案，还因为团队中的两名成员必须彼此讨论这个问题）。

证明

几乎没有关于 TPS 在医疗教育中应用的文献。Kaddoura 分析了两组护理学生批判性思维能力。与传统授课形式学习的学生相比，那些将 TPS 作为教育元素的学生在批判性思维的所有五个部分（分析、论证、优先排序、解决问题、解决方案）中都经历了更大增长[47]。一组心理学研究生表示，将 TPS 与允许用户添加内容的谷歌文档结合使用，可使他们学到指定课程以外的内容[48]。与传统教学相比，TPS 的使用并没提高生物学本科生的考试成绩[49]。

实施

实施不需要特殊设备。虽然大多数作者建议使用开放式问题，但 TPS 也可用于多选题，如以董事会审查的形式。TPS 可被整合到各种各样教育活动中，从大型讲座格式到小型 FC 环境。TPS 也可与听众反应系统（ARS）结合使用。

障碍

除了让教师和住院医师熟悉 TPS 流程外，没有已知实施障碍。

结论

TPS 可比其他方法更轻松地创建一个交互式学习环境。医疗卫生专业学生使用 TPS，比其他方式获益的数据基本上没有。

角色扮演

角色扮演(role play,RP)是一种主动学习技术,可被视为一种模拟形式,学员可在脚本场景中扮演自己或另一个人。场景可以是完全脚本化的(在这个场景中,参与者被赋予一个完全开发的角色),也可是部分脚本化的(参与者被赋予对其角色的一般概述,然后他们可视情况进一步开发)。脚本的级别不必在所有参与者间保持一致。一些参与者甚至可不需要剧本自己表演[50]。

RP 在医学教育中最常见的应用,是帮助学员发展沟通和人际交往能力。该技能不仅适用于与患者互动,也能使学员在与同事和同辈的关系中受益[51]。学员可深入了解他们的身体语言、同理心、个人沟通技巧、恐惧、躲避挑战的倾向、情绪、他人对所说(或未说)的看法[51]。

证据

Bosse 和其同事们进行了一项随机对照试验,比较了 RP 和标准化患者在医学生学习为患病儿童父母提供咨询方面的应用。与单纯课程作业(对照组)相比,标准化患者和 RP 的使用提高了学员在沟通和客观结构化临床检查(OSCE)表现方面的自我评估。此外,与单独使用标准化患者相比,患者自我报告显示 RP 可更好地理解患者观点[52]。同一作者进行的另一项研究也证明了,RP 与标准化患者相比的成本效益[53]。

Nestrel 和其同事对一年级医学生做了一份问卷调查,以确定他们对 RP 在沟通教育中使用的态度。体验之前,学生们对问卷的回答表明,77% 的学生认为 RP 是练习沟通技巧和深入了解自己和他人行为的宝贵方法;22% 的学生认为 RP 不但没有帮助,反而会令人尴尬、恐惧、焦虑、且不切实际。然而,在 RP 干预后,96% 的学生报告说 RP 对他们的学习有帮助[50]。在一组使用 RP 来练习传达坏消息的二年级医学生中进行了类似的态度调查;97% 的学生认为 RP 帮助他们学习了不同的沟通方式,63% 的学生认为 RP 提高了他们在沟通技能方面的舒适度[54]。

实施

在教育中使用 RP 时,确保安全的环境非常重要。可能有必要制订基本规则,以确保对敏感事项保密,并尊重所有参与者。如有可能,让所有学员都参与进来,让他们在角色分配上有所选择。

RP 可能最适合沟通和专业领域的教育。在麻醉学教育中,存在多种情况

RP 可能会有帮助,包括同意患者接受麻醉、披露不良事件、处理涉及患者管理的伦理问题、提供反馈和解决冲突。值得注意的是,这些主题都被美国麻醉学会认为是麻醉医师必备特征,因为它们可以在各种形式的麻醉学里程碑中找到[1]。在进行团队合作训练时,学员扮演另一个团队成员的角色可能有助更好地理解该个人的观点。

为了将 RP 实现到教育中,必须开发一个场景和相关的角色。每个角色都可按需编写不同级别的脚本(角色的脚本化程度越高,您可能希望给扮演该角色的学员更多准备时间,以便学员在该角色中获得舒适感)。为了减少学员准备时间,考虑角色脚本化级别最小化。为了让场景保持在正轨上,引导人可能会给其中一个演员一张提示卡,上面有如何表现的建议(如通过玩手机解脱)。

虽然 RP 场景可只使用班上少数几个成员来完成,但鼓励班上每个人都扮演一个角色。如果只有几个人挑大梁,可能会导致相关人员的焦虑和压力。利用全班参与的一个方法是 Stobbs 描述的 Trio RP 方法。学员被分成三组,两个学员是演员(麻醉医师、患者、家属、外科医师、护士等),第三个学员是观察者,负责向演员提供反馈[55]。

特殊例子

RP 可用于教住院医师如何给予反馈。首先向住院医师学员提供一些反馈的基础知识(可是讲座、视频、阅读作业等形式)。在课堂上向小组展示一段涉及两名重症监护病房住院医师的简短(五分钟)视频。一名住院医师给另一名住院医师签报告。这个场景应该被编写成有缺陷的脚本(出报告的住院医师可能会很匆忙,漏掉重要的细节,回避问题,等等。接收报告的住院医师可能问的问题不够多,接受不完善的报告不加抵制等)。住院医师将被分成两组。学员 A 将在视频中扮演给出报告的住院医师。学员 B 将向学员 A 提供其签出报告的反馈。然后,角色将逆转,学员 B 扮演接受签出报告住院医师的角色,学员 A 向学员 B 提供他或她接受签出的反馈。在观看视频之前,住院医师学员分成两组,选择他们是学员 A 还是学员 B。每个学员的角色应在观看视频前进行解释。

障碍

对于学员使用 RP 的突出问题是他们对这种教育方法预想的感受。RP 的想

---

(1) www.acgme.org/Portals/0/PDFs/Milestones/AnesthesiologyMilestones.pdf(2017 年 11 月 15 日访问)。

法可能会引起学员焦虑[56]，不管他们是否有过这种教学方法的经验。他们可能害怕被同事评头论足，害怕不得不扮演一个让自己感到不舒服或毫无准备的角色。所以，建立一个安全的环境和制订基本规则可帮助学员更舒适。这种教育方法的另一个障碍可能是教师对 RP 的使用不适，使用 RP 的教育可帮助教师克服这一障碍[57]。

结论

RP 是一种教育方法，可能最适合教授麻醉住院医师沟通技巧和专业精神。虽然在医学研究生教育中没有进行研究，但它已被证明能使医学生自我感到从中受益。在实施这个方法时，开发一个安全的环境，并为每个学员提供一个角色是很重要的。

听众回馈系统

听众回馈系统（ARS）的历史要追溯到 20 世纪 50 年代，当时有线系统只能接受输入来回答多选题，然后使用针规向老师们显示全部答案。虽然对现代系统的讨论超出了本章范围，但目前可用的系统通常包含一个手持设备（"点击器"），能通过红外或射频信号与连接到笔记本电脑上的加密狗进行双向通信。基于射频信号系统更昂贵，但不需要视距来与加密狗进行通信，且较少受到干扰。大多数 ARS 软件是微软演示文稿（PowerPoint，PPT）的一个附加组件，它不仅可显示问题，还可显示每个回答的柱状图（图 15-6）。

响应对听众是匿名的，但根据配置，可能允许演示者将响应分配给特定个人。

有些系统使用智能设备（如移动电话）直接通过 Wi-Fi 连接到演示者笔记本电脑上的软件。智能设备和一些点击器允许自由文本输入［应该注意的是，因为回答没有分类，自由文本回答可能会导致类似答案被放到不同类别中，如"蛛网膜下腔阻滞""SAB""脊髓麻醉""脊椎麻醉"将被 ARS 视为不同回答（图 15-7），使解释结果更复杂］。

纵观近代历史，每一项新技术创新（如收音机、幻灯、电影、电视、激光唱片、计算机）都被吹捧为提高教育成果的手段。现实从未与炒作相提并论，教育的结果也基本没有改变[58]。迄今，信息应该很明确——如果目标是增加学习，那么为技术而使用技术很可能是徒劳。相反，教育成果的提高是以促进学习的方式使用技术的结果，即通过使学员成为更积极的参与者。ARS 的价值不在于具体技术，而在于如何利用这些信息促进教师和学员间互动。事实上，一些作者曾描述过使用 ARS，即学生在回答多选题时举起彩色卡片[59]。

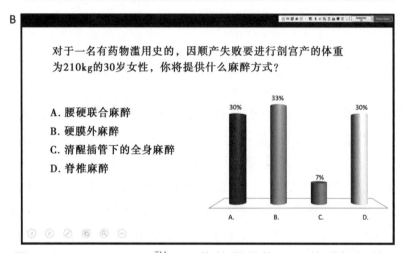

图 15-6　Turning Point™ARS 软件是微软 PPT 的附加组件。
(A)Turning Point 和微软 PPT 结合使用，演示者显示一个问题，学
员使用点击器回答。(B)当演示者前进到下一张幻灯片时，Turning
Point 将显示响应的柱状图

A

患者，女性，30岁，体重210kg，有药物滥用史，因顺产失败需要进行剖宫产。
你将提供什么麻醉方式？

腰硬联合

网膜下腔阻滞

SAB、脊髓麻醉
脊椎麻醉

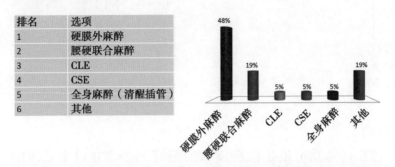

B

患者，女性，30岁，体重210kg，有药物滥用史，因顺产失败需要进行剖宫产。你将提供什么麻醉方式？

排名	选项
1	硬膜外麻醉
2	腰硬联合麻醉
3	CLE
4	CSE
5	全身麻醉（清醒插管）
6	其他

图 15-7　在 Turning Point 中使用智能设备的 ARS 响应。在智能设备上使用 Turning Point，允许用户输入自由文本作为回复。(A)使用 Word Cloud© 显示的响应。由于输入文本的方式没有限制，多个响应可能意味着相同的事情（如"SAB"表示蛛网膜下腔阻滞和"脊髓麻醉"或"单次脊椎麻醉"）。字体的大小和屏幕上响应的位置反映了给出响应的频率（在本例中，"硬膜外"是最常见的反应，其次是"腰硬联合"。如果将"脊髓麻醉""单次脊椎麻醉"和"SAB"组合在一起，这将是第三常见的反应，但这一事实并不明显，因为每个单词或短语都被认为是不同的反应）。这可能使对答复的解释更加困难。(B)响应以柱状图形式显示。本例中没有显示"SAB""脊髓麻醉"或"单次脊椎麻醉"。所有这些都被归入"其他"类别，这使得演示者不可能意识到这是第三种最常见的回答

Mayer 区分了信息（构成事实）和知识（应用事实信息的能力），他描述了多媒体学习的三个隐喻[58]。(框 15-5)

> **框 15-5　Mayer 对多媒体学习的隐喻**
>
> **信息获得**：其目的是促进信息从一个地方（如 PPT 幻灯片）移到另一个地方（学员的思想）。
> **反应强化**：目的是为正确反应提供积极反馈，从而更有可能对刺激做出特定反应；有助强化知识训练、练习（如董事会准备问题）。
> **知识建构**：目的是促进学员获得知识（连贯心理模型的个体化建构，参见第 3 章）。

作为一种学习工具，ARS 主要是作为反应强化工具（用于董事会审查准备会议）或作为知识构建工具（用于刺激听众讨论）。

关于使用听众反应系统方法的例子

不同作者已报道将 ARS 整合到教学演示中的多种方法（框 15-6）。

框 15-6　使用 ARS 方法示例

- 统计考勤
- 讲课节奏
- 权变教学
- 鼓励同伴讨论
- 教学演示评估

统计考勤

使用 ARS 查考勤可说是浪费技术的最好例子。在这个系统中,学生被分配一个特定点击器,这样老师就可回顾统计谁来上课了。尽管报道称,这一应用与本科生听课率增加有关,但只有当听课率能带来期末成绩学分时才会出现这种情况。另据报道,学生对成绩与 ARS 使用间的联系感到不满[60]。显然,此应用不会增加互动性。

讲课节奏

也许 ARS 最简单的用法是评估住院医师对现有材料的学习情况,并通过使用 ARS 的反应来决定是否需重复材料。如一个关于新生儿外科急诊的讲座可分为几部分(腹裂、脐膨出、气管食管瘘、膈疝)。在 8~10min 关于腹裂小型讲座后,教师可能会问一两个相关问题。如果有足够多住院医师通过正确回答问题表示已经理解,教师就会进行下一部分。如果教师认为错误答案太多,要点可能会被重复。这也有助通过让听众作为参与者活跃课堂气氛。

权变教学

ARS 另一个易于开发的用法是根据学员反应在教学演示中分配时间。继续以新生儿外科急诊为例,如果 90% 以上住院医师在提供有关脐膨出资料前正确回答了与脐膨出相关先天性异常的问题,那么花时间介绍这些内容就没什么价值了。

鼓励同伴讨论

通过显示所有学员答案的柱状图可让学员看到其他人对这个问题的回答。可要求个人为他们的选项辩护。如对患有气管食管瘘的新生儿选择清醒插管作为首选气道管理技术的学员,可描述这种技术与保留自主呼吸的吸入诱导相比的潜在优势。学员也可配对或分组讨论结果。

教学演示的评估

一些作者报告说,与在线评估相比,医学生[61]或急诊医学住院医师[62]被要求在每节课结束时使用 ARS 评估教学演示,回报率会更高[61]。如果演示者使用评估结果来改变今后相同或类似主题的陈述,教育可能会得到进一步改善。

学员们非常看重 ARS 提供的匿名性[63],他们不怕在回答中出错。此外,如果在所有投票完成后才显示答案的柱状图,学员将不会被其他学员的答案左右。对于那些通常没有唯一正确答案的伦理问题,ARS 也是一种很好的表达方式。

证明

关于 ARS 在研究生医学教育中应用的文献报道很少,但已经在其他学习群体中进行了多项研究。

许多作者认为使用 ARS 有一些优点(框 15-7),但这些结果大多只是学员或老师偏好的报告。很少有文章报道客观数据(如考试分数)。

框 15-7　ARS 的优势

学员观点:
- 增加学习
- 提高讲课期间的参与度
- 增加讲课期间参与人数
- 提升对课程材料的兴趣
- 提高考试分数
- 比较个人与课上其他学员的表现
- 匿名性
- 反馈
- 内容强化

指导者观点:
- 提高对课程材料的理解
- 识别学生对内容的误解
- 调整教学课程,解决误解
- 改善同伴互动
- 增加互动
- 增加讨论

学员接受

大多数研究报告说,学员看到了使用基于 ARS 演示的价值。据报道,在研究生教学中使用 ARS 可保持学员参与[64],增加参与度[63,65],激发有益讨论[65]以帮助阐明主题[63]。牙科学生报告说,使用 ARS 是种激励[66,67],并认为在课程开始时能用于评估他们的知识水平[67]。

研究表明,医学生更喜欢使用 ARS 的课程[68],但表示这对他们决定是否上课没影响[69]。学员还认为 ARS 易于使用,提供有用的反馈,并激励他们提前学习材料[69]。Uhari 报告说,大多数医学生认为 ARS 课程增加了他们在课堂上互动,提高了他们的学习能力[70]。

2/3 的神经病学住院医师认为,将阅读作业与 ARS 测验相结合比笔试更有效;超过 3/4 的住院医师认为,这是阅读文章的强大动力,有助学习和记忆[71]。

教师接受

通过使用学员对 ARS 问题的回答,药学课程的教师报告说,如果课堂上 90% 以上学生在陈述材料前正确回答了问题,他们就可通过跳过材料、花更多时间在学生感到吃力的领域,从而优化讲课节奏[65]。在同一项研究中,教师们表示担心,由于 ARS 问题耗费了大量时间,他们没有足够时间来覆盖这些材料。超过 85% 的教师在牙科学生讲课中使用点击器,他们报告说使用是动态的,并提高了学生的积极性和学习能力[66]。Alexander 报告称,教师发现 ARS 易于使用,并允许根据一年级医学生的反应调整讲课内容[69]。

提高测试分数

关于 ARS 考试对成绩影响的文献褒贬不一。Slain 等人研究显示,药学专业学生在考试中尤其在需要分析思维的问题上取得了更高的分数,在使用 ARS 教学课程中也取得了更高期末考试成绩[72]。当通过率低的药学课程使用 ARS 时,成绩高于过去三年[65]。在两项独立研究中,一年级[67]和二年级[73]牙科学生被随机分配接受传统讲课或 ARS 演示;两项研究表明,两组学生考试成绩无显著差异。在一项随机选取医学生进行传统讲课或 ARS 演示研究中发现,无论在授课后即刻还是 8~12 周后,考试成绩均无差异[74]。Hettinger 等人研究报道,在精神病学培训考试的复习课程中使用 ARS,与使用 ARS 前相比,分数提高幅度更大[75]。在比较测试后分数时,使用 ARS 教学的家庭医学住院医师得分明显高于接受传统教学住院医师[76]。Pradhan 等人在一个妇产科项目中随机抽取住院医师接受传统讲座或结合 ARS 的病例讨论课程;授课六周后,ARS 组学生比随机分配到传统授课组学生测试后分数更高[77]。

因为最终目标是增加学习,学生支持是次要的,除非它对学习有间接影响。如使课程更愉快可能会激发学生自主学习欲望。最后,如前所述,使用 ARS 课程报告的大多数改进几乎不太可能归因于技术,而更可能是由于使用 ARS 产生的交互性增加。

实施

最佳使用 ARS 的关键之一是问题的质量。编写问题可能有多种原因(框 15-8)[78]。

框 15-8　ARS 问题的一些原因

• **评估学员:**
○ 评估准备情况(如关于阅读作业的问题)
○ 评估对讲课材料的理解(并调整演示内容)
○ 完成练习题
○ 高风险评估
○ 比较课前课后表现
• **确定听众:**
• 评估听众的人口特征
○ 评估对所涵盖主题的理解程度
• **引导听众:**
○ 在演示前,通过提问把注意力集中在材料上
○ 演示结束时复习材料
• **激发互动:**
○ 听众参与
○ 讨论不同回答背后的基本原理
○ 创造同伴教学机会
• **决定"辩论"结果**

如果使用多选题,干扰因素应该是合理的。因为我们的目的是让学员参与到教材中,提出一个有多个"正确"答案的问题可能会引发关于选项的讨论。

除了简单地提出问题外,还有多种方法可将 ARS 整合到教学课程中(框 15-9)。

框 15-9　关于如何使用 ARS 的一些建议

• 个人独有 - 每个住院医师一个点击器
• 思考 - 配对 - 共享 - 每对住院医师一个电击器
• 团队学习 - 每个团队一个点击器
• 团队竞赛 - 每个团队成员各自一个点击器;团队分数取决于所有团队成员的回答

思考 - 配对 - 共享

使用与传统 TPS 同样原则,一个点击器可分配给两个住院医师。应采用相同的程序,即在与合作伙伴讨论他们的选择前,应独立考虑这些选择。然后每一对决定提交回答。

团队学习

团队可通过多种机制组建。每个团队会给一个点击器。问题提出后,团队将有机会考虑这些选项。在每个团队选择答案前,会期待一些同伴指导的某些元素出现。

团队竞赛

如果 ARS 演示是匿名的,选择错误的回答不会有任何后果。把听众分成组,组成团队(如男性 vs 女性),会产生竞争意识。在这种情况下,没有使用 TBL。团队中的每个成员各自有一个点击器,通过在会议开始时插入人员统计幻灯片,ARS 软件会自动跟踪每个小组所有成员的答案,并在每张 ARS 幻灯片后提供分数(图 15-8)。

团队得分取决于该队每个人的回答。来自参与者的反馈表明,他们感到对团队的责任感增强,以提供正确的回答(根据个人经验,在很多情况下,失败的团队会要求重赛)。

白板

如果演示者使用的是带有触摸屏的平板电脑,它可以接受手写输入,则可以提出问题,征求听众的回答,并将这些答案写在 ARS 幻灯片上,然后让学员投票选出最佳答案(图 15-9)。

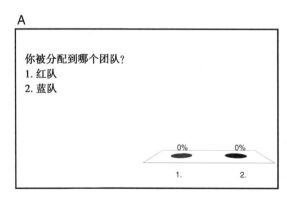

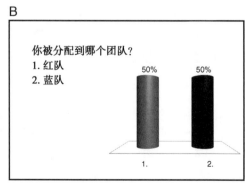

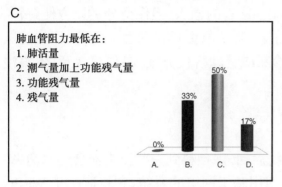

C

肺血管阻力最低在:
1. 肺活量
2. 潮气量加上功能残气量
3. 功能残气量
4. 残气量

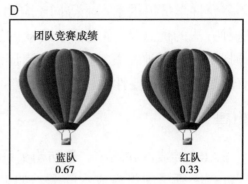

D

团队竞赛成绩

蓝队
0.67

红队
0.33

图 15-8　ARS 使用团队。Turning Point 软件根据演示开始时的人口统计幻灯片组成团队。(A)人口统计幻灯片。学员可被随机分配到一个团队,如根据到达顺序如本例所示,或通过特定特征,如性别、训练年份等。(B)显示参与者分布的 ARS 幻灯片。(C)ARS 问题,并附答案的柱状图。在一个问题中,答案可被赋予不同分值,如正确回答可被分配 5 分,其他回答可被分配 1 分,从而惩罚一个团队中不提交答案的个人。问题也可被赋予不同的分值,如简单题的正确答案可被分配 1 分,难题的正确答案可被分配 5 分。(D)团队得分以数字显示,并附有动画;团队得分越高,气球升得越高。Turning Point 还提供了一个选项,可简单地用数字显示分数

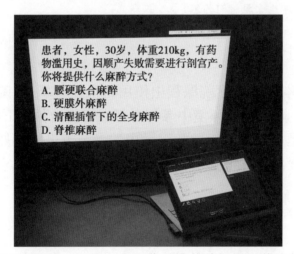

图 15-9　白板。这是一个让学员提供对问题回答的例子。这种安排包括一个连接到桌面显示器的 Microsoft Surface Book™,后者表示在演示期间将投射到屏幕上的图像。Surface Book 在 Presenter View© 中运行演示文稿。Surface Book 的屏幕被倾斜,方便显示给领导者看到演示期间的内容;但如果屏幕是平的,则演示期间更容易在屏幕上书写。领导者每提出一个问题,给回答留空。由于答案是由学员提供的,领导者将答案写在 Surface Book 屏幕上,学员选择最喜欢的答案,结果以柱形图显示

允许学员提供基本上等同于自由文本回答的输入,但保持分类以方便解释。这种方法的优点是,通过征求听众的答案,使学习更具互动性。此外,让住院医师提供四到五种答案,迫使他们制订诊断或管理替代方案(参见第3章,不关注有限数量诊断重要性的讨论)。

障碍

ARS的成本并不小。最初购买系统后,必须预料到一些点击器会偶尔消失,因此也必须考虑更换成本问题。如果使用基于网络的系统,它将取决于Wi-Fi,可能并非在所有学习环境中都可靠。

大多数系统是针对与微软的演示文稿程序相兼容而设计,所以教师只需学习如何使用特定ARS系统即可。因为大多数系统使用起来简单,获得这项技能所需时间很短。

框15-10列出了关注点。

框15-10　使用ARS的问题

- 教师关注点:
  ○ 建立系统所需时间
  ○ 覆盖内容减少(由于学生需要时间作答)
- 学员关注点:
  ○ 建立系统浪费课堂时间

由于ARS在本科和医学院课程中使用越来越频繁,住院医师可能对使用这种技术有经验。除非工作环境中参与者都在智能设备上下载应用程序,否则使用点击器可能是更好选择。教学演示中的参与者可能不愿意将应用程序下载到他们的智能设备上才能参与,且下载需时间,因此可要求学员课前完成这一步。

结论

如前所述,交互式会话与提高学习、理解和整合信息解决问题的能力相关。正确使用ARS可促进教师和学员间互动。与传统征求志愿者回答问题方法不同(通常自信的人会举手)或号召一个人在全班同学面前回答问题(这会给被选中学员带来压力),使用ARS允许所有参与者提交答案[72]。当用ARS提问一个基于事实的问题时,每个回答的学员都需做出回答(参见第3章,一分钟教学法模式要素之一),这使他们需要对自己的回答负责,防止他们被动地听取另一个住院医师的回答,并对自己说"我知道"[77]。没有单一正确答案的问题,使用

ARS 幻灯片（如伦理问题）可激发讨论，让住院医师为多选题提供干扰项，会使学习中互动增强。

考虑除简单如"一个住院医师，一个点击器"的使用方法外的其他方法。同伴教学可通过向两个住院医师发放一个点击器建立 TPS 方法，或如果 4~5 位住院医师聚集到一个团队给予一个点击器，则可能发生 TBL。团队间的竞争，如男性和女性间竞争，会激发竞争意识，可能致使学员更关心提供回答的正确性。

结论

与传统教学方法相比，主动学习的优势在其他环境中已得到很好证实。教育工作者普遍认为，有意义的学习即建立一个可用来解决问题的心理模型，是由学员在学习过程中的认知活动决定。在医学研究生教育中，记录主动学习的实际益处是很困难的，不仅因为测试解决问题的技能比测试事实信息的传递更困难，也因为与研究生医学教育项目相关的班级规模较小，难获得足够大研究样本量来证明结果的统计学差异。主动学习被认为有额外好处，如培养团队合作和沟通技巧、让学员在课堂上提升参与意识。

我们已经描述了可用来活跃课堂的各种技术。

由于学员的首选教育技术各不相同，除一些更传统学习技巧外，最好将这些主动学习技术与麻醉住院医师课程很好结合起来。

（刘鲲鹏、王博、周宝龙　译，Jeffrey Huang　校）

参 考 文 献

1. J. Michael. Where's the evidence that active learning works? *Adv Physiol Leduc* 2006; 30: 159–67.

2. J. K. Knight, W. B. Wood. Teaching more by lecturing less. *Cell Biology Education* 2005; 4: 298–310.

3. National Research Council. *How People Learn: Brain, Mind, Experience and School*. Washington, DC: National Academies Press, 1999.

4. R. R. Wilke. The effect of active learning on student characteristics in a human physiology course for nonmajors. *Advances in Physiology Education* 2003; 27: 207–23.

5. History.com Staff. History in the Headlines: A Taste of Lobster History. 2011. www.history.com/news/a-taste-of-lobster-history (accessed November 15, 2017).

6. K. H. Evans, E. Ozdalga, N. Ahuja. The medical education of generation Y. *Acad Psychiatry* 2016; 40: 382–5.

7. M. M. LaBan. A late Y2K Phenomenon: Responding to the learning preferences of generation Y – bridging the digital divide by improving generational dialogue. *PMR* 2013; 5: 596–601.

8. B. L. Gleason, M. J. Peeters, B. H. Resman-Targoff et al. An active-learning strategies primer for achieving ability-based educational outcomes. *Am J Pharm Educ* 2011; 75: 186.

9. J. E. Thistlethwaite, D. Davies, S. Ekeocha et al. The effectiveness of case-based learning in health professional education. *Med Teach* 2012; 34: e421–44.

10. R. W. Jones. Problem-based learning: description, advantages, disadvantages, scenarios and facilitation.

Anaesth Intensive Care 2006; 34: 485–8.

11. C. Onyon. Problem-based learning: A review of the educational and psychological theory. *Clin Teach* 2012; 9: 22–6.

12. M. A. Rosenblatt. The educational effectiveness of problem-based learning discussions as evaluated by learner-assessed satisfaction and practice change. *J Clin Anesth* 2004; 16: 596–601.

13. H. Al-azri, S. Ratnapalan. Problem-based learning in continuing medical education: Review of randomized controlled studies. *Can Fam Physician* 2014; 60: 157–65.

14. E. Carrero, C. Gomar, W. Penzo, M. Rull. Comparison between lecture-based approach and case/problem-based learning discussion for teaching preanaesthetic assessment. *Eur J Anaesthesiol* 2007; 24: 1008–15.

15. J. A. Colliver. Effectiveness of PBL curricula. *Med Educ* 2000; 34: 959–60.

16. S. Rajan, A. Khanna, M. Argalious et al. Comparison of two resident learning tools-interactive screen-based simulated case scenarios versus problem-based learning discussions: A prospective quasi-crossover study. *J Clin Anesth* 2016; 28: 4–11.

17. T. Sakai, P. L. Karausky, S. L. Valenti et al. Use of a problem-based learning discussion format to teach anesthesiology residents research fundamentals. *J Clin Anesth* 2013; 25: 434–8.

18. T. Korin, J. B. Thode, S. Kakar, B. Blatt. Caffeinating the PBL return session: Curriculum innovations to engage students at two medical schools. *Acad Med* 2014; 89: 1452–7.

19. T. H. Wong, E. P. Ip, I. Lopes, V. Rajagopalan. Pharmacy students' performance and perceptions in a flipped teaching pilot on cardiac arrhythmias. *Am J Pharm Educ* 2014; 78: 185.

20. J. E. McLaughlin, D. H. Rhoney. Comparison of an interactive e-learning preparatory tool and a conventional downloadable handout used within a flipped neurologic pharmacotherapy lecture. *Curr Pharm Teach Learn* 2015; 7: 12–9.

21. R. Pierce, J. Fox. Vodcasts and active-learning exercises in a "flipped classroom" model of a renal pharmacotherapy module. *Am J Pharm Educ* 2012; 76: 196.

22. F. Chen, M. A. Lui, S. M. Martinelli. A systematic review of the effectiveness of flipped classroom in medical education. *Med Educ* 2017; 51(6): 565–670.

23. S. M. Martinelli, F. Chen, A. N. DiLorenzo, et al. Results of a flipped classroom teaching approach in anesthesiology residents. *J Grad Med Educ* 2017 Aug; 9(4): 485–90.

24. D. A. Morton, J. M. Colbert-Getz. Measuring the impact of the flipped anatomy classroom: The importance of categorizing an assessment by Bloom's taxonomy. *Anat Sci Educ* 2017; 10: 170–5.

25. J. E. McLaughlin, L. M. Griffin, D. Esserman et al. Pharmacy student engagement, performance, and perception in a flipped satellite classroom. *Am J Pharm Educ* 2013; 77: 196.

26. J. E. McLaughlin, M. T. Roth, D. M. Glatt et al. The flipped classroom: A course redesign to foster learning and engagement in a health professions school. *Acad Med* 2014; 89: 236–43.

27. C. M. Critz, D. Knight. Using the flipped classroom in graduate nursing education. *Nurse Educ* 2013; 38: 210–13.

28. K. M. Kapp. *The Gamification of Learning and Instruction: Game-Based Methods and Strategies for Training and Education.* San Francisco: Pfeiffer, 2012.

29. P. Yunyongying. Gamification: Implications for curricular design. *J Grad Med Educ* 2014; 6: 410–12.

30. E. A. Akl, R. W. Pretorius, K. Sackett et al. The effect of educational games on medical students' learning outcomes: A systematic review: BEME Guide No 14. *Med Teach* 2010; 32: 16–27.

31. P. R. Shiroma, A. A. Massa, R. D. Alarcon. Using game format to teach psychopharmacology to medical students. *Med Teach* 2011; 33: 156–60.

32. S. O'Leary, L. Diepenhorst, R. Churley-Storm, D. Magrane. Educational games in an obstetrics and gynecology core curriculum. *Am J Obstet Gynecol* 2005; 193: 1848–51.

33. D. Telnar, M. Bujas-Bobanovic, D. Chan et al. Gabe-based versus traditional case-based learning: Comparing effectiveness in stroke continuing medical education. *Can Fam Physician* 2010; 56: e345–51.

34. E. A. Akl, V. F. Kairouz, K. M. Sackett et al. Educational games for health professionals. *Cochrane Database Syst Rev* 2013; 28: CD006411.

35. K. L. Bene, G. Bergus. When learners become teachers: A review of peer teaching in medical student education. *Fam Med* 2014; 46: 783–7.

36. R. P. Soriano, B. Blatt, L. Copit et al. Teaching medical students how to teach: A national survey of students-as-teachers programs in US medical schools. *Acad Med* 2010; 11: 1725–31.

37. A. Gregory, I. Walker, K. Mclaughlin et al. Both preparing to teach and teaching positively impact learning outcomes for peer teachers. *Med Teach* 2011; 33: e417–22.

38. D. Nestel, J. Kidd. Peer assisted learning in patient-centered interviewing: The impact on student tutors. *Med Teach* 2005; 27: 439–44.

39. J. D. Kibble, C. Bellew, A. Asmar et al. Team-based learning in large enrollment classes. *Adv Physiol Educ* 2016; 40: 435–42.

40. B. M. Thompson, V. F. Schneider, P. Haidet et al. Team-based learning at ten medical schools: Two years later. *Med Educ* 2007; 41: 250–7.

41. P. Koles, S. Nelson, A. Stolfi et al. Active learning in a year 2 pathology curriculum. *Med Educ* 2005; 39: 1045–55.

42. P. G. Koles, A. Stolfi, N. J. Borges et al. The impact of team-based learning on medical students' academic

performance. *Acad Med* 2010; 85: 1739–45.

43. K. Anwas, A. A. Shaikh, M. R. Sajid et al. Tackling student neurophobia in neurosciences with team-based learning. *Med Educ Online* 2015; 20: 28461

44. P. Haidet, K. J. O'Malley, B. Richards. An initial experience with "Team Learning" in medical education. *Acad Med* 2002; 77: 40–4.

45. M. Fatmi, L. Hartling, T. Hillier et al. The effectiveness of team-based learning on learning outcomes in health professions education: BEME Guide No. 30. *Med Teach* 2013; 35: e1608–24.

46. D. Parmlee, L. K. Michaelsen, S. Cook et al. Team-based learning: A practical guide: AMEE guide no 65. *Med Teach* 2012; 34: e275–87.

47. M. Kaddoura. Think pair share: A teaching learning strategy to enhances students' critical thinking. *Educ Res Quart* 2013; 36: 3–24.

48. N. C. Slone, N. G. Mitchell. Technology-based adaptation of think-pair-share utilizing Google drive. *JoTLT* 2014; 3: 102–4.

49. K. Prahl. Best practices for think-pair-share active-learning technique. *Am Bio Teach* 2017; 79: 3–8.

50. D. Nestrel, T. Tierney. Role-play for medical students learning about communication: Guidelines for maximizing benefits. *BMC Med Educ* 2007; 7: 3.

51. W. F. Baile, A. Blatner. Teaching commination skills: Using action methods to enhance role-play in problem-based learning. *Simul Healthc* 2014; 9: 220–7.

52. H. M. Bosse, J. H. Schultz, M. Nickel et al. The effect of using standardized patients or peer role play on ratings of undergraduate communication training: A randomized controlled trial. *Patient Educ Couns* 2012; 87: 300–6.

53. H. M. Bosse, M. Nickel, S. Huwendiek et al. Cost-effectiveness of peer role play and standardized patients in undergraduate communication training. *BMC Med Educ* 2015; 15: 183–8.

54. E. P. Skye, H. Wagenschutz, J. A. Steiger, A. K. Kumagai. Use of interactive theater and role play to develop medical students' skills in breaking bad news. *J Cancer Educ* 2014; 29: 704–8.

55. N. Stobbs. Role-play without humiliation: Is it possible. *Clin Teach* 2015; 12: 128–30.

56. C. Lane, S. Rollnick. The use of simulated patients and role-play in communication skills training: A review of the literature to August 2005. *Med Educ* 2008; 42: 637–44.

57. C. L. Bylund, R. F. Brown, B. L. di Ciccone et al. Training faculty to facilitate communication skills training: Development and evaluation of a workshop. *Patient Educ Couns* 2008; 70: 430–6.

58. R. E. Mayer. Introduction to multimedia learning. In R. E. Mayer, ed. *The Cambridge Handbook of Multimedia Learning*. Cambridge: Cambridge University Press, 2005; 1–16.

59. D. E. Meltzer, K. Manivannan. Transforming the lecture hall environment: The fully interactive physics lecture. *Am J Phys* 2002; 70: 639–54.

60. L. Greer, P. J. Heaney. Real-time analysis of student comprehension: An assessment of electronic student response technology in an introductory earth science course. *J Geosci Educ* 2004; 52: 345–51.

61. S. Felix, N. Bode, C. Straub et al. Audience-response systems for evaluation of pediatric lectures – comparison with a classic end-of-term online-based evaluation. *GMS Zeitschrift fur Medizinische Ausbildung* 2015; 32(2): 1860–3572.

62. L. R. Stoneking, K. H. Grall, A. Min et al. Role of an audience response system in didactic attendance and assessment. *J Grad Med Educ* 2014; 6: 335–7.

63. K. A. Clauson, F. M. Alkhateeb, D. Sing-Franco. Concurrent use of an audience response system at a multi-campus college of pharmacy. *Am J Pharm Educ* 2012; 76: Article 6.

64. M. V. DiVall, M. S. Hayney, W. March et al. Perceptions of pharmacy students, faculty members, and administrator on the use of technology in the classroom. *Am J Pharm Educ* 2013; 77: Article 48.

65. J. Cain, E. P. Black, J. Rohr. An audience response system strategy to improve student motivation, attention, and feedback. *Am J Pharm Educ* 2009; 73: Article 21.

66. C. Llena, L. Forner, R. Cueva. Student evaluations of clickers in a dental pathology course. *J Clin Exp Dent* 2015; 7: e369–73.

67. A. Rahman, S. Jacker-Guhr, I. Staufenbiel et al. Use of elaborate feedback and an audience-response-system in dental education. *GMS Zeitschrift fur Medizinische Ausbildung* 2013; 30(3): 1860–3572.

68. S. W. Draper, M. I. Brown. Increasing interactivity in lectures using an electronic voting system. *JCAL* 2004; 20: 81–94.

69. C. J. Alexander, W. M. Cerscini, J. E. Juskewitch et al. Assess the integration of audience response system technology in teaching of anatomical sciences. *Anat Sci Educ* 2009; 2: 160–6.

70. M. Uhari, M. Renko, H. Soini. Experiences of using an interactive audience response system in lectures. *BMC Med Educ* 2003; 17: 12.

71. R. Hasan, J. Fry, J. DeToledo et al. Effectiveness of pairing weekly reading assignments and quiz with audience response system for neurology resident learning (P1.315). *Neurology* 2014; 82 (Suppl. 10): P1.315. www.neurology.org/content/82/10_Supplement/P1.315 (accessed November 15, 2017).

72. D. Slain, M. Abate, B. M. Hodges et al. An interactive response system to promote active learning in the doctor of pharmacy curriculum. *Am J Pharm Educ* 2004; 68: 1–9.

73. N. Robson, H. Popat, S. Richmond et al. Effectiveness of an audience response system on orthodontic knowledge retention of undergraduate dental students. *J Orthod* 2015; 42: 307–14.

74. P. M. Duggan, E. Palmer, P. Devitt. Electronic voting

to encourage interactive lectures: A randomized trial. *BMC Med Educ* 2007; 7: 25.

75. A. Hettinger, J. Spurgeon, R. El-Mallakh et al. Using audience response system technology and PRITE questions to improve psychiatric residents' medical knowledge. *Acad Psychiatry* 2014; 38: 205–8.

76. T. E. Shackow, M. Chavez, L. Loya et al. Audience response system: Effect on learning in family medicine residents. *Fam Med* 2004; 36: 496–504.

77. A. Pradhan, D. Sparano, C. V. Ananth. The influence of an audience response system on knowledge retention. *Am J Obstet Gynecol* 2005; 193: 1827–30.

78. J. E. Caldwell. Clickers in the large classroom: Current research and best-practice tips. *CBE Life Sci Educ* 2007; 6: 9–20.

第 16 章

麻醉学网络教育

Amy N.DiLorenzo and Randall M.Schell

引言

麻醉学传统学习特点是住院医师阅读文献及参加讲座,同时每天在围手术期环境中向老师学习。随着麻醉学继续教育的改革、医学技术的飞速进步、学员期望值的改变(如技术在教育中的使用)[1]及对人们如何学习的证据和理解的增加,都导致网络教育(elearning)在麻醉学教育中的发生和发展。网络教育是使用技术获取教育内容并提供传统教室之外的教育,它越来越多地被用作医学继续教育的工具。本章介绍麻醉学教师和学员可用的多种网络学习资源,关于使用网络学习的获益与挑战,及网络学习的价值证据并展开讨论。

网络学习类型

各种各样的网络学习选项,可用于麻醉学住院医师的教学。以下是对几种可供教师和学员自学的网络学习资源的描述。网络学习既可用于主动学习形式,也可用于被动教学体验(表 16-1)。

表 16-1　主动和被动网络学习例子

被动	电子书、播客、视频广播
主动	题库、协作维基网站、电子抽认卡、自适应学习

同步与非同步

同步网络学习是由实时参与共同学习过程的学员组成。同步网络学习的例子包括网络便利课程,学生可以与老师及同伴进行实时互动。非同步网络学习中,网络材料提供给学生自主使用[1]。非同步并不一定意味着学习中不存在交互互动成分。如非同步网络课程可能包括一个讨论板块,学员和老师可以在此交流,分享想法并对工作成果进行同行评审。

Web 2.0

Web 2.0 于 1999 年提出,在 2004 年的一次会议上得到普及;它指的是在万维网开发的第二个阶段里,用户可以随时生成和添加必要内容。YouTube 和 Twitter 就是 Web 2.0 的示例。在教育领域,Web 2.0 的特点是用户(教师和学员)可以参与教学内容并与他人协作。类似 YouTube 这样的 Web 2.0 平台通常会提供一些有用的信息[2],但内容并不像传统的麻醉学教育资源(如教科书、期刊文章)那样已经经过同行评审。维基(网站允许协作编辑)是 Web 2.0 的另一个例子;维基百科和在线百科全书,可能是最著名的维基示例。根据定义,Web 2.0 允许所有人发布内容,并期望其他用户修改不正确或不适当的帖子。许多用于教育的维基都有密码保护,允许已定义的一组受邀用户(如部门、学校或班级)可以访问和编辑内容,以防止不当张帖或删除。研究表明,广泛使用的维基如维基百科可迅速纠正或删除不正确信息[2]。Twitter(消息最初限制不超过 140 个字符)是 Web 2.0 社交媒体技术用于教育的另一示例。在该平台上,学生可使用 Twitter 发布评论或提问,以扩大课堂参与度。

Web 2.0 技术基于易用性及包容和鼓励用户生成新的内容[3]。鼓励学员不要简单地在网站上阅读,而是能够添加更多内容、提问、提供意见及标记内容(提供描述性标签以增强搜索功能)。Open Anesthesia[3] 由国际麻醉研究协会(IARS)赞助,是一个专门为麻醉学住院医师设计的维基范例。维基包含的内容越来越丰富,包括每日问题,每日关键词,经食管超声心动图检查,亚专业播客,每月文章及虚拟教学查房等。

播客和视频广播

播客通常是存储在互联网,可下载至电脑或移动设备上的数字音频文件(最常见的是 MP3)。视频广播(又称“视频”)将音频与可视文件结合在一起,如带有旁白的幻灯片演示讲解。另一种选择是将过程、演讲或模拟场景录像,并提供视频供大家观看。麻醉学播客和视频由小组(如 Open Anesthesia)、部门(如肯

---

[1]　E.g.,American Society of Anesthesiologists Practice Management for Residents.www.asahq.org/quality-andpractice-management/practice-management(2017 年 11 月 18 日访问)。

[2]　E.g.,the anatomy of an anesthesia machine.www.youtube.com/watch？v=BGSDpZdYh28(2017 年 11 月 18 日访问)。

[3]　www.openanesthesia.org(2017 年 11 月 18 日访问)。

塔基大学在 YouTube 上制作了一个麻醉学频道）或个人制作。有些播客和视频是公开的（如 iTunes University, YouTube），而有些则只供学员登录后录制和访问（如大学仅为其学生提供的内容）。播客和视频的常见应用包括，教师能够将之前的现场讲座进行录制，以便学员可以随时随地获取这些资料，从而达到及时学习目的。如关于心脏麻醉的讲座可能与第一年新进入临床的麻醉住院医师关系不大，但他们可以在第一次心胸麻醉轮转前和期间直接访问录像讲座。视频有多种潜在用途，包括提供正确操作方法的可视化教学[4]，指导如何正确使用新设备，及描述模拟临床事件演示危机管理技术。此外，基础内容的简短介绍视频在翻转课堂教学法中得到了有效的运用。

电子书

目前大多数主要的教科书都有电子版（电子书），既可作为传统印刷版的替代也可作为附加内容的补充。有超过 270 种麻醉学的电子书，包括"专业"教科书（如《临床麻醉学》第 8 版；《米勒麻醉学》第 8 版），及多种亚专业教科书，药理学教材和麻醉学委员会审查完毕的文本。电子书通常像传统教科书一样具有目录、图形和表格。有些电子书允许下载，这样信息就可以保存在自己的设备上，甚至设备处于无网络状态也可使用，而有些电子书则只允许在线访问。

与传统书籍相比，电子书的优势在于许多书籍能够在单个设备上存储和访问；便携性佳，可携带书籍到任何移动设备可得的地方；增强学员的体验感，包括可以增加字体大小，原始出版物后续内容更新及电子笔记功能。此外，电子书还可以搜索内容和参考文献，从而提高了阅读体验效率，消除了传统索引需求，甚至提供了同时搜索多本书的功能。电子书通常还包含有额外材料（如附加插图、视频剪辑和音频内容）。

电子书并非没有缺点。有限的可用时间是一个重要问题；尽管传统书籍没有"到期日期"，但当出版商停止提供支持时，用户将无法访问电子书的内容。平台兼容性是另一个需要考虑的问题；在 Windows 设备上访问通过苹果（Apple）iBooks 购买的书籍一直都非常困难或不可能。相比之下，当使用 Adobe 便携文档格式（pdf）提供章节，平台兼容性问题便得以解决。多种应用程序可读取这种格式的文档，包括 Adobe 免费 Acrobat Reader DC，该应用程序允许用户添加注释及高亮显示和下划线文本。电子出版是一个相对较新的领域，可以合理地假设，将来会有一些格式消失，而另一些格式虽没有消失，但将来可能不会被医学

---

(4)　E.g., Procedures Consult, www.proceduresconsult.com/medical-procedures/anesthesia-specialty.aspx（2017 年 11 月 18 日访问）。

教科书的出版商使用（如 Lippincott 在 Inkling 平台上出版了 Barash 的《临床麻醉学》第七版电子书，而在 VitalSource 上出版了第八版电子书）。一些教育者认为，纸质书籍优于电子书，指出相比电子书有诸如"屏幕疲劳"等问题。与我们和屏幕几乎持续的视觉联系有关；有可能被社交媒体和上网分散注意力。能通过翻动书页和做笔记切实地标记进度；一些研究表明，过度使用手机和计算机与压力增加、睡眠障碍和抑郁症有关[4]。

而进一步研究权衡电子书和传统文本的好处是有必要的。

电子学习卡片

科技的发展为电子学习卡片（e-flashcard）的开发和使用提供了便利，可用于教育和自学。电子学习卡片运用了主动回忆和间隔重复的循证教育原则。在主动回忆中，当电子学习卡片给出一个提示（一个问题或关键词）时，学员被要求回忆其定义或答案。间隔重复是一种教学和学习技巧，通过增加信息的间隔来增进长期记忆及对事实和概念的回忆（更多信息，参见第 18 章）[5,6]。由于电子学习卡片具有可访问性、便携性及包含允许内容自动间隔重复的编程功能，因此较传统的纸质学习卡片和便笺有更多潜在教育优势。多个网站和应用程序可供教师和学员创建自己的学习卡片集，包括 Quizlet（www.quizlet.com，2017 年 11 月 18 日访问）。

评估

可通过使用电子题库进行测试强化学习（测试对学习增益的潜力，参见第 18 章）。电子问题集可在本地开发，以配合亚专业轮转或住院医师获取核心麻醉学内容的进度评估一起使用。另外，所售题库可用于住院医师评估，自我评估和认证考试的学习。为麻醉科住院医师提供的自助式题库的示例包括 SelfStudy Plus（www.selfstudy.plus，2017 年 11 月 18 日访问）和 True Learn（www.truelearn.com/anesthesiology/，2017 年 11 月 18 日访问）。由 IARS 赞助的 SelfStudy 产品旨在将个性化学习与自适应性测试和间隔重复主题结合起来以加速学习。True Learn Anesthesiology 是专为准备美国麻醉学会（ABA）基础和高级考试的学员设计的，旨在创建一个测试环境，复制参加这些考试的体验。

评估电子版的优势包括：

- 住院医师可以在自己选择的时间内快速自我评估知识掌握能力
- 住院医师和教师能及时收到住院医师知识获取的反馈
- 住院医师能即时获得详细答案和干扰因素的解释和插图
- 调整程序以适应学员知识水平（即自适应或定制测试）

网络教学课程

网络教学课程包含许多上述资源，为学习提供了一套全面的资料。如"麻醉工具箱"[5] 提供了一个日益增长的协作、共享、同行评审的课程，包括区域麻醉、产科麻醉和神经麻醉等亚专业领域。每一个课程领域，都为住院医师提供了自学内容（如阅读和录像讲座），并促进教师教学（如模拟场景和基于问题的学习讨论）。作为对学习的评估，与课程主题有关的问题在每节末尾提供。

移动学习

网络学习的一个子集是移动学习（m-learning）。随着智能手机和平板电脑的出现，技术变得越来越移动化，网络学习也越来越多地通过这些移动平台提供。移动学习被定义为"通过社交和内容交互，使用个人电子设备在多种情境下进行学习"[7,8]。移动学习进一步拓宽了学习地点、时间和环境和机会，教师和学员可以在任何可能使用移动设备的地方随时访问。随着处理速度和设备存储量的提升，移动设备与台式或笔记本电脑间的能力差距已经缩小。

移动学习的一个实际应用是加强术中教学（参见第 7 章）。可使用移动设备轻松获取与患者护理（如麻醉机检查）和认知辅助工具（如非心脏手术患者心脏评估指南）有关核查表。

分析网络教育的好处与挑战

网络学习带来了很多好处和挑战（表 16-2）。一个明显的好处是住院医师可随时随地进行学习，并可按照自己的进度学习。随着课堂学习时间减少和附加内容不断增加，网络学习可帮助教育工作者有效地提供内容。同样，学员在学习中也可自我调节学习节奏。播客能以两倍速度播放或暂停，以思考一个概念或查找相关信息。题库可按照学员的进度完成。随着整个教育过程中住院医师越来越多地接触到网络学习，他们希望有这些学习平台可供使用。网络学习具有多种动态平台，可能对学员更具吸引力。成本相对降低可能对使用网络学习的住院医师培训项目有好处。如当教师录制一个视频讲座时，该资源允许学员随时访问并可多次收听。播客将作为一种"及时"学习工具（即当信息最相关且最

---

(5)　https://toolboxlms.collectedmed.com/（2017 年 11 月 17 日访问）。

需要时)向住院医师开放。同样,一旦最初即开发和录制视频,教师就无须多次提供相同讲座。

表 16-2　网络教学的好处和挑战

好处	挑战
随时随地学习	技术挑战
对学员更具吸引力	安全和版权问题
成本(比面对面教学便宜)	成本(购买或开发成本高昂)
提供多媒体动态内容	分散学员注意力的风险
及时学习	脱离患者的风险
计算机自适应测试	技术被淘汰的风险
模拟更真实的考试条件	
自主学习	

　　网络学习的另一个好处是可以帮助住院医师提高学习能力以备重要的考试。以电子形式而非纸笔形式提供的题库,更接近于复制 ABA 的培训期考试、基础考试和高级考试的真实考试条件。配备有计算机自适应测试(CAT)功能的题库能根据正确和错误答案调整后续试题,从而调整到适合每个学员的水平。此外,一些配有 CAT 的题库会要求考生在回答之前先回答他们对答案的把握程度。根据考生反应,如果考生对自己的答案不确定,程序将在以后重复使用相同问题或类似问题,从而进一步个性化题库体验。

　　教师利用自适应学习技术,是网络学习的一大好处。自适应学习技术是一种基于网络的系统,它以根据学员的个性化表现和学习需求修改材料的呈现方式。前面讨论的电子抽认卡和计算机自适应测试系统的两个例子,说明该技术可有效用于定制学习体验。教师有多种选择来使用现有的自适应学习技术,甚至可以自行设计。这些选项的复杂性、功能和价格各不相同。2017 年初,Adobe Captivate 是功能最全的创作平台之一 [6]。Captivate 2017 允许用户导入一组预先存在的 PowerPoint 幻灯片作为起点,为用户提供强大的体验,包括全动态视频和音频,并可以自动配置为可以适用于几乎任何品牌的各种设备(台式机,平板电脑,智能手机等)。无限的功能几乎都是以复杂性(导致相对平坦的学习曲线)和高购置成本为代价的。相比之下,Google Scholar 提供了一个易学且免费的功能平台,但因为不是兼容各种设备,从而限制了移动学习课程的适用性。有关多媒体学习的建议(参见第 14 章)与创建传统的课堂演示一样,同样适用于创建网络学习体验。

---

(6)　www.adobe.com/products/captivate.html(2017 年 11 月 18 日访问)。

网络学习面对的一些挑战也反映了任何互联网内容的挑战。如网络学习是基于网络的,因此依赖于可靠且便于使用的网络技术。创建电子资源,可能会使一些不熟悉以这种方式提供内容的教师感到畏惧。同样,在开发和利用网络内容时,安全性和版权问题也存在潜在问题。尽管成本可能是一种优势(比面对面教学便宜),但网络学习资源的初期开发,软件和硬件的成本,技术人员的支持成本,存储空间成本及购买商用资源在某些教学环境中都可能是一个障碍。科技发展的速度确保了教育平台的不断完善、改进和扩展。然而,科技的飞速发展也带来了开发或购买的网络学习产品可能有很快过时和淘汰风险,这是成本分析中需要考虑的因素。

网络学习的主要吸引力和好处之一,是可以随时随地提供和使用,但这也可能带来潜在问题。在手术室或重症监护病房使用移动设备(如智能手机和平板电脑)进行教学很方便。然而,尚不完全清楚患者和其他机构如何看待这些设备在患者护理中的使用。此外,在患者护理中使用网络移动技术学习,可能会分散对患者护理和监测的注意力。手术室工作中的分心问题已在大众媒体中广泛讨论,应作为进一步研究的课题。

网络教学证据

随着网络学习方法和技术的不断发展,关于其对学员学习效果的研究也越来越多。虽然在线学习的荟萃分析显示,在线教学和面对面教学的学习效果相似,但也表明,在线和面对面教学组合(混合教学)的平均学习效果比任何单一方式都好[9]。具体而言,翻转课堂技术,即在课堂互动学习之前,学员先观看基础信息视频内容,已显示出良好的前景,包括学员更专注于课程材料,在考试中的表现比单纯传统授课更好[10]。

网络教育的结论与未来

随着科学技术的不断进步,预计网络学习的选择将会继续增加。对于麻醉学住院医师来说,网络教学是对传统教学技术潜在的有效补充[11]。多种形式的网络学习可用于更多的社会学习,目前游戏中使用的技术(包括 3D 全息图像、增强现实和虚拟现实)代表了医学教育网络学习方法未来发展的潜在领域。需要进一步研究使用网络教学的学习效果及调查使用网络教学的学生体验,以便进一步用好和改进。

(崔晶　译,Jeff L. Xu　校)

参 考 文 献

1. P. G. Boysen, L. Daste, T. Northern. Multigenerational challenges and the future of graduate medical education. *Ochsner J* 2016 Spring; 16(10): 101–7.

2. J. Giles. Internet encyclopedias go head to head. *Nature* 2005; 438(7070): 900–1.

3. L. F. Chu, C. Young, A. Zamora, V. Kurup, A. Macario. Anesthesia 2.0: Internet-based information resources and Web 2.0 application in anesthesia education. *Curr Opin Anaesthesiol* 2010 Apr; 23(2): 218–27.

4. A. M. Grandner, R. A. L. Gallagher, N. S. Gooneratne. The use of technology at night: Impact on sleep and health. *J Clin Sleep Med* 2013; 9(12): 1301–2.

5. J. D. Karpicke, H. L. Roediger. Expanding retrieval practice promotes short-term retention, but equally spaced retrieval enhances long-term retention. *J Exp Psychol Learn Mem Cogn* 2007; 33(4): 704–19.

6. F. Deng, J. A. Gluckstein, D. P. Larsen. Student-directed retrieval practice is a predictor of medical licensing examination performance. *Perspect Med Educ* 2015 Dec; 4(6): 308–13.

7. E. Ozdalga, A. Ozdalga, N. Ahuja. The smartphone in medicine: A review of current and potential use among physicians and students. *J Med Internet Res* 2012 Sep–Oct; 14(5): e128.

8. H. Crompton. A historical overview of mobile learning: Toward learner-centered education. In Z. L. Berge and L. Y. Muilenburg, eds. *Handbook of Mobile Learning*. Florence, KY: Routledge, 2013; 3–14.

9. B. Means, Y. Toyama, R. Murphy, M. Bakia, K. Jones. *Evaluation of Evidence-Based Practiced in Online Learning: A Meta-Analysis and Review of Online Learning Studies.* Washington, DC: US Department of Education, 2010.

10. D. Gross, E. Pietri, G. Anderson et al. Increased pre-class preparation underlies student outcome improvement in the flipped classroom. *Life Sci Educ* 2015; 14: 1–8.

11. S. M. Martinelli, D. Chen, A. N. DiLorenzo et al. Results of a flipped classroom teaching approach in anesthesiology residents. *J Grad Med Educ* 2017 Aug; 9(4): 485–90.

第 17 章

模拟教学在麻醉教学中的作用

Amanda R.Burde

引言

　　医疗卫生模拟协会对模拟的定义是"一种行为或系统被另一种替代方式模仿或表现出来"[1]。让学生利用橘子练习肌内注射技术是最原始的模拟训练示例。除了用水果作为模拟训练工具外（如将香蕉作为硬膜外穿刺模拟器）[2]，在医学教学领域最早被广泛应用的模拟系统，是 1960 年开发的 Resusci Anne 模型，该真人大小的模型已被用于培训医疗工作者、初始急救者以及公共领域的心肺复苏培训[3]。近来，已经开发出更多的针对某项特定任务的教学模拟器（任务培训器）。麻醉教学中最迫切需要的是开发出能够准确复制临床患者生理反应的高仿真、编程式患者模拟教学设备。这些设备常用于生理学和药理学教学，也可用于临床推理能力的教学。当用于不同学科的多位学员时，此类设备亦可用于团队协作和危机资源管理（CRM）教学。

模拟教学解析

　　现代模拟教学之父 David Gaba 博士指出，"模拟是一种技术，而不是一种技能"[4]。模拟教学环节主要涉及和重点关注教学元素（框 17-1），而不是在模拟教学中应用的教学工具（如人体模型、任务培训器）

框 17-1　模拟教学环节解析

1. 准备：告知参与者本次教学目的；为参与者提供模拟情景元素相关材料。
2. 情景：提供类似临床环境体验。
3. 总结：评估参与者表现并给予改善建议。

　　该过程需要由经验丰富的主持人主导，在启动场景前开始，包括模拟教学场景的进行，并以评估学员表现结束。

准备环节

准备环节有时也被称为"简报"，应确定参与者了解与模拟教学有关的"规矩"[5]。如模拟培训中的环境应是一个安全的、有礼貌的环境，在学习过程中学员可表达自己的观点，而不用担心自身行为或观点会影响其成绩[6]。在准备环节，应介绍本次模拟教学的目的和完成模拟教学必要的授课方法。在很多教学环节，尤其是面对初级住院医师或目标是培训一项特定技能时（如超声引导下腹横筋膜阻滞），在教学模拟场景前会开展某种形式的授课。研究表明，该教学阶段可能不仅会对参与者的行为产生影响，而且对整个环节的教学质量有影响[7-8]（相较没有参加过"预培训"环节的麻醉医护人员，参加过婴幼儿困难面罩通气模拟练习"预培训环节"的麻醉医护人员解决问题的时间明显较快[7]）。对学员的个人表现和模拟场景情况应保持机密状态。创造一个满意的培训场景非常耗费时间。

场景环节

模拟场景包罗万象，从利用任务培训器为新学者提供经验（如给初级住院医师培训插管技能）到复杂的团队合作经验（如涉及护士、产科医师、儿科医师、麻醉医师在内的产科出血场景模拟训练）。

总结环节

总结是模拟教学的重要组成部分。因为总结阶段的重点是让学员反思其表现和了解可做出哪些改进，大部分专家认为总结阶段的时长至少应为模拟培训时长的两倍。模拟教学培训的主持人应认为学员会竭尽全力，学员则会欣然接受主持人对其培训表现的看法，并做出相应反应（如开放、防御性、矛盾心理）。无论应用哪种总结模式（表 17-5［总结模式］），指导参与者明确如何实现培训目标。

培训总结应使参与者对其自身表现进行反思，并通过指导性反馈分析自身行为。理想情况下，这将允许参与者在训练过程中反思自身表现提高技能水平。在总结阶段，参与者应对培训中发生的情况进行探讨并对案例进行反思。他们需要确定个人做得好的地方或团队合作满意之处，亦应讨论需要改进的地方。总结环节亦能指出导致不同处理决策的原因。

模拟教学：处于前沿的麻醉学

Peter Safar 博士证明了口对口人工呼吸的有效性，随后 20 世纪 50 年代末开始了对 Anne 复苏进行研究。到 1960 年,Asmund Laerdal 研发了一种 Anne 心肺复苏的功能模型,使学员能够练习由 Safar 博士等人倡导的心肺复苏技术。20 世纪 20 世纪 80 年代,David Gaba 博士研发了一种用于麻醉住院医师培训的患者模拟器[9]。模拟教学得以发展的主要原因是麻醉医师致力于不断提高患者的安全性。对模拟教学价值的认识导致了不同类型模拟器的相继研发,制造商间的竞争致模拟器价格下降,从而在培训中可以更广泛地采纳该技术。教学机构和医院创建的模拟项目,不仅为住院医师提供医学教育培训,亦为已执业医务人员提供培训,以便努力加强团队合作能力和提高患者的安全性(表 17-1)。

表 17-1　模拟教学环节解析

	胜任力	介绍
模块教学已证实在该领域的有效性	医学专家	强有力的证据支持采用模拟教学传授操作性技能;新的证据指出模拟教学能降低患者风险。应用模拟教学作为医疗卫生从业人员的常规教学手段,在很多地方仍未得到很好推广
	协调员	强有力的证据支持采用模拟教学来传授和评估沟通能力。目标性结构化临床考试常被用来评估该技能的掌握程度,在医学院校和住院医师培训计划中仍未充分应用模拟教学来传授沟通技能
	合作者	强有力的证据支持采用模拟教学传授团队协作技能。这些场景的设置相当昂贵且需较长时间来运行,因此实践中很少应用
模拟教学可能用于该领域,但应用不充分或相关证据较弱	学者	模拟教学可用于促进对实践的反思,并通过观察和反思来鼓励再学习。相关证据仍较弱
	专业能力(参见第 19 章)	近来,模拟教学越来越多被视为评估专业能力的一种手段。因为模拟教学是基于场景的教学,教学过程中可采用观察和讨论,而非说教式的课堂教学,其提供了一个丰富的传授专业能力的机会,目前应用尚不广泛
	管理者	模拟教学有可能用于传授管理和领导力,对患者的安全至关重要,但相关证据较弱
	健康倡导者	模拟有可能用于培训患者安全倡议,但在该领域的应用尚待研发

通过对专家共识和文献回顾性总结,建立一个体系来确定采用模拟医学教育培养 CanMEDs(加拿大医学教育专家指导)框架中要求的 7 方面能力的可能性[10]。而且,政府机构开始要求在教学、认证和再认证过程中增加模拟教学[1,4]。本章对模拟教学在麻醉教学中应用的最佳实践进行阐述。

成年人学习理论与模拟教学

成年人学习者呈现自我驱动和目标导向特点,希望及时学习相关的实用性信息。本质上,有效的成年人学习主要是经验性学习,特点呈现为体验、反思、概念化和实验的循环(即感觉、反应、思考、操作)[10]。成年人通过反复练习来培训专业技能(参见第 3 章)。反复练习的要素包括:

- 一位完全致力于自身教育和进步的学习者,全身心投入具有明确目标的培训环节

- 一位经验丰富的教练会就是否达到学习目的来提供精确的反馈意见

- 一位教练和学习者共同工作来决定怎么做才能改善学习者的表现

模拟教学理论上适用于反复练习每一个要素。模拟教学环节的主持人需要引导学员反思其表现(解决问题能力、临床推理能力或两者)和讨论哪些方面表现优异,哪些方面还有改进空间。最后,学员和主持人制订改进计划。

任务培训器是学员(尤其是初学者)练习某项技能的理想工具,可以反复练习一种操作,采用不同方式实施同一任务,同时获得及时有建设性的反馈。该过程已被证明在培训专业技能方面极其重要[11]。通过反复实践和实验,学习者最终能够掌握技能。

基于成人学习理论,模拟教学是获取知识和巩固知识的理想方法。除了前文所述的反复练习外,模拟教学是将教学放在临床背景之中。非常明显,传授的内容切合实际且贴合临床。任何教学活动,首先要确立教学目标。一旦确定目标,就应该尝试确定采用哪种教学形式,模拟教学是其中一种形式,最适合实现教学目标。通过应用任务培训器,目标通常是显而易见的——在气道模拟器上练习的初级住院医师需要能够做到提供满意的面罩通气,插入喉罩通气道和应用合理工具实施气管插管操作。代入式模拟体验培训的目标并不是显而易见的(如在产科出血的现场模拟场景中,学习目的是什么? 学习者是谁?)。麻醉医师必须建立在既往知识储备的基础上,从错误中学习,并对表现进行反思,以促进安全有效的患者治疗。麻醉学应用的全方位模拟教学工具包括:任务培训器、虚拟现实、标准化患者(SP)和高保真人体模型[1-2,9,13,14]来实现这些学习目标。高保真模拟教学提供了一个代入式场景的可控性环境,能激发学员情绪帮助增强学习和记忆。模拟教学亦能使主持人及时提供反馈意见,帮助指导学习者,并促进对学习体验的反思,且没有临床治疗患者时的责任与压力。有效的模拟教学项目遵循以下几方面最佳实践特性(表 17-2)[15]。指导者在模拟教学期间遇到特别困难的时间段可以暂停,以便学习者分别对该技能中的每一部分进行

练习并掌握(图 17-1)。

表 17-2　有效模拟教学的最佳实践特性

特点	优点
反馈	允许学员进行反思,因此可以强化其正确的表现和改正错误
反复练习	允许学员反复操作技能来增加经验和提高技能
课程	模拟环节必须整合到整体课程中。采用统一的学习方法
学习效果的测定	学习者需要确定可实现和可测定的学习成果
模拟器有效性和仿真度	选择适合学习目标的最佳模拟器或模拟工具
学习和巩固技能	允许学习者建立和培养学习技能以增加知识储备
掌握学习	模拟教学环节允许学习者纠正错误和反复练习技能
实践转化	允许学习者将技能应用到患者治疗实践中
团队培训	模拟教学为团队培训提供理想的环境
高风险测试	为测试提供标准化的环境
培养指导者	应在反思性学习技术和总结中对教师进行培训和教学
教学和专业环境	模拟教学环节必须与临床实践和患者真实的临床环境有关

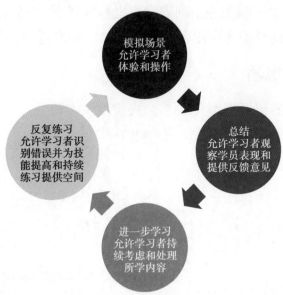

图 17-1　模拟教学和体验式学习。与成人学习周期相对应的模拟教学要素[10]

模拟教学亦为学习者提供了体验既往未曾经历的罕见病例的机会,但他们必须能够快识别和处理(如恶性高热、局部麻醉毒性反应、气道着火)[4,11,16]。

如何利用模拟教学传授操作技能

利用传授特定技能的任务培训器,学员可以在安全的环境中经过必要的步骤完成训练任务。虽然大多数初学者倾向于如何集中精力完成特定的训练任务,但是有效的模拟培训环节应将培训任务置于治疗患者的情景之中。适应证、禁忌证、风险、获益、替代方案和操作的合理性与完成操作所需的物理步骤同样重要。例如对想要学习如何实施中心静脉穿刺的住院医师来说,一个有效的模拟教学课程不能局限于仅仅传授住院医师穿刺的部位。该教学环节应包括除操作技巧之外中心静脉置管涉及的其他问题,如不同类型导管和不同穿刺部位的优缺点;患者的准备和定位;无菌注意事项;识别解剖标志;确认正确的置管位置。中心静脉穿刺任务培训器允许学员反复练习。向受训者传授何时执行该操作(即在何种情况下做该项操作)与传授操作技巧至少同等重要。

气道训练器

气道训练器(图 17-2)可用来传授气囊和面罩通气、经口气管插管、经鼻气管插管、放置声门上气道装置、逆行气管插管、纤维支气管镜插管、应用传统双腔管或支气管阻塞器实施单肺通气、外科手术和针刺环甲膜切开术等外科气道技术(参见第 10 章)。其中一些任务培训器亦可操控气道(如为舌体充气)来人为创造困难气道。一些改良设备还可用于练习喉上神经和喉返神经阻滞。

纤维支气管镜训练器

支气管镜训练器包括模型(图 17-3)或虚拟现实设备(图 17-4 和图 17-5)。

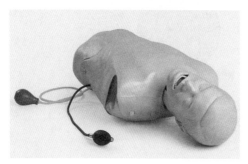

图 17-2　Laerdal 高级困难气道训练器(www.laerdal.com/us/doc/160/Deluxe-Difficult-Airway-Trainer,2017 年 11 月 14 日访问)

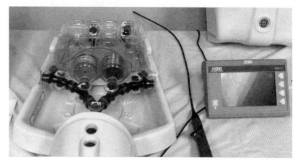

图 17-3　Dexter 支气管镜培训系统(www.dexterendoscopy.com/website/home,2017 年 11 月 14 日访问)

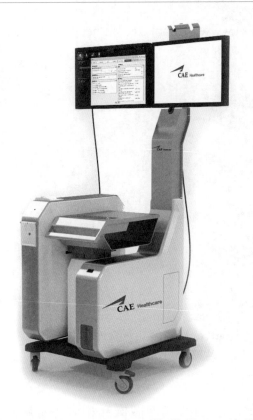

图 17-4　CAE EndoVR 内镜模拟器。该设备可用于训练高级支气管镜和上消化道操作（https://caehealthcare.com/surgical-simulation/endovr，2017 年 11 月 14 日访问）

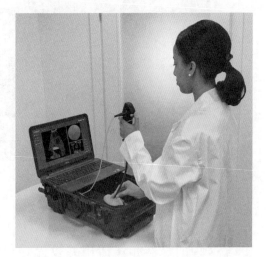

图 17-5　Bronch Mentor。与 CAE EndoVR 类似，该设备也可用于支气管镜的高级训练（http://simbionix.com/simulators/bronch-mentor/，2017 年 11 月 14 日访问）

　　培训模型包括范围从高度仿真设备到高度程式化设备，后者本质上仅对传授住院医师如何操作支气管镜具有价值。虚拟现实设备是由一个类似于支气管镜的控制器和一个屏幕组成。虚拟现实训练器允许学员在学习详细解剖结构的同时练习支气管镜操作技能。随着学员技能的提高，大多数设备中场景训练的难度也会随之增加。一般而言，虚拟现实设备更多用于呼吸内科相关操作的教学（如经支气管针刺活检、支气管内超声检查），与大多数麻醉相关培训设备相比，这些设备的功能更为完善（价格相对更昂贵）。

超声心动图训练器

　　超声心动图训练器在超声心动图培训中的使用详见第 12 章。超声心动图要求手动操纵探头以获得超声图像并能解释图像的意义。此类训练器装有控制器，类似于经食管超声心动图（TEE）探头，配合一台计算机模型以提供模拟切面（图 17-6），例如由 CAE（https://caehealthcare.com/ultrasound-simulation/vimedix，

2017 年 11 月 14 日访问）或 HeartWorks（www.medaphor.com/heartworks/，2017
年 11 月 14 日访问）提供的训练器。

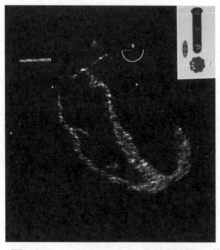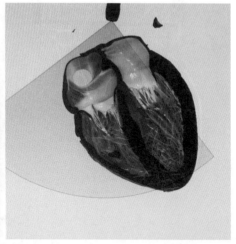

图 17-6　HeartWorks 视频图像。摘自 HeartWorks 模拟监测仪的图像照片。
TEE 切面图像与心脏解剖切面图并排显示。切面图上的灰色扇形图像即为
TEE 图像上显示的部分心脏

　　这些训练器亦包括相关教程，能并排显示 TEE 切面图像和相应心脏解剖图
像，并提供病理生理学场景。

硬膜外和脊椎麻醉训练器

　　除了使用香蕉外（图 17-7），毛巾卷模拟器还可用于培训硬膜外麻醉
（图 17-8）或腰硬联合麻醉技术（图 17-8、图 17-9 和图 17-10）。

　　商业化的模拟器是由一个躯干和一个嵌入式合成脊柱组成，脊柱是由黄韧
带和充满液体的硬膜囊内的脊髓组成。一些模型能放置于直立位和侧卧位，可
用于练习正中入路和旁入路法。这些模拟训练器能合理重现椎管内阻滞技术操
作过程中穿刺手感和涉及结构的一致性。

区域麻醉训练器

　　超声引导是区域麻醉实施过程中的重要因素。在应用模拟器进行训练的过
程中要求受训者操纵穿刺针和超声探头以获得合适的目标解剖结构图像，恰好
提供了一个培养手眼协调能力的机会。据报道，将 5 类（CAT 5）电缆和充满超
声凝胶的静脉管路植入猪里脊肉内可制造现实超声模拟设备[18]。商业化模拟
设备能够使用与笔记本电脑相连接的一个仿制探头（图 17-11）或可连接任何超
声探头的躯干模型，来显示神经和血管（图 17-12）。

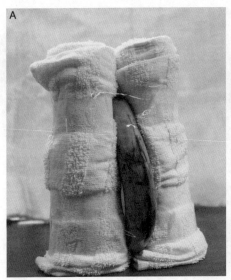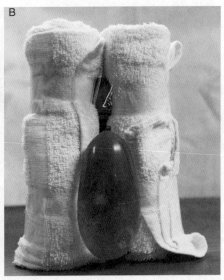

图 17-7　为采用香蕉作为硬膜外穿刺的任务培训器。(A)模拟器正面显示香蕉绑在两个毛巾卷之间。(B)模拟器背面显示一个被固定的气球模拟硬膜外间隙。可在香蕉后面放置一个装满水或空气的气球。气球爆裂表明穿刺针置入过程中用力过大[17]（http://upennanesthesiology.typepad.com/upenn_anesthesiology/2007/11/thegreengrocer.html，2017 年 11 月 14 日访问）

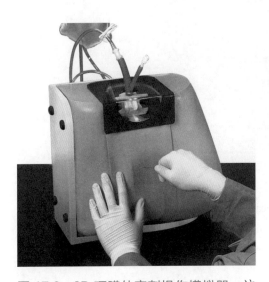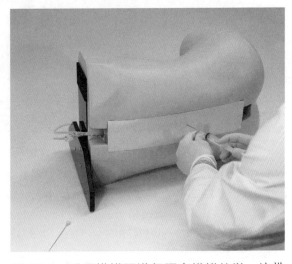

图 17-8　3D 硬膜外穿刺操作模拟器。该模拟器适用于练习胸、腰或骶尾部硬膜外穿刺和腰穿。应用该模拟器可实施正中入路或旁入路胸部和腰部穿刺操作（www.3-dmed.com/product/epidural-anesthesia-simulator，2017 年 11 月 14 日访问）

图 17-9　采用模拟器进行腰穿模拟教学。该模拟器适用于练习硬膜外穿刺、骶管和脊椎麻醉（模拟器中的液体表明脊椎麻醉时穿刺针位置无误或硬膜外麻醉时意外刺入蛛网膜下腔）（www.simulution.com/sites/default/files/Lf01036%20spinal%20injection%20simulator.pdf，2017 年 11 月 14 日访问）

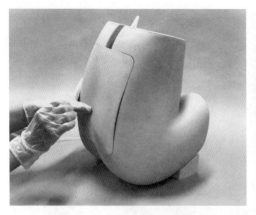

图 17-10 3D 脊椎麻醉和硬膜外穿刺模拟器。该模拟器适用于练习腰段硬膜外和腰穿(包括测量脑脊液压力)(www.3-dmed.com/product/Lumbar-puncturesimulator-ii,2017 年 11 月 14 日访问)

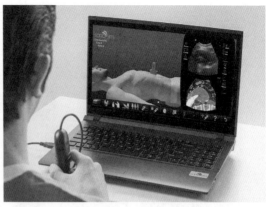

图 17-11 SONOSIM 超声模拟器。一个与笔记本电脑相连接的仿制超声探头适用于练习多种超声阻滞技术,还可用于追踪学员的表现,显示正常或病理性解剖结构(https://sonosim.com,2017 年 11 月 14 日访问)

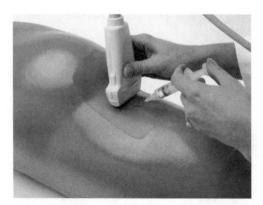

图 17-12 CAE 健康服务公司蓝色幻影坐骨神经超声引导区域麻醉模拟器。模拟器亦可用于练习腹横肌平面阻滞和股神经阻滞(www.bluephantom.com/product/Sciatic-Nerve-Regional-Anesthesia-Ultrasound-Training-Model.aspx?cid=394,2017 年 11 月 14 日访问)

一些模拟器可用于区域麻醉和中心静脉穿刺的训练(图 17-13)。

血管通路训练器

这些模型提供了可触及的解剖结构和可用于穿刺置管的动脉和静脉系统(如中心静脉、外周静脉)。确定为该技能提供合适指导环境所需的真实程度及在任务模拟过程中对哪些血管穿刺置管相当重要,因为有各种各样的训练器可用于该目的。

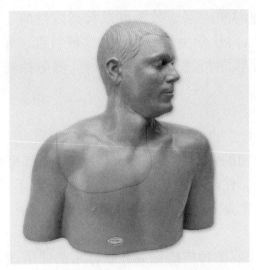

图 17-13　CAE 健康服务公司的蓝色幻影上肢区域麻醉和中心静脉穿刺模拟器。该模拟器允许学员使用解剖定位（"盲"）法或在超声引导下练习锁骨上、肌间沟和锁骨下神经阻滞。该设备亦包括颈内静脉、头臂静脉、锁骨下静脉和腋静脉以及颈动脉、锁骨下动脉和腋动脉，可练习中心静脉穿刺（www.bluephantom.com/product/Regional-Anesthesia-and-Ultrasound-Central-Line-Training-Model_NEW.aspx？cid=394，2017 年 11 月 14 日访问）

将模拟教学应用于麻醉学住院医师培养

在麻醉住院医师培训初始阶段，模拟教学就应该被整合于教学课程中。每一个科室的教学领导层必须明确住院医师在真正接触患者前，在模拟训练环境中开始学习和体验的内容。模拟培训是保证患者安全的有效教学工具。其可允许学员练习和提高操作技能，同时使患者免受伤害，通过模拟训练，学生可以不断纠错，同时夯实知识基础。下面章节内容对麻醉住院医师培训的各种主题和技能的教学策略进行了阐述。

课程实例

以下是一些应用住院医师培训计划中的模拟教学环节 / 课程的实例。

麻醉新兵训练营

麻醉"新兵训练营"可以在医学生进入临床实习之前向其讲解麻醉治疗

涉及的相关内容。短时间的课堂教学可以与高质量的、高度真实的模拟场景和总结提高环节相结合,让学生学习知识和实践技能。学生可通过术前评估、制订麻醉计划和诱导顺序(包括药物种类选择、静脉给药和气道管理)来引导学习。

对麻醉住院医师介绍的内容

对刚开始参加培训的麻醉住院医师来说,模拟训练可帮助他们作好准备适应手术室的工作环境。住院医师可通过模拟教学了解手术室环境,在确保安全的前提下学习各种麻醉诱导技术,并且没有时间限制。

目标

在体验结束时,住院医师应能完成并制订术前评估、麻醉准备,能完成常规麻醉的所有阶段(麻醉诱导、维持和苏醒)和麻醉结束。

课堂授课

根据不同教学阶段需要解决的问题,举办关于术前评估、麻醉机检查和气道管理等主题讲座。

模拟教学技术

多种教学方式可以达到这些教学目标(图 17-14),如各种麻醉工作站。包括以下内容:

- 术前评估(使用模拟患者获得所有必要信息,并填写电子或纸质术前评估表)

- 麻醉准备(麻醉机完成机器检查流程,使用麻醉车准备必要设备,如喉镜和药物)

- 麻醉诱导(使用人体模型和麻醉机让住院医师熟悉给氧去氮过程、药物剂量和给药顺序)

- 气道管理(使用任务培训器或人体模型进行人工通气、气管插管、放置声门上气道装置和设置机械通气模式)

- 常规术中麻醉管理(应用人体模型和麻醉药物适当调整麻醉深度,调整输液泵,并使用电子或纸质麻醉记录准确记录术中事件)

- 苏醒(使用人体模型了解何时停止麻醉药物,拮抗神经肌肉阻滞药和拔管标准)

- 转运至麻醉恢复室(联合使用人体模型和手术室设备,即自充气式通气囊和移动式监护仪),与扮演恢复室护士、呼吸治疗师等角色的同事共同传授包括移交在内的治疗转运事项

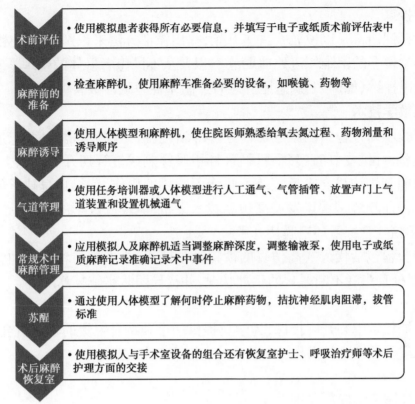

术前评估　· 使用模拟患者获得所有必要信息，并填写于电子或纸质术前评估表中

麻醉前的准备　· 检查麻醉机，使用麻醉车准备必要的设备，如喉镜、药物等

麻醉诱导　· 使用人体模型和麻醉机，使住院医师熟悉给氧去氮过程、药物剂量和诱导顺序

气道管理　· 使用任务培训器或人体模型进行人工通气、气管插管、放置声门上气道装置和设置机械通气

常规术中麻醉管理　· 应用模拟人及麻醉机适当调整麻醉深度，调整输液泵，使用电子或纸质麻醉记录准确记录术中事件

苏醒　· 通过使用人体模型了解何时停止麻醉药物，拮抗神经肌肉阻滞，拔管标准

术后麻醉恢复室　· 使用模拟人与手术室设备的组合还有恢复室护士、呼吸治疗师等术后护理方面的交接

图 17-14　模拟教学工作站。可作为"麻醉住院医师入门"课程的工作站示例

同样，住院医师可利用模拟教学识别和处理常见血流动力学和呼吸系统并发症（如食管误插管、支气管插管、喉痉挛、心律失常、麻醉诱导后低血压／高血压）。在此情况下，模拟场景可以侧重于临时处理措施、鉴别诊断和 CRM 技能。模拟教学环境允许住院医师完全自主地识别和处理问题，且不受任何时间限制，同时没有影响患者安全方面的考虑。

小结

模拟培训中心的教学环节允许初级住院医师"放慢学习过程"、提出问题、反复练习学习操作和技能、与教师讨论学生的表现、接受反馈，并将学生轻松地引入临床麻醉工作。

困难气道课程

对于麻醉科住院医师或有经验的麻醉科医师来讲，模拟培训中心是练习困难气道的最佳选择。

目标

在模拟课程结束时，所有参加者均有机会使用各种设备练习气道管理技术，对困难气道管理、插管失败（未能成功插管）、通气失败等情况有更深层次了解。

课堂授课

课堂授课通常是以说教式讲座开始,提出循证方法来识别和管理困难气道。美国麻醉学协会的困难气道处理规范 [1] 以及从不同患者群体的生理学和病理生理学应予以探讨(如产妇、病态肥胖患者或阻塞性睡眠呼吸暂停患者)。

模拟教学技术

模拟教学课程包括困难气道任务训练站,包括:视频喉镜的使用、放置声门上气道设备、纤维支气管镜气管插管、环甲膜穿刺或气管切开。理论上,每个参与学员均能利用该机会来反复练习临床不常用的操作,获得自身缺乏的操作技能。虽然目前趋势是重点发展高仿真技术设备,但较低成本的替代品亦不容忽视(如利用猪气管练习环甲膜切开术) [16]。

一些课程包括代入式高仿真的模拟教学课程,要求参与者识别和管理困难气道,同时处理患者不断恶化的生理状况,并指导团队实施复苏。

小结

在模拟教学中心开展授课,为学员提供一个独特且宝贵的学习机会,既可以学习非常重要的理论和操作,同时不会对患者造成伤害。

中心静脉置管模拟课程

参与人员应了解中心静脉置管模拟教学课程的目的和目标,不仅仅是放置中心静脉操作。不同医院有不同的要求,但许多医院要求住院医师需在具备相关技能资质的人员监督下完成一定数量的中心静脉置管模拟课程,才能够独立实施中心静脉置管操作。

目的

参与人员需要了解放置中心静脉置管的适应证、禁忌证和并发症。课程结束后,学员要具备中心静脉置管操作的能力。

课堂授课

除上述内容外,课堂授课环节应强调无菌操作技术、应用隔离防护措施、超声的使用,并在置管过程中核定操作流程。亦应强调一旦允许就拔除中心静脉通路的必要性,并指出不同穿刺部位和不同类型导管的价值、风险和获益等。

模拟教学技术

应用任务培训器可在多个部位实施中心静脉置管操作(颈内静脉、颈外静脉、锁骨下静脉、股静脉等),见图 17-13。视频回放有助学员观察自身的实际表

---

(1)　http://anesthesiology.pubs.asahq.org/article.aspx？articleid=1918684(2017 年 11 月 15 日访问)。

现,使其更容易纠正操作中的某些错误[19]。

小结

训练结束后的总结应对住院医师的表现做出全面评价,特别注意的是除了关注中心静脉置管操作本身,还要涉及课堂授课时提及的问题(如无菌技术)。

椎管内阻滞模拟教学

既往麻醉科住院医师曾在很多临床情况中接触到椎管内阻滞(手术室麻醉、急性疼痛治疗、产科麻醉)。住院医师对患者进行实际操作前,要做各类型的模拟操作课程并结合某种形式的课堂授课。

目标

在模拟课程结束时,住院医师应能熟悉无菌操作技术,并能正规完成椎管内阻滞置管操作。住院医师应了解解剖毗邻关系,并能阐述与每种技术相关的并发症及其初步治疗方案。

课堂授课

授课内容包括讲解解剖关系、正确的操作技术(包括无菌技术)和常见并发症。

模拟操作技术

在一些情况下,住院医师会使用低仿真设备来模拟将穿刺针置入硬膜外腔或蛛网膜下腔的感觉。此外,商业化任务培训器可与课堂授课相结合。

小结

一些高仿真模拟设备的教学效果还有待商榷。一项研究显示,两组二年级麻醉住院医师在进行硬膜外穿刺训练,一组使用高保真模拟器,另一组采用香蕉替代模拟器进行硬膜外穿刺置管操作,结果表明:两组在操作技能和整体评分量表上并无明显差异[20]。第二项研究对两组接受脊椎麻醉培训操作的住院医师进行比较,两组学员均在理论授课结束后在模拟器上进行练习。其中一组学员用橙子练习脊椎麻醉操作,而另一组学员在虚拟现实模拟器上进行练习。在整体评估量表中,相较虚拟现实模拟器组学员,采用橙子进行培训的学员组表现更好[21]。

危机事件模拟教学

危机事件模拟教学计划的目的是让住院医师对在临床麻醉中遇到潜在灾难性紧急事件时的处理措施进行练习(框 17-2)。

框 17-2　一些常见或严重危机事件的示例

- 气道着火
- 羊水栓塞
- 过敏反应
- 房颤伴有快速心室率
- 支气管痉挛
- 心脏压塞
- 电源故障
- 局麻药全身毒性
- 恶性高热
- 大出血
- 心肌缺血 / 梗死
- 气胸
- 产后大出血
- 停电故障
- 肺水肿
- 肺栓塞
- 静脉气体栓塞
- 心室纤颤或室性心动过速

　　这些模拟课程不仅包括对此类危机事件的处理,还应包括如何带领团队处理这些问题。在一些情况下,如制订突发停电时的应急措施也是卫生服务体系中的工作内容。作为团队领导的住院医师可在其他住院医师、认证注册麻醉护士或麻醉助手的监督下应对和解决问题。这些教学环节允许住院医师探索独立完成操作过程中的挑战。指导教师必须能够对模拟情景中的医疗要素和危机管理要素进行总结。

麻醉亚专业的模拟教学

　　麻醉亚专业的模拟教学场景可作为对亚专业的一个介绍或处理该领域独有问题的一个机会。

产科麻醉模拟教学

　　本教学环节让住院医师对分娩和产房有初步了解。课程内容包含理论授课,内容涉及产科麻醉面临的挑战和重要问题。模拟教学场景包含操作技能训练(如连续腰部硬膜外阻滞、腰硬联合麻醉、脊椎麻醉)和临床重要场景模拟教学(如脐带脱垂致紧急剖宫产、胎盘滞留、全脊髓麻醉)。因为产科麻醉是一个需要团队积极配合的亚专科,麻醉科住院医师不仅可从麻醉科的角度还可从跨学科的角度来应对这些临床挑战。

小儿麻醉模拟教学

在开始小儿麻醉轮转培训之前,住院医师可通过参加系列模拟培训课程,以帮助其具备为小儿患者提供麻醉的技能,包括以下几方面:

* 对初次轮转儿科麻醉前的住院医师:参加关于成人气道和小儿气道差异的理论授课,与小儿气道管理培训老师一起进行气管插管或放置喉罩练习

* 对缺乏小儿麻醉经验的住院医师:参加小儿麻醉常见问题理论授课,进行喉痉挛诊断和管理或骶管阻滞的模拟培训

* 对准备开始新生儿麻醉的住院医师:参加关于胎儿/新生儿循环系统的理论授课,参加处理循环系统逆转的新生儿人体模拟课程

此外,建立复杂程度逐渐增加的模拟病例,让住院医师处理小儿危急重症(如心动过缓、咬肌强直、气道异物、心搏骤停)。模拟教学环节是学习和练习应用小儿高级生命支持体系处理此类危机事件的理想学习环境。这些模拟场景可发生在模拟手术室内,参与人员包括护士、保洁人员和外科医师。

胸科手术麻醉模拟教学

初学胸科麻醉的住院医师可能会从肺隔离技术讲座中受益,随后会采用气道管理工具练习双腔气管导管插管和支气管阻塞器。模拟教学环节包括单肺通气时低氧血症的处理和在麻醉过程中肺隔离失败的处理。

心脏手术麻醉模拟教学

初次轮转心脏麻醉的住院医师应熟悉经食管超声心动图检查、建立和终止体外循环的过程、肺动脉导管置管及解读和体外循环期间的常见问题(如低血压)的处理。对于有较多心脏手术麻醉经验的住院医师,教学环节场景设置应包括体外循环不能成功脱机或体外膜氧合(ECMO)的建立及管理。

慢性疼痛管理模拟教学

慢性疼痛管理的教学是本书第 9 章的内容,但是代入式模拟教学环节可以使用标准化患者去创建,或疼痛小组的不同成员专注处理困难病例,专注疼痛问题相关的体格检查或教授沟通技巧等。使用任务培训器的教学环节亦可用于超声引导和特定神经阻滞操作的教学。

危重症医学模拟教学

危重症医学的教学内容主要在本书第 8 章进行阐述。联合应用短时间的理论课堂授课和模拟教学进行教学时要重点关注以下内容：

- 采用模拟肺模拟病理生理条件下不同的机械通气模式
- 心脏手术后的心室纤颤
- 心脏手术后的心脏压塞
- 多种方式的机械性心脏支持（如心室辅助装置、ECMO）
- 与模拟患者 / 家庭成员讨论临终治疗方案
- 起搏器故障
- 撤离生命支持系统

多学科代入式模拟教学环节（如气管切开导管移位、心脏死亡后的捐赠）能够使住院医师的多学科团队合作能力得到提升，这些团队人员包括：重症监护室医护人员、其他科室的住院医师、外科医师、护士、呼吸治疗师和药剂师。

超声引导下区域麻醉模拟教学

区域阻滞的模拟教学内容见第 11 章。模拟教学环节亦可设置成理论授课与工作坊实践相结合的模式。住院医师被分成各小组，练习各种超声引导下的各种神经阻滞技术。所有常用的超声引导神经阻滞技术（如锁骨上入路阻滞、坐骨神经阻滞和股神经阻滞）均可重复练习。每年都有新的技术被纳入神经阻滞工作坊中，如超声引导下椎管内阻滞和腹横肌平面阻滞。这些教学环节可让住院医师复习相关解剖学知识，并练习基本手眼协调能力。

危机资源管理模拟教学

危机资源管理（CRM）开发的最初目的是为帮助机组人员预防和减少飞行中的严重事件来改善航空安全（值得注意的是，机长切斯利·萨伦伯格［Chesley Sullenberger 将其 2007 年 1 月在哈德逊河上的成功着陆，部分归功于他花了大量时间对不同灾难性事件进行过模拟训练）。CRM 特别关注于人际沟通、领导力、决策能力的训练。20 世纪 90 年代，Gaba 及其团队将 CRM 引入麻醉教学中，并将模拟教学纳入技能培训[4,16]。CRM 旨在将个人和整个团队的注意力集中在提高患者安全性的各种因素上，包括：减少不良事件发生原因和改进对不断出现事件的反应。医学知识和专业技能是危机事件中患者治疗的基本组成部分，非技术技能如领导能力、沟通能力和形势感知能力对患者的安全治疗同等重要。为有效处理危机事件，麻醉医师必须理解并应用组成 CRM 的主要原则和行动指南(表 17-3)。期待 CRM 中的许多准则(如有效沟通)能够融入日常诊疗活动中并防止危机事态发展。

危机资源管理的组成部分

表 17-3 列出了 David Gaba 定义的麻醉危机资源管理基本要素。

表 17-3　麻醉危机资源管理要点

动态决策的认知因素	团队管理因素
熟悉环境	尽早寻求帮助,结果大不同
预测和计划	指定领导
使用并核对所有可用信息	分工明确
明智分配注意力	分配工作量
调动资源	有效沟通
使用认知辅助工具	

摘自 D.M.Gaba,K.J.Fish,S.K.Howard,et al.Crisis Management in Anesthesiology,2nd ed.Philadelphia:Elsevier Saunders,2014[16],表 2-1。

熟悉环境

环境不仅包括设备和用品,而且包括人员(麻醉医护人员)(在放射医学科或疼痛门诊对患者提供复苏支持,无疑与在心脏手术间完全不同)。

合理分配注意力

随着麻醉期间工作负荷的改变,对学员注意力的要求也会发生改变(参见第 5 章),在实施麻醉和术中教学时均需考虑到(期望住院医师在麻醉诱导后即刻或麻醉期间立即专心听讲课是不合理的;大多数情况下是在工作压力减轻后,有时间时再为住院医师开始进行教学)。

及时寻求帮助

寻求帮助并不是软弱的表现,在大多数灾难性事件发生时,如果尽早呼叫合适的人员及时援助且提供必备的工具,对成功救治患者胜算更大。

指定领导者

资历并不等同于领导能力;最有能力做出决策、决定分配任务、任务顺序并分配相关职责的人应担任领导者。让太多人竞争同一职责和无人负责均可能导致问题的发生和不良后果。领导者权威性相当重要,但领导者亦必须能接受信息并听取团队其他成员的建议。

明确团队成员角色

领导者应该评估整体情况,然后为团队制订明确的行动计划。

有效沟通

除了作出正确的决定和要求外,还需有具体的人来执行命令,而不是对命令和要求置之不理。沟通环路应是闭合回路,需要指定人员针对要求作出反馈和回应。如上文所述,领导者需要能接收到所有团队成员的信息并进行评估。

CRM 技能很难与临床实践相结合。为了确保 CRM 成为临床文化的一部分,就必须在接近或近似于真实情况下反复练习 CRM 技能[4,16]。熟悉这些原则并不仅仅意味着对其了解或能回答多选题,而是能将其用于治疗患者。在 CRM 中培训跨学科患者治疗团队(如复苏团队)就是应用模拟教学的示例。表 17-4 列出了模拟教学在 CRM 技能培训方面的优点。

表 17-4　模拟教学在 CRM 技能培训方面的优点

鼓励学习者练习必备技能
能够在安全可控的环境下进行练习
能够创建沟通交流、领导能力、医疗和诊断因素等行为方面出现挑战的场景
能够获得同行和专家的反馈性建议和自我反思
允许团队成员讨论除治疗真正患者之外的治疗方案
能够讨论分级制度

CRM 模拟教学可按拟定好的计划来开展,还可在毫不知情的情况下进行。模拟课程可预先设置好并按页标码,类似于一个真实病例场景。当采用这种模式进行模拟教学时,参与者直到进入患者房间时才会发现这是一个模拟情景。该场景可在一个真实的手术室或在模拟中心完成。意外事件场景(尤其是现场发生的意外事件)的主要优点是面对意外事件时团队成员的行为表现类似于面对真实事件的表现,据此能够调查系统性挑战和潜在性质量改进问题。

CRM 训练中应用情景的特点

为了能够用于 CRM 训练,对模拟场景通常具有以下要求:

• 需要做到团队互动:无论是由联合培训团队中的真正临床医师或演员或 SP 扮演场景中的角色,临床团队中的其他成员应该做到充分互动

• 需要创建人际关系挑战:应创建需要处理人际关系问题的培训场景(如非专业行为、难以相处或好斗的外科医师、愤怒的家属),例如临床团队成员间、与患者或患者家属间的冲突等

• 学习者必须在最初诊断基础上有所拓展:对于学习者而言,重要的是在最初印象的基础上探究鉴别诊断(参见第 3 章)。模拟训练中会出现混淆的信息,

提示患者问题出现的几个可能病因。

- 准备好运行备选方案：在某些模拟场景中，学员需要更改其预期方案，转向"B 计划"或其他替代方案，如计划 C、D 甚至 E，这点非常重要。对于该模拟场景，初始计划通常不足以解决问题。
- 包括各种不同问题的场景：一些模拟情景主要与技术和环境的挑战有关，如电力故障、氧气故障或设备故障。一些场景与伦理问题有关。其他场景与不常见的特定临床状况有关（如心搏骤停的场景）。

如何创建模拟教学

与准备工作和教师提供的指导相比，学习环境的效果较少依赖于工具、技术甚至设备。在为任何目的创建模拟场景前，应先确定并明确学习目标；目标须简单、可行并优先完成。学习目标应该是学习者能够做到并展示出的可测试的行为表现。在模拟场景开始前的概论设立了该教学环节的行为标准，包括：政策、流程和角色预期；向参与者介绍培训环境和模拟设备；为模拟场景前的总结设定规则。

创造合适的真实感

没有模拟场景可以匹配现实生活中的所有元素，模拟教学的经验表明，一旦创建了与现实相似的场景且参与者的临床经验被挖掘出来，且模拟场景中不断发生足够多的挑战性问题，那么参与者的行为表现就类似于其面对真实患者后的表现。

总结汇报

麻醉医师需要对生理学和病理生理学有深入的了解，才能在动态的临床环境中做出决策。麻醉医师具备在极短的时间内诊断和处理问题的能力相当重要。麻醉学的一个特殊之处是决策者不仅可确定需要采取什么行动，还可直接执行这些行动。麻醉医师需要具备临床知识、操作技能、判断能力、适应能力和对紧急情况作出反应的能力。这些技能以及人际沟通和团队领导力必须在培训期间得到发展，并在整个职业生涯中不断提高。掌握和精通熟练的麻醉治疗技能需要亲自练习一段时间。一些技能是在患者治疗期间进行练习，但代入式模拟培训提供了一个机会，学习者可在其中初步学习和练习关键的必备技能[4,16]。

在大多数模拟教学环节中，总结汇报是学习内容最丰富的一个阶段，并且对行为表现和学习过程进行总结，会导致学习者的长期行为表现产生改变。因此，一般认为，总结汇报的时长至少应为场景时长的两倍，甚至可达场景时长的三倍（20min 的场景，总结汇报 60min）。一般而言，总结汇报是在模拟教学室之外的其他地方进行(此外,这允许另一组不同的学习者使用模拟教室内昂贵的设备)。虽然已介绍了几种不同的汇报总结方式,但一般包括以下三个阶段:

反应阶段:用于查看场景的真实情况。任何均可能对模拟教学场景产生影响的技术故障应在本阶段予以解决。大多数参与者仍然会对模拟场景施加个人情绪,倾向于关注具体问题(如药物剂量或从同一类药物中选择特定药物)。在许多模拟场景中,此类问题不是主要的,但一般认为必须给参与者足够时间来理解场景中发生的事情,然后其才能准备好进入下一阶段学习。反应阶段主要由参与者推动;主持人可提供指导,但参与者本质上决定讨论的内容。

分析阶段:该阶段用于解决模拟教学场景中的特定事件及其与学习目标的相关性。主持人在总结汇报阶段发挥着更大的作用。与场景有关的教学处于该阶段。除了针对特定场景之内的事件进行简单的教学外,还应注意让学习者理解日常实践的意义。分析阶段的目的是进行归纳,参与者可将其转化至特定实践中。

总结阶段:该阶段用于确保所有重要概念得到解释,尤其是那些与模拟教学目标有关的概念。一些教育工作者主张参与者而非主持人应该创建教学会议纪要。无论是谁做该项工作,在总结阶段结束时(即汇报阶段和模拟教学环节结束阶段),目标是强化最重要的概念,为这些概念提供背景知识(包括加强与储备知识的联系),并制订系列行动以做出改变。

文献中介绍了几种总结汇报模式(表 17-5)。除少数例外,所有汇报内容均包含前文中所述反应、分析和总结三方面要素。

表 17-5 总结汇报方式

良好的判断力 - 陈述式总结汇报 - 该方法的目的,是揭示参与者的知识水平、担当和感受,允许主持人 "重组" 并改善未来的行为和举止
GAS(收集、分析、总结)汇报 - 该方法的目标,是为学习者和支持者制订标准化过程,以鼓励参与者进行自我反思
应用 Plus Delta 方法总结汇报 - 该方法的目标,是通过列出的行动措施、行动的有效性和需改进部分来确定改进的多种条件
4E 总结汇报:该方法的目的是考虑团队所有成员的经历和表现,包括其对正在发生的事情的看法
仅技术层面的总结汇报 - 该方法的目的,是从推荐的指南来确定行为表现的偏差
替代方案及其优缺点的总结汇报 - 该方法的目的,是讨论不同替代方案的优缺点

不同模式的命名过程意味着每种模式存在差异性。事实上,总结汇报的人员可将一种模式用于一个模拟教学环节,而将另一种模式用于另一种不同的教

学环节。而且,有时候一个总结汇报可采用多种模式。前文中列出的总结汇报过程的三个阶段介绍了这些要点,总结为以下几点:允许参与者反思模拟场景中发生的事情,教学时强调改进的机会和条件,制订一份包括学习内容和部分参与者行为改变在内的提纲。

良好判断力 - 陈述式调查总结

此模式主要由三个部分组成:

1. 确定学习者采取行动和做出决策的基础,即参与者使用的心智模型(脚本或框架)(参见第 3 章)

2. 对主持人表现出足够的好奇心,询问参与者为何会采取特定的行为表现

3. 进行观察,表达观点,然后询问如何将参与者的心智模型与主持人的心智模型进行比较

陈述也是一种讲演,主持人通过观察受训者的行为表现来辨别特定行为,并对其行为表现做出客观陈述。询问是主持人提出一个真正好奇的问题,并阐明与指导者陈述中介绍的行为表现相关的受训者的想法(即所思所想)。该方法是将陈述和询问结合在一起。假定参与者尽力做到最好,并且其行为表现构成了其理解模拟场景时的最佳行为。良好判断力 - 陈述式调查汇报,旨在帮助参与者修订其想法(如心智模型、疾病脚本)。该方法的基本要素包括:创建一个充满好奇心的氛围,避免采用"猜我在想什么"的教学方式和避免教训或羞辱学习者[22,23]。

该方法的陈述人有必要了解参与者的想法,以了解为什么选择了这一特定的行为方式。一旦完成,目标就是帮助参与者修订其心理模型,以便对将来的病例管理能够有所改善。

GAS(汇总、分析、总结)总结汇报

该总结汇报方式由美国心脏学会(AHA)制订,包含三个阶段:

1. 汇总:参与者讨论对模拟场景的看法

2. 分析:主持人将实际行动与预期行动或最佳行动进行客观比较

3. 总结:参与者对准备在实践中进行修改的内容进行总结

与"良好判断力 - 陈述"方法相同,应尝试根据参与者的担当、知识储备、情境认知等来理解参与者的行为表现。可能是因为该模式是为有明确预期情况下应用而制订的,例如在遵循 AHA 心肺复苏指南时,该技术似乎比其他一些模式更具有判断能力,能发现特定的表现差异。

Plus Delta 总结汇报

该总结汇报方法使用三列表格。第一列列出了在模拟场景中采取的具体行动。第二列列出了行动导致的有效结果。第三列("增量"列)列出改善的机会。

与其他一些汇报方法不同,Plus Delta 总结汇报方法比较容易学习。该方法具有以下优点:

- 适用于大部分的模拟场景
- 提供书面记录
- 可用于多种场景设置(如床旁)

4E 总结汇报

4E 总结汇报分为以下四个阶段:

1. 事件:鼓励参与者介绍其对场景中发生的事情的看法
2. 情绪:主持人试图让参与者解释其体验的情绪和想法
3. 移情:鼓励参与者考虑其他参与者面临的挑战及其在场景中的努力
4. 解释:用于总结场景中最重要的方面

此类总结汇报对于来自不同背景的参与者开展团队训练尤其有用(术中发生恶性高热的模拟场景的团队培训。个人应作为团队中的一份子,如迅速拿到恶性高热推车的巡回护士和协助使用丹曲林的人员。)

替代方案及其利弊的总结汇报

该方法鼓励参与者考虑各种替代方案及其优点和缺点。在临床实践中,很少有单一选择方案,该总结方法使参与者可以练习不同的方法。这对参与者来说是一种挑战,其需要思考其如何做出不同的决定,并考虑团队选择方案的相对价值。回顾这些不同的选择方案可以带来新的见解,亦可以减轻事后的偏见。

仅技术层面的总结汇报

对于一些总结汇报,有必要将注意力几乎完全集中在医学或技术内容,并专注于诊断、治疗和操作。这些方法经常会将遵循针对特定患者问题推荐的医疗和技术步骤进行比较。诸如初级住院医师练习气道管理技术,或在处理恶性高热模拟场景中,经验丰富的学习者遵循 MHAUS 指南。甚至在更多涉及的总结汇报环节,也应该明确地确定某些时段仅关注某些医疗 / 技术问题。

暂停和教学技术

暂停和示教是向参与者沟通信息的另一种方法。因为发生于模拟教学过程中,所以其是一种非常规形式的总结汇报。在该模式下,主持人在整个场景教学过程中位于模拟教室内。当模拟场景出现决策点时,场景会暂停运行,指导者和学习者讨论选项并决定最佳处理方案。另一个方式是允许参与者做出决定,然后暂停场景来讨论选项。然后,该场景可以继续呈现决策的后果。该技术通常用于临床技能缺乏的医学生和其他初级学习者。

总结汇报阶段是向学习者传递最大量信息的时期。在该阶段参与者亦应反思自身行为,并针对所呈现的场景完善心理模型。通过该过程指导学习者逐步拥有主持人具有的丰富经验。

总结

模拟教学理论上适合用于成人学员的培训,学员通过一个历经体验、反思、概念化和实验(感觉、反思、思考、实践)的周期,获得最好的教学培训[10]。模拟教学提供了一个安全的培训环境,参与者在学习和实践的过程中不会有产量压力,亦不会对患者造成不良后果。与任何教学活动一样,一旦确定模拟教学是传授相关教学内容的恰当方法,第一步就是确定教学体验的目标。模拟教学过程由经验丰富的主持人主导,在模拟场景开始前会有概述环节,介绍背景规则和目标。模拟教学场景可能涉及任务培训器、虚拟现实设备、SP 或高保真人体模型的使用。但重点应放在体验上,而非技术层面。总结汇报环节是模拟教学体验中最重要的部分。由于大多数学习均发生于总结汇报环节,因此大多数专家建议汇报时长应为实际模拟过程的两到三倍。总结汇报通常包括三个阶段:反应阶段(学员对自己的体验做出反应),分析阶段(旨在建立对日常实践意义的理解并做出总结,参与者可将其转化至特定实践中)和总结阶段(用于确保所有重要概念,特别是与模拟教学目标有关的概念得到解释)。

有多种潜在性方法可将模拟教学结合到麻醉住院医师培训计划的课程中。模拟教学可用于新手进入临床治疗患者之前的培训准备工作(如传授术前评估技术),教授新技能(如经胸超声心动图),为学员提供一个体验既往未曾见过但必须能快速识别和处理罕见病例的机会(如恶性高热的诊断和治疗),个人技能培训(如超声引导下区域麻醉)或与多学科团队共同练习 CRM。

对患者质量和安全的关注表明,在对患者实施重要临床操作前,应将模拟教学用于教学、学习和反复的临床实践。

(史春霞、牛东革、王蕾　译,Jingping Wang　校)

参 考 文 献

1. Society for Simulation in Healthcare. About Simulation. www.ssih.org/About-Simulation (accessed April 19, 2017).

2. University of Pennsylvania Department of Anesthesiology and Critical Care. The Greengrocer epidural simulator. http://upennanesthesiology. typepad.com/upenn_anesthesiology/2007/11/the-greengrocer.html (accessed April 19, 2017).

3. Laerdal Medical. The story of Resusci Anne and the beginnings of modern CPR. www.laerdal.com/gb/doc/ 2738/The-Story-of-Resusci-Anne-and-the-beginnings-of-Modern-CPR (accessed April 19, 2017).

4. D. M. Gaba. The future vision of simulation in healthcare. *Qual Saf Health Care* 2004; 13 (Suppl 1): i2–10.

5. D. M. Gaba, A. DeAnda. A comprehensive anesthesia simulation environment: Re-creating the operating room for research and training. *Anesthesiology* 1988; 69: 387–94.

6. J. W. Rudolph, D. B. Raemer, R. Simon. Establishing a safe container for learning in simulation the role of the pre-simulation briefing. *Simul Healthc* 2014; 9: 339–49.

7. M. St. Pierre, G. Breuer, D. Strembski et al. Briefing improves the management of a difficult mask ventilation in infants: Simulator study using web-based decision support. *Anaesthesist* 2016; 65: 681–9.

8. S. Steinemann, A. Bhatt, G. Suares et al. Trauma team discord and the role of briefing. *J Trauma Acute Care Surg* 2016; 81: 184–9.

9. R. Aggarwal, O. T. Mytton, M. Derbrew et al. Training and simulation for patient safety. *Qual Saf Health Care* 2010; 19(Suppl 2): i34–43.

10. D. Kolb. *Experiential Learning: Experience as the Source of Learning and Development*. Englewood Cliffs, NJ: Prentice-Hall, 1984.

11. K. A. Ericsson. Deliberate practice and the acquisition and maintenance of expert performance in medicine and related domains. *Acad Med* 2004; 79(Suppl 10): S70–81.

12. J. B. Cooper, V. R. Taqueti. A brief history of the development of mannequin simulators for clinical education and training. *Postgrad Med J* 2008; 84: 563–70.

13. A. I. Levine, M. H. Swartz. Standardized patients: The "other" simulation. *J Crit Care* 2008; 23: 179–84.

14. E. Sinz. Simulation-based education for cardiac, thoracic, and vascular anesthesiology. *Semin Cardiothorac Vasc Anesth* 2005; 9: 291–307.

15. W. C. McGaghie, S. B. Issenberg, E. R. Petrusa et al. A critical review of simulation based medical education research: 2003–2009. *Med Educ* 2010; 44: 50–63.

16. D. M. Gaba, K. J. Fish, S. K. Howard, A. R. Burden. *Crisis Management in Anesthesiology,* 2nd edn. Philadelphia: Elsevier Saunders, 2014.

17. B. L. Leighton, J. B. Gross. Air: An effective indicator of intravenously located epidural catheters. *Anesthesiology* 1989; 71: 848–51.

18. S. Sparks, D. Evans, D. Byars. A low cost, high fidelity nerve block model. *Crit Ultrasound J* 2014; 6: 12.

19. K. R. Stringer, S. Bajenov, S. M. Yentis. Training in airway management. *Anaesthesia* 2002; 57: 967–83.

20. Z. Friedman, N. Siddiqui, R. Katznelson et al. Clinical impact of epidural anesthesia simulation on short- and long-term learning curve: High- versus low-fidelity model training. *Reg Anesth Pain Med* 2009; 34: 229–32.

21. Z. Kulcsar, E. O'Manony, E. Lovquist et al. Preliminary evaluation of a virtual reality-based simulator for learning spinal anesthesia. *J Clin Anesth* 2013; 25: 98–105.

22. J. W. Rudolph, R. Simon, R. L. Dufresne, D. B. Raemer. There's no such thing as "nonjudgmental" debriefing: A theory and method for debriefing with good judgment. *Simul Healthc* 2006; 1: 49–55.

23. J. N. Van Heukelom, T. Begaz, R. Treat. Comparison of postsimulation vs. in-simulation debriefing in medical simulation. *Simul Healthc* 2010; 5: 91–7.

第 18 章

测试强化学习:通过测试进行检索练习提高知识长期记忆

Randall M. Schell and Amy N. DiLorenzo

引言

如果你在为一个学员准备一场干系重大的考试,而她却在为记忆发愁,你会推荐什么学习方法呢? 你会建议她重读以前教科书中强调过的内容,重读主题笔记,阅读一本新的综合性教材以确保没有遗漏任何概念,听专家主题回顾讲座(如播客),还是做练习试题?

麻醉学教育目标之一,是帮助学员获取知识,记住它并能在将来某个时候回忆和应用这些知识。然而遗憾的是,学习的结果常常是大量内容遗忘。19世纪心理学家艾宾浩斯(Ebbinghaus)描述了遗忘曲线轨迹,即学习后便迅速发生大量遗忘,然后随时间推移缓慢而稳定地下降。那么,我们如何克服遗忘曲线呢? 认知科学认为,我们首先将信息(如音频,视频)输入有限的短期记忆,然后必须将这些信息编码到"无限的"长期记忆中,并最终在需要时从长期记忆中提取。

检索练习,是信息调用而不是重读或重听。记忆中检索项目出现的频率越高,记忆保留的时间越长[1,2]。信息通过测试的方式从记忆中调取(做题和接受反馈),比简单地重学记忆效果更好[3],这称为测试效应。使用测试来增进学习,是一种基于循证的方法,这种方法通过测试进行检索练习,以巩固知识记忆[3-6]。简言之,检索记忆的行为会增强记忆,使其以后更容易检索(图18-1)。

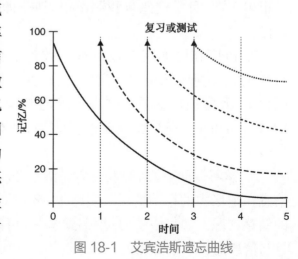

图 18-1　艾宾浩斯遗忘曲线

测试（和间距）效应

尽管亚里士多德告诉我们，"反复练习回忆一件事可以增强记忆"（重点补充），但直到 100 多年前才有了测试效应的第一个实证。从那时起，随着过去十年中人们兴趣的不断增加，测试和间距效应成为认知心理学中研究最深入的两个学习原则[3-5]。测试效应是指在测试过程中从记忆中回忆信息，比单纯学习材料记忆效果好。间距效应是指当测试（或学习）随时间推移而分布时，信息的保留比短时间内集中学习或测试（如填鸭式学习）效果好[7,8]。尽管认知心理学中有大量证据支持这两个学习原则，但是使用搜索词 "test-enhanced learning" 和 "anesthesiology" 进行 PubMed 的搜索却很少被引用。本章将讨论当前对测试强化学习的理解，并为这种循证学习原则如何进一步纳入麻醉医师教育提供建议。

关于测试与学习的误解

测试和间距效应基于循证的学习原则，然而测试与学习仍然存在一些误解：

1. 测试仅用于总结性评估。一个人对于知识的记忆是不会因测试而改变的。大多数人可能会记得一段时间，他们为回忆考试题答案而绞尽脑汁，然后在以后的一段时间中牢记了那些课题。测试一词通常具有负面的含义。然而，形成性的、无利害关系的测试（提问，自我测试），并作为一项回忆活动，可以促进学习。从记忆中检索信息的行为促进长期记忆。有趣的是，学员通常不相信测试是一种有效的学习方式。他们甚至不觉得自己在重读或重听某个主题时学到了很多东西，且常抱怨自我测试很乏味，即使最终证明测试能更好地保持长期记忆。

2. 讲座在医学院毕业后医学教育中是传授教学方法的一种有效方式且与知识的长期记忆有关。实际上，在医学院毕业后医学教育和继续医学教育课程中，经常使用的被动授课形式与知识的长期记忆几乎没有关联。艾宾浩斯（Ebbinghaus）遗忘曲线轨迹很陡，如果不做回忆或检索，所学知识就不会被保留。

3. 学习期间或之后，表现会保持不变。诸如测试之类的客观方法可以测量信息在记忆中的存储情况。实际上，客观测试只是在那一刻测量知识在记忆中的储存情况。如集中学习（填鸭式学习）可能是学员在实际测试之前使用的，并且与信息的长期记忆无关。

4. 当人们把重复阅读作为主要学习方法，并评估了他们对一些实际情况的了解程度时，就能很好地预测后续测试中的表现。实际上，他们的预测与随后的测试表现关联甚微。相比之下，当他们被测试时(如带有反馈的测验)，他们的估计变得更准确。学生常习惯反复阅读教科书或笔记上相同的部分，这可能会使他们产生一种已掌握知识的错觉。注重自我测试学习策略的学员，能更准确地了解自己已经掌握(和未掌握)的内容，并进行检索练习强化学习。

5. 记住知识而今已经显得没有那么重要了，现在可以上网搜索任何东西。回忆事实和基本概念的能力是布鲁姆(Bloom)分类法的基础，没有知识我们就没有运用知识和解决问题等高级技能的必要基础。基础知识的学习和创造性思维的发展，都应得到鼓励。然而，"如果一个人不知道什么可应用，就不能把他所学到的东西运用到实际中去"(R. Sternberg)。

支持检索练习证据的历史

测试效应的早期研究(1917 年，1939 年)是针对小学生进行的。研究表明测试减少遗忘，而且默诵(回忆)在回忆测试中的表现优于重复阅读[4]。20 世纪 60 年代的一项研究表明，重复测试和学习在记忆单词方面得到了相似结果。20 世纪 70 年代的一项研究表明，为考试进行填鸭式学习，能在即时考试中取得更高分数，但如大多数学员所知，会快速遗忘。检索练习可以保持知识长久记忆。2006 年的一项研究中，增加六年级社会学习课程中无利害关系的测试而不增加额外学习时间，持续三个学期，结果显示学生在考试中获满分率更高。这项研究在 2007 年扩展到八年级的科学课中，三个学期末，测试组学生的正确率为92%，而未测试组学生的正确率为 79%。这是个成绩从 C+ 到 A− 等级的明显提升。此外，这种测试效应持续到年终考试，证明了检索练习有长期益处。

从那时起，大量研究证明了测试强化学习在各个年龄段、医学生和住院医师及多种材料(如文本、讲座、多媒体)和知识领域(如科学、历史、医学)具有普遍重要性[3]。大多数有关测试效应的研究，都将检索练习与被动再学习进行比较。然而，将检索练习与更积极的学习策略如概念图相比较时，测试相较于其他学习策略的优势依然存在[9]。

为何检索练习增进记忆?

有几种理论[3,10](均有证据支持)解释了为什么检索练习对增进记忆有直接影响：①当记忆被检索时，记忆轨迹被详细描述且会形成新的检索路径，使其更有可能在将来被成功检索；②当学习过程中所涉及的认知过程与检索过程中（通过做试题进行检索练习，然后进行标准测试）相匹配时，记忆增强。测试和检索练习的间接好处包括：①帮助学生评估他们所学知识，同时提供反馈以指导将来的进一步学习；②激励学生改善学习方法，避免将学习推迟到最后（考核前）一刻（集中学习，填鸭式学习）。

影响测试强化学习的因素：题型、重复、间隔和反馈

测试类型：什么类型的问题？

相对于从提供的信息中识别和选择答案的测试（多选题，判断题），需要生成信息的测试（简答，论文，填空）通常会产生更好的长期记忆，尽管这两类问题都有用（图 18-2）。付出的脑力劳动（检索）越多，获得的收益越大。一个需要生成信息问题的例子是一个自由回忆测试，比如询问麻醉学员喉的感觉神经和运动神经支配。

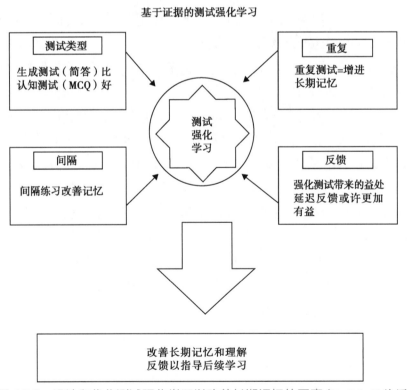

图 18-2 设计和优化测试强化学习以改善长期记忆的因素（R. Schell 绘图）

重复：应该多久重复一次测试？

尽管单次测试比没有测试好，但是反复的检索练习可以改善长期记忆。间隔一段时间进行重复检索练习，可以让学员利用反馈和练习纠正错误。

间隔：测试间隔为多久？

与集中练习（填鸭式练习）相比，随着时间的推移，间隔练习（分散练习）可改善信息（和运动技能）的记忆。然而，关于最佳间隔存在很大不确定性。有人建议，如果进行"单次"重复，最佳间隔通常是测试间隔的 10%~20%。如如果想用六个月的时间了解某件事，那么学习后的单次重复应设为一个月。需要理解的最重要的一点是，如果要保持长期记忆（数月到数年），那么学员必须在数周和数月内进行间隔练习，并建议扩大重复间的间隔[7,8]。

反馈：应该给出反馈吗？何时给出？

即使没有反馈，测试也可以改善记忆。有证据表明，即使没有进一步学习或接触信息，检索对记忆也有直接影响。然而，反馈增强测试的好处，应该可以帮助学员缩小他们渴望学习成果与实际所学间的差距。就反馈的时机而言，无论是即时的还是延迟的，都可能对记忆产生影响；也有证据表明，延迟反馈更有益。

测试强化学习在麻醉学教育中的应用

麻醉学教育工作者应明确他们希望学员知道（学习目标，实际应用，掌握概念）或做到的内容，并将检索练习的形式与所需的学习类型匹配（表 18-1）。

表 18-1　麻醉学教育中使用测试强化学习和检索练习获取和记忆知识时的考虑因素

1. 讲解确保麻醉学教育工作者理解形成性测试在帮助学员记忆知识中的作用和价值（教师发展），确保麻醉学员理解测试强化学习的价值，引导他们了解教育工作者如何计划在教学中使用形成性测试

2. 匹配教学目标与检索练习相结合。确定希望学生了解和掌握的内容。将检索练习与需要检索的知识和技能所需方式保持一致

3. 证据尽可能使用生成性问题。使用重复测试以获取长期记忆。如果需要保持记忆数月或数年，则可以重复进行间隔数周或数月的检索练习。提供反馈以增强测试的优势

4. 应用考虑使用预测试(与学习目标保持一致)来增强和提醒记忆。引导学生关注在学习
过程中遇到的关键信息和认知活动。轮转前,教学课程前使用预测试［个人准备评估测试
(IRAT),小组准备评估测试(GRAT)］。在教学过程中进行测验(听众反馈系统,ARS),并在面
对面或在线教学后提出问题(自我评估问题)。在介绍了部分核心课程后使用麻醉系开发的形
成性问题进行测试。使用美国麻醉学会(ABA)培训考试(ITE):是无正确答案的多选题形式;
已发布的关键字和最常忽略的概念;可以使用麻醉知识测试(AKT)。无正确答案的多选题形
式,可通过程序给学员报告的形式作为反馈,可以使用网上的题库(Open Anesthesia SelfStudy
Plus,https://selfstudyplus.openanesthesia.org/,2017 年 11 月 15 日访问;TrueLearn,www.truelearn.
com/anesthesiology/,2017 年 11 月 15 日访问;M5,https://m5boardreview.com/,2017 年 11 月 15
日访问。有正确答案和解释的多选题,可以使用口试的方式)

在教师发展会和住院医师迎新会时可用来解释测试强化学习的好处。所有人都将受益于理解"测试"的作用,它既是形成性的,也是利用循证教育原则进行检索练习的机会。尽管事实上,费力的检索练习(如回答带反馈的问题)可能不如重读笔记和重点内容那样富有成效,但所有人将受益于这种理解学习方式,即提问或考试可为我们的学习内容提供一种可靠的衡量方法,并改善长期记忆。

应尽可能使用各种题型、重复、间隔和反馈的测试等方式来强化学习原则(图 18-2)。与学习目标相一致的预测试,可增强和提醒记忆。他们可引导学员专注于学习过程中遇到的关键信息和认知活动。可在轮转前(如儿科麻醉)和教学课程前(IRAT,GRAT)进行预测试。在教学过程中(使用 ARS)和教学后(播客或视频音频,主动学习课程)进行测试。然而,学习后立即回忆相对容易,学习后的即刻表现水平不是未来记忆保持的最好指标。其他检索练习的例子包括:教学系列后麻醉系里开发的测试、购买的麻醉知识测试(AKT)、年度美国麻醉学会(ABA)培训考试 ITE。有多个在线题库,主要使用回忆性测试(多选题)而不是生成性问题。ABA 使用的"MOCA Minute"是检索练习的一个示例,使用带反馈的提问并根据考生对其答案把握度来帮助确定后面的问题。形成性口试是检索练习的例子。学员解释概念(测验、简答、同动互教)的能力也是判断理解力的一种很好暗示。

超越事实与知识

越来越多的证据表明,检索练习原则可应用于从记忆中检索的实际应用技能(如心肺复苏)或操作(如坐骨神经阻滞),而不仅仅是简单笔试。在学习过程中练习的检索类型,需要与检索信息的方式(如口腔检查,人体模拟场景,标准化

患者会面）及将来使用信息的方式匹配。

麻醉教育工作者应考虑到，把测试强化学习的大量证据作为丰富的多模式教育系统的一部分，并利用这些原则来提高学员的长期记忆。

总结

- 我们很难判断我们什么时候学得好，什么时候学得不好。学习后的即刻表现水平不代表日后知识的记忆能力。
- 学习后的遗忘曲线轨迹最初非常陡峭，随后很快发生大量遗忘，并随时间推移缓慢稳定地下降。
- 检索练习：是从脑海里回忆信息，而不是简单重读或重听。检索记忆的行为改变记忆方式，使其今后更容易再次检索，进而改善长期记忆。
- 测试效应：当测试过程中从记忆里回忆信息时，记忆效果比简单地重复学习资料好。
- 测试强化学习：是一种通过测试来促进检索练习的方法，以增进知识的记忆。
- 测试不应仅用于评估，还可通过提高信息的记忆来促进学习。学员应该放弃通过重读试图掌握材料。与同等时间的重学和测试相比，测试可获得更好的长期记忆。
- 通过努力回忆和生成信息回答问题（简答，口试）与认知性问题（即多选题）相比，前者具有更多好处。
- 重复测试较单次测试可更好地改善长期记忆。
- 间隔效应：相比短时间内集中学习或测试（填鸭式），将测试或学习随时间分散进行更有利于记忆。
- 间隔测试是提高长期记忆的循证教育方法且无应用限制，适用于很多类型的学员学习。
- 有反馈的测试相较无反馈测试更有益。
- 检索练习可用于笔试以外的其他学习。关键的信息、流程（如如何进行坐骨神经阻滞）或技能是从记忆中检索出来的。

（刘琳琳　译，Jeffrey Huang　校）

参 考 文 献

1. H. L. Roediger, A. C. Butler. The critical role of retrieval practice in long-term retention. *Trends Cogn Sci* 2011; 15(1): 20–7.

2. J. D. Karpicke, H. L. Roediger III. The critical importance of retrieval for learning. *Science* 2008; 15: 966–8.

3. D. P. Larsen, A. C. Butler. Test-enhanced learning. In K. Walsh, ed. *Oxford Textbook of Medical Education*. Oxford: Oxford University Press, 2013; 443–52.

4. R. P. Phelps. The effect of testing on student achievement, 1910–2010. *Int J Testing* 2012; 12: 21–43.

5. D. P. Larsen, A. C. Butler, H. L. Roediger III. Test-enhanced learning in medical education. *Med Educ* 2008; 42: 959–66.

6. P. C. Brown, H. L. Roediger IIII, M. A. McDaniel. *Make It Stick: The Science of Successful Learning.*

Cambridge, MA: The Belknap Press of Harvard University Press, 2014.

7. D. P. Larsen. Picking the right dose: The challenges of applying spaced testing to education. *J Grad Med Educ* 2014 Jun; 349–50.

8. N. J. Cepeda, E. Vul, D. Rohrer, J. T. Wixted, H. Pashler. Spacing effect in learning: A temporal ridgeline of optimal retention. *Psychol Sci* 2008; 19: 1095–102.

9. J. D. Karpicke, J. R. Blunt. Retrieval practice produces more learning than elaborative studying with concept mapping. *Science* 2011; 331: 772–5.

10. A. Keresztes, D. Kaiser, G. Kovacs, M. Racsmany. Testing promotes long-term learning via stabilizing activation patterns in a large network of brain areas. *Cerebral Cortex* 2014; 24: 3025–35.

第 19 章

麻醉住院医师职业素质培训

John E. Tetzlaff and Edwin A. Bowe

传统医学教育方法强调学徒式临床带教和以授课的方式教授医学知识。从历史上看,麻醉学住院医师教学遵循以主题基础的被动授课模式,其成功与否通过高难度的笔试来衡量,包括:美国麻醉学会(ABA)的培训期间考试[1],基础考试[2]、高级考试[3]、应用考试[4]。在下一个认证系统中(NAS),美国毕业后医学教育认证委员会(ACGME)实施了基于能力的系统考核。基于能力认证系统的重点是,住院医师学到了什么而非教给了他们什么。专业化(框 19-1),一种基于行为的能力,有进入麻醉学的里程碑式的记录(图 19-1)。

> 框 19-1　专业要素
> • 责任——患者需求高于自身利益
> • 人道主义——正直、同情心、可靠、合作精神,理解/接纳多元化
> • 道德——诚实、行为高尚、宽容和尊重
> • 医师的健康——医师自身及同事的身心健康

如专业化这种以行为基础的能力,住院医师通过传统的教学工具,如讲座,获得是非常有限的。因此,住院医师必须通过其他方式学习专业技能。面临的挑战是如何构建一套推动专业化培养的课程,并开发一套评估工具,在鼓励以能力为基础的学习的同时衡量所学知识。

理论上的职业素质与住院医师日常经验之间有着明显的不同。证据表明,优秀的专业化能力与其他良好表现之间存在联系。老师们认为专业化能力强的住院医师,在临床表现评估中同样优秀[1]。在专业化领域表现突出的住院医师,可能更重视必要知识与技能的获取,从而在临床上获得很高的评价。显然,如果

---

(1)　www.theaba.org/TRAINING-PROGRAMS/In-training-Exam/About-the-In-Training-Exam(2017 年 11 月 17 日访问)。

(2)　www.theaba.org/Exams/BASIC-(Staged-Exam)/About-BASIC-(Staged-Exam)(2017 年 11 月 17 日访问)。

(3)　www.theaba.org/Exams/ADVANCED-(Staged-Exam)/About-ADVANCED-(Staged-Exam)(2017 年 11 月 17 日访问)。

(4)　www.theaba.org/Exams/APPLIED-(Staged-Exam)/About-APPLIED-(Staged-Exam)(2017 年 11 月 17 日访问)。

临床表现最佳的住院医师专业化水平也最高,而且两者之间可能存在联系(一个合理的假设),那么麻醉学住院医师项目应该努力构建他们的课程和评估工具,以达到最佳专业化表现,鼓励全体麻醉学住院医师全面优秀。

准一级	一级	二级	三级	四级	五级
	根据经验水平,负责并可靠的对患者进行处理 按时完成分配的大部分临床任务,但有时需要直接监督 承认患者的保密权、隐私权和自主权,同情并尊重患者及其家人 在考虑自身经验和知识的同时,根据临床情况的需要寻求适当的帮助 对不同患者群体的需求及与有限的医疗保健相关的挑战表现出敏感性和尊重	在间接监督下,在面对简单临床情况时可靠的完成日常工作 确定对不同患者群体具有重要意义的问题,及有限的资源如何影响患者管理和资源分配	在间接监督下,利用现有资源,在复杂的情况或不熟悉的环境中,可靠的完成工作 确定对不同患者群体的重要问题的解决方案,并在患者获得或资源有限时制订处理策略	可靠的完成所有工作并配合其他人员以确保患者得到最优化的处理;有条件的独立监督和指导低年资住院医师进行时间和工作管理	管理医疗团队,在兼顾团队成员需求的同时确保患者护理为首要任务 可靠的完成所有工作,并独立配合其他人员,以确保患者得到最优化处理 在管理多项竞争任务中展现出领导能力 用以下方式管理医疗团队,即尊重患者的保密权、隐私权和自主权,并确保患者及家属得到同情和尊重 在资源有限的条件下,对不同患者群体的责任和优化患者处理方面提供指导和角色示范

图 19-1　专业化 1:对患者、家庭和社会的责任。
里程碑各级定义(摘自《麻醉学里程碑项目》)

最重要的不是教师教了什么,而是住院医师学到了什么,包括专业化的“隐性课程”要素。观察到的行动与理想状态形成对比,有时它更像是冲突。这种从观察中学习,尤其是从不那么理想的榜样身上学习,称为隐性课程[2]。虽然隐性课程直接影响住院医师专业行为的学习,但其作用却未被充分认识。这意味着,项目需要创建一个与能力的行为要素相匹配的课程,同样(或更)重要的是,创造一个能够鼓励麻醉学培养最佳专业行为的环境。

麻醉学专业化中的隐性教程

“照我们说的做,而不是照我们做的做”。

——Giovanni Boccaccio[3]

这句话“照我们说的做,而不是照我们做的做”已经演变成了习语,抓住了既定目标与已学但并非公开学习课程(即隐性课程)之间教育冲突的本质。就像孩子们通过观察父母和其他成年人的行为来学习一样,在专业学习方面,医学生和住院医师通过观察他们的指导老师的行为来学习,至少和通过主题教学演示学到的一样多。因此,隐性课程在住院医师专业学习中起着至关重要的作用,也是决定他们未来表现的重要因素。

隐性课程被定义为,在工作场所隐性学习的价值观。有人提出,从提交医学院入学申请的过程中就开始接触隐性课程[4]。申请者报告说,他们写入学申请书和医学院校面试过程中回答问题的方式会夸大其成功与成就,试图去迎合他们认为在录取过程中固有的标准和期望。这种行为的后果,被一些人描述为“美德的泯灭”[5]。

尽管隐性课程要素可能支持或破坏正式课程[6],但有关该主题的研究和著作往往几乎只关注其负面影响。也许隐性课程最明显的体现是经常听到的那句话“需要时叫我”。尽管这句话表明主管随时可得,但其传达的真正信息却是“我离开的时候你要靠自己,不要打扰我”。一项针对内科住院医师的研究显示,几乎 50% 的住院医师在被告知“需要时叫我”后,“很少”或“从未”打电话给他们的主治医师,且主治医师的回答表明,他们清楚住院医师的这种特定反应[7]。有时,这句话附带着一句半带玩笑的潜台词“如果你叫我,说明你能力不足”。这一潜台词捕捉到了主治医师要传达的真正信息。

隐性课程被描述为与医学生的角色转换相关
- 思想封闭而非开放
- 专注于事实而非求知欲
- 情感上超然而非感同身受
- 傲慢和易怒而非礼貌和体贴[8]

框 19-2 列举了隐性课程中常见的一些负面影响[9]。

框 19-2　隐性课程示例

与医疗工作者相关的价值观示例,通常是隐性课程的一部分:
- 医师比护士懂得多
- 级别比你低的人可能会比级别比你高的人受到更少的尊重
- 专家优于全科医师
- 女医师应该把家庭置于事业之上

与患者相关的价值观的示例,通常是隐藏课程的一部分:
- 肥胖患者肥胖是因为他们缺乏自控力
- 社会经济地位较低的患者不注重自己的健康
- 同性伴侣不应该抚养孩子

从隐性课程中学习专业知识,属于医学专业行为的经验范畴。希尔顿[10]将

医学专业要素分为六个主要领域：

- 道德
- 反省
- 责任
- 团队合作
- 尊重患者
- 社会责任

虽然说教式教学可能会强调这些领域，但隐性课程可能会以贬损的评论（如鼓励学生跳过伦理讲座去照顾患者，学习"真正"的医学）和／或行动（如翻白眼）来回应这些概念。其结果是，所传达的内容与正式课程的内容背道而驰（框 19-2）。

机构等级制度可能通过忽视非专业行为的指控[11]，有时提拔相关医师[12]或无视提出质疑的个人[13]来保护医师，特别是工作效率特别高的医师。这给医学生和住院医师的启示是显而易见的。

麻醉学领域[14]在与患者、外科医师、住院医师项目／部门及辅助人员的独特互动中，发现了专业的特殊元素。认可专业内对这些元素的独特期望是普遍的[15]。麻醉学住院医师项目应确定其住院医师在六个领域内的经验，确定最佳行为，并明确指出非专业行为。员工和高年资住院医师的良好行为示范，对促进可学习的专业能力要素至关重要。实时评估行为表现，辅以基于病例的讨论和／或模拟，共同促进学习。已知最佳医学专业行为普遍接受的关键词（框 19-3），但是，与基于经验的学习和有效的角色示范结合相比，这些内容的教学意义不大。

框 19-3　最佳专业行为关键词

- 利他主义
- 追求卓越
- 责任感
- 正直与品格
- 宽容
- 尊重所有人
- 守时
- 诚实
- 分享
- 避免浪费
- 值得信任
- 终身学习
- 高效

　　同样众所周知的是,有一些非专业行为的关键词(框 19-4),并附加了从行为后果中学习的警告。

框 19-4　非专业行为关键词
- 滥用职权
- 偏见
- 性骚扰
- 不遵守保密协议
- 傲慢
- 贪婪
- 不诚实
- 不公平
- 懒惰
- 不当使用宝贵资源
- 抱怨
- 逃避
- 摆架子
- 欺骗
- 浪费
- 利益冲突
- 药物滥用
- 恐吓

　　医学生的毕业后教育(GME)中,非专业行为领域的其他列表已与行为描述一起发布了[16]。不太清楚的是,这些被定义的行为列表是如何转化为住院医师学习的。

专业化的课程

　　在 GME 期间,有多种课程设计方法来实现住院医师以经验为基础的医学专业知识学习。除了教学讲座(未达成目标),一些课程示例着重于回顾真实或模拟的临床场景,并在学员可以与之相关的环境中举例说明好与不好的行为。一个例子是始于手术室内超过 100 个小时录音互动的一门课程。这些录音记录了冲突,通常由高年资主治医师引发。当高年资主治医师不在场时,有时会观察到住院医师用高年资主治医师类似的方式斥责手术室护士,很好展示了角色不良示范行为的隐性课程要素。另一个课程示例涉及临床经验回顾,这些经验来自医学生的日志,记录了教授学生专业知识的临床互动[17]。对这些日志分析显示,临床护理和病例教学是正面体验(绝大多数)最常见主题,而负面体验涉及冲突或不尊重问题,揭示了隐性课程的这些元素。最常见的是,学生们从这些经历中发现同情和尊重是学习的主题,并从有效的团对合作中学习最多[18]。

虽然专业能力的学习并不适合医学知识或亚专科临床护理的课程设计类型,但不意味课程设计对结果没有影响。如果提供实时反馈,将适当的评估工具与课程的独特元素联系起来可促进学习,特别是加强良好行为[14]。

教师、项目甚至专业的投入是推动学习榜样的重要因素。美国内科医学会创建了专业宪章,这是一个定义了最佳职业行为的专业领域雄心勃勃的例子[19]。该专业宪章是内科学专业"希波克拉底誓言"的一种形式,每年夏天几乎所有参加内科培训的住院医师都会签署协议,并通过设定明确的期望值来创造学习机会。麻醉学也认识到了专业的重要性。ABA 认识到行为在评估住院医师中的作用。渐渐地"获得性特征"的作用变得越来越重要。目前任何被评为获得性特征不合格的住院医师均被评为总体不合格。

印第安纳大学医学院的 Suchman 在报告中也发现,通过创造一个学习机制,并设定该学院保证系统地改变行为作为预期(一种文化变化)[20]。他们研究了这些问题,并采访了包括领导层、教职员工、住院医师和医学生在内的众多参与者。定义了好与坏的行为,并创建了一个文档,其期望集中在尊重、承诺和集体行为。他们通过观察这种干预结果,记录广泛的文化改变,完成了这种反思周期。最重要的是,这种期望消除了负面隐性课程盛行的环境。

如果类似的杠杆作用应用于所有级别,这种通过设定期望(目标)产生的改变,可能发生在住院医师项目 / 部门层面。Joyner[21] 描述了一个泌尿外科住院医师项目的变革过程。目标是改善专业行为,期望是所有相关人员的参与,包括教职员工和部门领导。明确行为,并评估绩效。这种转变部分是由于评估,但也得益于赞助部门自上而下的承诺。使用了适当的评估工具,分数的可变性(因此,行为?)降低了。这突出了一个现实,即专业化不是一个单一的实体,而是一系列复杂的相互作用变量[1]。教学和评估该数组的单个元素可能会忽略全局。

最佳专业化和理想的患者处理之间的联系也得到了认可,并认为优化专业行为的改变可改善对患者的治疗结果。波士顿布里格姆妇女医学中心的专业化和共情支持中心是一个医疗体系的例子,它重视建立一种期望相互尊重、团队合作和信任的文化[22]。这也可以视为对隐性课程积极因素的有效课程支持。另一个跨学科期望的来源可以在美国医师协会医学伦理规范中找到,它定义了所有医师的最佳行为[23]。这一规范代表了实习期角色建模的理想选择和隐性课程的良好元素。美国麻醉医师协会也确定了崇高的职业目标[24],它可以作为角色塑造的基础以及对职业行为的期望。

正如最佳行为(专业化)与住院医师培训期间的最佳表现相关,反之亦然。医学生缺乏责任心与临床轮转期间的负面评价有关,更糟糕的是,医学院期间的纪律处分与医师职业生涯后期美国医学委员会对不良行为采取行动的可能性大大增加有关[25]。在终身学习背景下,强调专业概念的课程非常重要,重视非专业行为的结构性后果也很重要。负面结果为例的教学,如许可行为,在住院医师专业学习中发挥一定的作用。

结论

总之,人们对医学、GME 和麻醉学住院医师教育的专业化教学和评估颇有兴趣。住院实习期间,最佳专业水平和模范表现之间已经建立起联系,使负责住院医师实习项目团队具有强大的动力来为此创建一个理想环境,以病例为基础的学习,并在文化上支持与患者、外科医师、教职员工、同行和辅助人员进行特定专业间建立互动的最佳角色典模。为了消除隐性课程中的负面因素,强化积极行为,中小型和大型实体(医疗机构)都进行了文化变革。其结果应该是对麻醉科住院医师专业化终身学习的最好支持,以及为完成我们首要任务 - 给患者提供最佳的医疗。

(索利斌、宋丽　译,Jeff L. Xu　校)

参 考 文 献

1. D. A. Reed, C. P. West, P. S. Mueller et al. Behaviors of highly professional resident physicians. *JAMA* 2008; 300: 1326–33.

2. F. W. Hafferty, R. Franks. The hidden curriculum, ethics, teaching, and the structure of medical education. *Acad Med* 1994; 69: 861–71.

3. G. Boccaccio, G. Waldman, J. Usher. *The Decameron*. Oxford: Oxford University Press, 1993. Giovanni Boccaccio, The Decameron, Third Day, Seventh Story.

4. J. White, K. Brownell, J. F. Lemay, J. M. Lockyer. "What do they want me to say?" The hidden curriculum at work in the medical school selection process: A qualitative study. *BMC Med Educ* 2012; 12: 17.

5. J. Coulehan, P. C. Williams. Vanquishing virtue: The impact of medical education. *Acad Med* 2001; 76: 598–605.

6. F. W. Hafferty, E. H. Gaufberg, J. F. O'Donnell. The role of the hidden curriculum in "on doctoring" courses. *AMA J Ethics* 2015; 17: 130–9.

7. L. Loo, N. Puri, D. I. Kim et al. "Page me if you need me": The hidden curriculum of attending-resident

communication. *J Grad Med Educ* 2012; 4: 340–5. (Additional content at www.jgme.org/doi/pdf/10.4300/JGME-D-11-00175.1; accessed November 17, 2017).

8. S. C. Mahood. Medical education: Beware the hidden curriculum. *Can Fam Physician* 2011; 57: 983–5.

9. S. P. Phillips, M. Clarke. More than an education: The hidden curriculum, professional attitudes and career choice. *Med Educ* 2012; 46: 887–93.

10. S. Hilton, H. B. Slotnick. Proto-professionalism: How professionalization occurs across the continuum of medical education. *Med Educ* 2005; 39: 58–65.

11. E. I. de Oliveira Vidal, S. Silva Vdos, M. F. Santos et al. Why medical schools are tolerant of unethical behavior. *Ann Fam Med* 2015; 13: 176–80.

12. M. Baker, J. Mayo. (2017, February 10). High volume, big dollars, rising tension. *The Seattle Times*. http://projects.seattletimes.com/2017/quantity-of-care/hospital/ (accessed November 17, 2017).

13. J. Abelson, J. Saltzman, L. Kowalczyk, S. Allen. (2017, February 10). https://apps.bostonglobe.com/spotlight/clash-in-the-name-of-care/story/ (accessed November

17, 2017).

14. I. Dorotta, J. Staszak, A. Takla, J. E. Tetzlaff. Teaching and evaluating professionalism for anesthesiology residents. *J Clin Anesth* 2006; 18: 148–60.

15. J. E. Tetzlaff. Professionalism in anesthesiology: "What is it?" or "I know it when I see it." *Anesthesiology* 2009; 110: 700–2.

16. A. G. Lee, H. A. Beaver, H. C. Boldt et al. Teaching and assessing professionalism in ophthalmology residency training programs. *Surv Ophthalmol* 2007; 52: 300–14.

17. O. Karnieli-Miller, R. Vu, M. C. Holtman et al. Medical students' professionalism narratives: A window on the informal and hidden curriculum. *Acad Med* 2010; 85: 124–33.

18. O. Karnieli-Miller, R. Vu, R. M. Frankel et al. Which experiences in the hidden curriculum teach students about professionalism? *Acad Med* 2011; 86: 369–77.

19. ABIM Foundation. American Board of Internal Medicine; ACP-ASIM Foundation. American College of Physicians-American Society of Internal Medicine; European Federation of Internal Medicine. Medical professionalism in the new millennium: A physician charter. *Ann Int Med* 2002; 136: 243–6.

20. A. L. Suchman, P. R. Williamson, D. K. Litzelman et al. Toward and informal curriculum that teaches professionalism: Transforming the social environment of a medical School. *J Gen Int Med* 2004; 19: 501–4.

21. B. D. Joyner, V. M. Vemulakonda. Making the implicit more explicit. *J Urol* 2007; 177: 2287–91.

22. Brigham Health. Center for Professionalism and Peer Support. 2015. www.brighamandwomens.org/medical_professionals/career/cpps/default.aspx (accessed November 17, 2016).

23. American Medical Association. AMA Code of Medical Ethics. www.ama-assn.org/delivering-care/ama-code-medical-ethics (accessed November 17, 2016).

24. American Society of Anesthesiologists. Ethics and professionalism. Ethical guidelines and statements. www.asahq.org/resources/ethics-and-professionalism (accessed November 17, 2016).

25. M. A. Papadakis, A. Teherani, M. A. Banach et al. Disciplinary action by medical boards and prior behavior in medical school. *N Engl J Med* 2005; 353: 2673–82.

第 20 章

提 供 反 馈

John D. Mitchell and Stephanie B. Jones

教师在教学发展中的反馈范畴

在教学领域,有很多关于反馈的文献集中在向学员提供反馈来实现最佳实践,而对有效的教师教学发展策略所知甚少。虽然本章不涉及提供有效的反馈方法,但这里提供了关键要素的汇总表,以供简要回顾(表 20-1)。

表 20-1 有效反馈最常见的特征及其解释

特征	解释
行为导向的	不强调既定的特性,着重于观察到的可变行为
建设性的	包含如何改进的有效信息
详细的	足以帮助回忆对某一事件的描述
无偏见的	不假定消极的动机或特征是行动的基础
具体的	阐明可变行为的要素,而不是泛泛而谈
及时的	尽早提供以便接受者可回忆起事件

提供反馈,虽然对学员的发展很重要,但众所周知的是很难在基础水平上教授或改进[1],关于反馈的指导经常被要求作为教师教学发展研讨会的组成部分[2]。反馈技能不会随时间的推移而简单地提高,研讨会干预本身也不能提高教师的反馈技能[3]。

在麻醉学项目中,有两项调查研究了教师在提供反馈方面发展的问题。首先,1999 年只有 20% 的教学机构回应说有正式的指导教师评估住院医师程序[4]。2013 年的一项后续调查显示,近 90% 教育机构主管表示需要教师对教学发展提供反馈,而只有 48% 的机构有资源帮助去实施[2]。在美国毕业后医学教育认证委员会(Accreditation Council for Graduate Medical Education,ACGME)的评估系统中增加了里程碑评估项目 (1),加强了对反馈的可用性和一致性的培训需

---

(1) www.acgme.org/Portals/0/PDFs/Milestones/AnesthesiologyMilestones.pdf(2017 年 11 月 10 日访问)

求。专业化里程碑 4 级(图 20-1)专门用于评估住院医师接收和传递建设性反馈的能力。提供反馈的教学模式是培养住院医师的重要机制。

准一级	一级	二级	三级	四级	五级
	接受建设性反馈，但为患者提供治疗时偶尔表现出对反馈的抗拒	以委婉和支持的方式为医学生提供建设性的反馈，以加强患者治疗 接受教职员工的反馈，并将建议融入实践	不断寻求反馈，将反馈与自我反省联系起来，并将其融入终身学习中，以加强患者治疗 寻求教职员工和护理团队其他成员的反馈	以委婉和支持的方式向患者治疗团队的医师和非医师成员提供建设性的反馈，以加强患者护理	在具有挑战性的情况下，有效提供反馈（如遇到阻力、出现不良后果、有经验从业人员参与时）

图 20-1 麻醉学里程碑项目。专业化 4 级：接收和给出反馈(摘自 ACGME 和美国麻醉学会。麻醉学里程碑项目；www.acgme.org/Portals/0/PDFs/Milestones/AnesthesiologyMilestones.pdf，2017 年 11 月 10 日访问)

有效反馈的障碍

有效反馈的障碍很多，必须通过加以解决使教学发展更有效。在回应一项关于教授沟通技巧的必要性调查时，内科学的教职员工指出，他们自身缺乏培训、时间有限、所在机构不重视，这些都是有效反馈的阻碍[5]。一项包括麻醉科住院医师在内的多专业调查显示，时间压力、工作人员难以接近、"对给予负面反馈有不适感"是主要障碍[6]。部门文化可能存在潜在支持，避免冲突或默许不良行为；这种"隐性课程"在教学和提供专业技能或沟通技巧的反馈方面尤其有害[6,7]。特别是麻醉学教育者，在与患者和围手术期团队关键互动过程中，由于工作繁忙，观察住院医师的机会有限(参见第 6 章)，反馈时间也很有限，且常缺乏适当的私人空间来提供敏感的反馈。

Bing-You 和 Trowbridge 提出了由学员的局限性造成的几个障碍，包括学员的：
- 无效的自我评估
- 由于强烈的情感反应而无法处理负面反馈
- 反思能力不足[1]。

最近，一种提供和接受反馈的模式包含了许多这类复杂问题，并表明这种互动的成功与否取决于有关各方的环境和信誉。强调一种纵向引导关系，以及传递时机和反馈元素的选择。反馈提供者的可信度不仅受其反馈质量的影响，还受其临床能力的影响。环境因素和患者间的相互作用也起到了一定作用，并形成一个复杂的生态系统，因此反馈须进行动态管理(图 20-2)[8,9]。

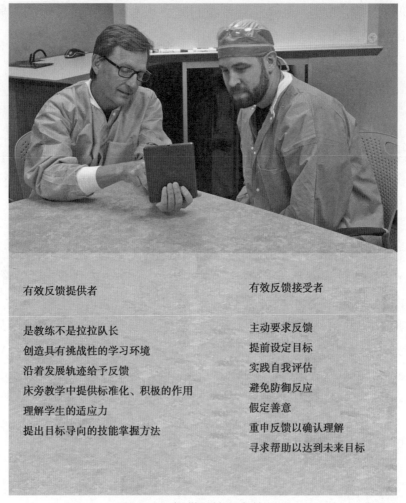

图 20-2　提供和接受有效反馈

（改编自 Wenrich. Acad Med，2015；90：S91-7）

富有经验的反馈提供者特征

健全的教师教学发展机构应努力教导或发展由成功的反馈提供者使用的策略。一项 Wenrich 和其同事的研究比较了在课堂上为一组医学生提供反馈时，新、老教师自述的方法[10]。经验丰富的老教师反馈更直接、透明、具体，而新教师则更全面、积极。经验丰富的老教师更容易立即决定反馈的对象，并采用多种方法提供反馈，也更有可能在专业和沟通领域涵盖具有挑战性的话题。两组间的重要区别是，认识到学员在吸收负面反馈方面是有弹性的，这也是新教师避免批评的原因之一。另一项研究探讨了与反馈技能评分高的教师相关的特质[11]，这项针对 300 名医师的研究发现，那些愿意解决环境中的情绪因素、处理冲突能力强、允许适当的独立性、为自己和学员设定"基本规则"和目标的教师，他们的反馈技能评价最高。

反馈培训机构

反馈培训可以在系、医学院级别进行，也可以通过教育学院或美国教育组织等特殊团体进行。在学系层面，贝斯以色列女执事医疗中心（Beth Israel Deaconess Medical Center, BIDMC）为所有进入麻醉领域工作的职员提供两个为时一小时的反馈会议，并每两到三年对全体员工进行一次有关该主题的审核[12]。一些学校为准备指导进入临床前学生的教师提供有组织的、纵向的教师发展课程，其中包括有关反馈提供的指导。例如在华盛顿大学（University of Washington），教师教学发展课程包括两堂两小时的反馈提供课程，尽管这些课程通常不是因为效率而学习，但却为教师学习如何提供反馈提供了平台[10]。教育学院是教师发展的另一个来源，为那些有兴趣扩展技能的人提供学习反馈。他们经常举办传递反馈的讲习班或其他教学活动。美国医学院协会（Association of American Medical Colleges, AAMC）或麻醉教育学会（Society for Education in Anesthesia）这样的全国组织，经常提供反馈方面的讲习班，作为医学教师继续医学教育的一部分。这些组织可帮助缺乏基础设施的机构填补空白，或就此复杂主题提供更多专家观点。

教学反馈的方式

在医学学科中，有一些培训项目和课程旨在提高教师的反馈技能。最常见的形式是讲习班、教学咨询或评估、参加医学教育的专科学习[13]。在所有专业中，对教师教学发展的回顾表明，讲习班是最常用的方法，其次是短期课程、研讨会、长期教学[14]。在内科项目中，最常见的方式是小组讨论、讲座、角色扮演，略大于 40% 的机构里时直接观察。在麻醉教学中，最常用的方式是讲座（27%）、研讨会和课程（18%）[2]。读者可参考 Steinert 及同事撰写的综合文献综述，以获得2006 年及更早有关该主题的全部材料[14]。

反馈培训的持续时间

一个重要的问题是，需要多长时间的培训才能确保反馈技能得到适当发展。文献涉及范围很广，从单一短期干预到持续六个月或更长时间的项目[5,13,15]。

在一项单独的研究中,虽然本科受试者随时间推移,通过多项干预显示出评分技能的提高,但外科教员可应用评分计量法通过单次一小时的培训课程来取得足够的培训[12,15]。对于此差异,有很多可能的解释,包括:既往熟悉类似评分计量方法,但这种影响也与经验丰富的麻醉教员息息相关。尽管证据还远无定论,但文献更倾向于支持反复多次培训所导致的正向效果,这与已有的学习理论一致[12,14]。

教学反馈技能的成功方案

尽管确实存在教师教学发展反馈技能的资源,但很少有专门针对麻醉学的资源来充分研究或验证[14]。大多数评估包括经干预后即时或近期调查获得的参与者自我评估[16-18]。早期研究表明,反馈的频率包含具体的示例和反馈细节可以得到改进[14]。随着时间的推移,评估方法的严谨性不断提高,我们将集中讨论这些不同类型的教师发展手段的最新示例[17]。

Junnod Perron 和其同事在除麻醉学外的领域进行了迄今为止最有力的研究。他们首先证明,经过六个月的结构化系列干预,员工们感觉自己的反馈技能有所提高。经过训练的评分员对结构化/模拟遭遇中,记录的成绩等某些方面也能检测到变化。该课程的内容经过调整,以满足不同专业学员需求[5]。虽然这是证明教师发展对反馈技能影响的重要一步,但干预是漫长而复杂的,也未证明可转移到临床环境中。因此,该小组随后研究了近 30 名参加了六个月教师教学发展课程的教职员工。该课程侧重于沟通技巧和教学,并且是多模式的,包括了诸如结构化教学环节、录制表演的自我反思、带反馈的角色扮演等元素。该项目的结果指标是自我报告的沟通技巧教学频率。课程前后一个月进行测量,并完成访谈以评估受试者是否吸收了本课程内容,包括结构化反馈之类的概念。总之,受试者对他们的体验给予了积极评价,并通过提供反馈主观增加了舒适感。他们也注意到工作环境限制了他们直接观察和立即反馈的应用。虽然这些研究具有创新性和价值,但它们专注的是以教师为中心的结果,而没有探究学员的经验获取。

反馈的多模式教学也是 Cole 及同事工作的一个主题[16]。该课程历时 9 个月,每周 3 个半小时,涵盖了教学和学习多个方面,包括提供反馈。他们采用了诸如记录互动回顾、反思性工作和小组讨论等技巧。对教学技能的自我评估有所提高的同时,没有提供外部干预。另一组整合了便携资源、角色扮演练习、多课时记录的互动讨论,以完成对一组员工和实习生教学[19]。结果显示,员工的舒适度有所改善但知识水平未提高,而实习生的舒适度和知识水平均略有提高。

在麻醉学领域内,报道了几种方法,一些初步工作正在进行。Minehart 及其同事利用基于模拟器的干预和结构化任务汇报,进行了一项随机对照试验,其中包括一期关于反馈技能的教师发展研讨会[20]。会议包括一次教学讲座,紧接着记录与一个模拟住院医师(演员)的互动及讨论/汇报。一组盲评员负责使用多项目量表和客观评分表进行评分。接受干预的员工在某些方面得分较高,包括提供安全的反馈环境,组织会议和检查表现问题。虽然无法成功地改进所有领域,但这种单次会议模式代表了一种潜在可行的反馈方法,值得在临床环境中进一步评估。

人们对提供评分及评级规则来评估复杂行为,比如专业化程度越来越感兴趣。Dorrotta 及同事最近提出了这样一种专业化评估和教学的方法[21]。虽然这可能会提高这一模糊领域评分的一致性和可靠性,但作者并未就如何培训教师应用其系统提供建议。此外,该系统是全球性的,而非就个体更详细和具体,且反馈与该评估工具的关系也不够明晰。

我们的机构 BIDMC,正在进行几项工作为麻醉医师提供反馈。这些工作总结已经以摘要的形式呈现,但尚未在同行评审的期刊上发表,故应谨慎解读。对这些项目的全面讨论登载于其他期刊[12]。反馈工作的重点是建立每日反馈系统,处理"难反馈"的问题,对反馈质量进行审核。

在开始每日反馈前,在系列的六次讲座和研讨会中向教师讲授反馈原则,鼓励他们在一周中的某天使用认知辅助工具提供反馈,"反馈星期三"[22]。认知辅助由迷你临床评估练习(mini-clinical evaluation exercise,Mini-CEX)要素组成,该练习最初由美国内科医学委员会(American Board of Internal Medicine,ABIM)开发,经 Weller 等人改造后用于麻醉教学[23]。麻醉教学版本(图 20-3)包括 9 个技能领域和按 9 分制评分的整体临床护理[24]。结合了模拟式简化汇报技术,并鼓励住院医师也征求反馈意见。

该系统结合了 Mini-CEX 要素和模拟式简化汇报(包括:哪里出了问题、哪里做的好、为什么会有这样的开放式对话)[25]。一旦这些成为部门文化的一部分,我们便转换为每日反馈系统。每天向教师发送电子邮件链接,提醒他们强调住院医师做得好的一件事,及他/她需要改进的一件事。没有数字,只有形成性反馈叙述;临床部门指定人员分别完成每月的轮换评估,强调面对面讨论的价值。该系统已经实施了四年多,收到稳定数量的教师反馈;肯塔基大学、罗切斯特大学和加利福尼亚大学圣地亚哥分校也采用了类似反馈系统。

反馈困难的话题,如专业精神和沟通力,也受到关注[26]。经过反复的可行性测试过程后,在前面提到的四个中心进行了对关于提供专业性和沟通技能反馈的两场教师教学发展研讨会测试。这些研讨会结合了视频短片、角色扮演、互动讨论[27]；同时为住院医师提供了一次关于接收和征求反馈会议。使用全球评分表和结构化评分系统对书面反馈的数量、质量、实用性进行评估。虽可行，但仅有一个中心显示有改善；该中心仅仅是招募了新教员，表明这可能是最易干预的[28]。

	不满意			满意			非常满意			u/c
	1	2	3	4	5	6	7	8	9	
患者评估与准备	0	0	0	0	0	0	0	0	0	0
麻醉准备	0	0	0	0	0	0	0	0	0	0
管理方案	0	0	0	0	0	0	0	0	0	0
与患者沟通的技巧	0	0	0	0	0	0	0	0	0	0
与员工沟通的技巧	0	0	0	0	0	0	0	0	0	0
专业技能	0	0	0	0	0	0	0	0	0	0
临床判断	0	0	0	0	0	0	0	0	0	0
组织/效率	0	0	0	0	0	0	0	0	0	0
专业性	0	0	0	0	0	0	0	0	0	0
整体临床护理	0	0	0	0	0	0	0	0	0	0
学员在哪些方面做得好？										
同意改进？										
同意的行动？										

图 20-3　经 Weller 等人改良用于麻醉教学的 Mini-CEX（摘自 J. M. Weller, A. Jones, A. F. Merry, et al. Investigation of trainee and specialist reactions to the mini-Clinical Evaluation Exercise in anaesthesia: Implications for implementation. Br J Anaesth, 2009 Oct; 103(4): 524-30）

我们相信持续教育和提高质量的理念；为此，我们开始试行随机反馈审核，目的是帮助教师提高他们向住院医师反馈的质量。为困难反馈研究开发的评分系统，正用于教师反馈的样本评分。最终目标是通过使用针对具体问题的干预措施，对反馈得分较低的人进行再培训。目前正在进行初级评估员培训和可行性评估。

多源反馈

有人提议，在反馈过程中将患者或其他医疗专业人员等群体包括进来，将有助三角化、验证或加强教员的评估。

宾夕法尼亚大学的一组内科医师开发并试用了一种患者调查工具，该工具检查了研究生 1 年级（post graduate year 1，PGY-1）住院医师的专业水平和沟通技巧[29]。参阅文献后，研发了一个包含 16 项内容的工具。大多数问题是根据现有资源改编的，但有 2 个是新加入。他们使用带有"N/A"选项的五分制量表来评估个人和团队沟通。这项研究在一家机构中进行，患者完成合格率达 74%。虽然患者评估与教师评估无关联，但与标准化患者评估确有弱相关性。据估计，要达到 0.57 的可接受重复性系数，需进行 50 次评估，但在为期 18 周研究期间，每个受试者平均只进行了 4.6 次评估。故该工具还是有很大局限性。

ABIM 创建了一个名为团队效率评估模块（teamwork effectiveness assessment module，TEAM）的工具，帮助评估跨专业团队表现[30]。TEAM 建立在团队活动非技术技能（team events non-technical skills，TENTS）工具基础上，是一个观察清单，由训练有素的观察员完成，以评估卫生专业人员的团队合作[31]。TENTS 清单包括沟通、领导能力、情况监控、相互支持 / 主张、整体团队合作力和领导力。TEAM 是一个更复杂的过程，从确定跨专业团队成员开始。团队合作行为调查由医师（自我评估）和团队成员完成。最后，医师以结构化的方式审查并反思结果。ABIM 在 25 家医院试用了该工具，且收到反馈，参与者收到了"有意义、可操作的信息，这些信息他们难以通过其他方式得到"[30]

比利时的全科医师从 1974 年开始使用录像培训，但最近开始研究实时记录患者会话和在场同事及时的反馈方法是否可行并为学员所接受[32]。64% 的研究对象不介意同行评价，68% 的参与者对录音体验持肯定态度，85% 的参与者认为课程提高了他们的专业水平和语言沟通能力。遗憾的是，超过 60% 的人认为患者对录制过程感到不舒服，一半人认为视频记录的互动不够真实。因此，该领域需要改进和研究，但仍然可能是将来培训住院医师的有益方法。

在 BIDMC，我们将患者对住院医师沟通能力的评估纳入课程模式，使住院医师能够针对需要改进的特定领域进行改进。我们从四种习惯调查中修改了一种调查工具，并在干预前后的三个月内通过邮件对患者进行了调查。在采用模拟或基于网络的反思性干预，帮助住院医师改善其特定的沟通缺陷后，我们能够检测到整体项目水平得分变化[33]。在后续项目中，我们将调查调整为基于 iPad 的形式，并证明了那些在三个月预评估阶段，没有被评优的住院医师的表现有了可衡量的变化。已经提交了一份讨论这些发现的手稿，目前正在审查中。

结论

遗憾的是，几乎没有已经得到验证的工具来帮助教师提高反馈技能。那些确实有效的证据涉及冗长的课程，在繁忙的麻醉科可能不可行。Minehart 在模拟遭遇的工作中有应用前景,因为它仅需单次干预,并涉及执业麻醉医师,是否可移植到临床环境中仍有待证明。麻醉医师的其他干预措施在单中心显示出潜力,但还不能推广到其他机构。

标准化工具和认知辅助可能会有效提高反馈质量和一致性,但还需做更多工作。根据我们的经验,建议加入日常反馈,因为它确实可提高反馈频率。应结合长期随访和持续教育质量评估,以避免倒退。我们也重视来自其他提供者和患者的观点,因为它提供了新的和确凿的信息,而这些信息可能无法通过其他方式获得。

虽然证据仍然不足,但教育工作者应注意埃里克·霍尔姆博伊博士团队的建议,他们概述了基于能力培养的教育系统教师教学发展计划:"我们不应该等待研究来找到理想的教师教学发展模式……我们必须将持续的研究和学习作为过程的一部分,利用新方法策略评估教师教学发展的有效性作为持续质量改进项目的一部分[34]。"我们必须团结一致,共同分享和研究最佳实践,才能在这项重要且具有挑战性的工作中不断提高我们的能力。

(申琰琰　译,Jingping Wang　校)

参 考 文 献

1. R. G. Bing-You, R. L. Trowbridge. Why medical educators may be failing at feedback. *JAMA* 2009; 302: 1330–1.

2. J. D. Mitchell, E. J. Holak, H. N. Tran, S. Muret-Wagstaff et al. Are we closing the gap in faculty development needs for feedback training? *J Clin Anesth* 2013; 25: 560–4.

3. A. Baroffio, B. Kayser, B. Vermeulen, J. Jacquet. Improvement of tutorial skills: An effect of workshops or experience? *Acad Med* 1999; 74(Suppl 10): S75–7.

4. M. A. Rosenblatt, S. A. Schartel. Evaluation, feedback, and remediation in anesthesiology residency training: A survey of 124 United States programs. *J Clin Anesth* 1999; 11: 519–27.

5. N. J. Perron, J. Sommer, P. Hudelson et al. Clinical supervisors' perceived needs for teaching communication skills in clinical practice. *Med Teach* 2009; 31: e316–22.

6. J. S. Brown, A. Collins, P. Duguid. Situated cognition and the culture of learning. *Educ Res* 1989; 18: 32–42.

7. R. R. Gaiser. The teaching of professionalism during residency: Why it is failing and a suggestion to improve its success. *Anesth Analg* 2009; 108: 948–54.

8. C. Watling, E. Driessen, C. P. M. Van Der Vleuten, L. Lingard. Learning culture and feedback: An international study of medical athletes and musicians. *Med Educ* 2014; 48: 713–23.

9. C. J. Watling. Unfulfilled promise, untapped potential: Feedback at the crossroads. *Med Teach* 2014; 36: 692–7.

10. M. D. Wenrich, M. B. Jackson, R. R. Maestas et al. From cheerleader to coach: The developmental progression of bedside teachers in giving feedback to early learners. *Acad Med* 2015; 90: S91–7.

11. E. P. Menachery, A. M. Knight, K. Kolodner, S. M. Wright. Physician characteristics associated with proficiency in feedback skills. *J Gen Intern Med* 2006; 21: 440–6.

12. L. M. Sulsky, D. V. Day. Frame-of-reference training and cognitive categorization: An empirical investigation of rater memory issues. *J Appl Psychol.* 1992; 77: 501–10.

13. L. Wilkerson, D. M. Irby. Strategies for improving teaching practices: A comprehensive approach to faculty development. *Acad Med* 1998; 73: 387.

14. Y. Steinert, K. Mann, A. Centeno et al. A systematic review of faculty development initiatives designed to improve teaching effectiveness in medical education: BEME Guide No. 8. *Med Teach* 2006; 28: 497–526.

15. B. C. George, E. N. Teitelbaum, D. A. Darosa et al. Duration of faculty training needed to ensure reliable

or performance ratings. *J Surg Educ* 2013; 70: 703–8.

16. K. A. Cole, L. R. Barker, K. Kolodner et al. Faculty development in teaching skills: An intensive longitudinal model. *Acad Med* 2004; 79: 469.

17. H. Saedon, S. Salleh, A. Balakrishnan. The role of feedback in improving the effectiveness of workplace based assessments: A systematic review. *BMC Med Educ* 2012; 12: 25.

18. M. G. Hewson, M. L. Little. Giving feedback in medical education: Verification of recommended techniques. *J Gen Intern Med* 1998; 13: 111–16.

19. R. A. Brauch, C. Goliath, L. Patterson et al. A qualitative study of improving preceptor feedback delivery on professionalism to postgraduate year 1 residents through education, observation, and reflection. *Ochsner J* 2013; 13: 322–6.

20. R. D. Minehart, J. Rudolph, M. C. Pian-Smith, D. B. Raemer. Improving faculty feedback to resident trainees during a simulated case: A randomized, controlled trial of an educational intervention. *Anesthesiology* 2014; 120: 160–71.

21. I. Dorotta, J. Staszak, A. Takla, J. E. Tetzlaff. Teaching and evaluating professionalism for anesthesiology residents. *J Clin Anesth* 2006; 18: 148–60.

22. S. B. Jones, S. L. Muret-Wagstaff, L. J. Fisher, J. D. Mitchell. "Feedback Wednesday": A method to improve feedback to residents and ustain the gains. Association of University Anesthesiologists Annual Meeting. Cleveland, OH; 2012.

23. American Board of Internal Medicine. www. personalbesthealth.com/Literature%20for%20Web/Articles/Mini-CEX%20Guidelines.pdf (accessed October 10, 2017).

24. J. M. Weller, A. Jones, A. F. Merry et al. Investigation of trainee and specialist reactions to the mini-Clinical Evaluation Exercise in anaesthesia: Implications for implementation. *Br J Anaesth* 2009; 103: 524–30.

25. R. K. Dismukes, D. M. Gaba, S. K. Howard. So many roads: Facilitated debriefing in healthcare. *Simul Healthc* 2006; 1: 23–5.

26. J. D. Mitchell, M. Brzezinski, E. J. Holak et al. Teaching faculty to provide difficult feedback: A feasibility study. *Anesth Analg* 2012; 114(Suppl 5): 205.

27. J. D. Mitchell, C. Ku, L. J. Fisher et al. Assessing a multi-modal curriculum to develop resident professionalism and communication skills. HMS Medical Education *Day*. Boston; 2013.

28. J. D. Mitchell, A. DiLorenzo, S. Karan et al. Enhancing feedback on professionalism and interpersonal communication skills. *Anesth Analg [Internet]* 2015; 120: s–129. www.iars.org/education/annual_meeting/2015/ (accessed October 10, 2017).

29. C. J. Dine, S. Ruffolo, J. Lapin et al. Feasibility and validation of real-time patient evaluations of internal medicine interns' communication and professionalism skills. *J Grad Med Educ* 2014; 6: 71–7.

30. B. J. Chesluk, E. Bernabeo, B. Hess et al. A new tool to give hospitalists feedback to improve interprofessional teamwork and advance patient care. *Health Aff (Millwood)* 2012; 31: 2485–92.

31. S. M. Hohenhaus, S. Powell, R. Haskins. A practical approach to observation of the emergency care setting. *J Emerg Nurs* 2008; 34: 142–4.

32. T. Eeckhout, M. Gerits, D. Bouquillon, B. Schoenmakers. Video training with peer feedback in real-time consultation: Acceptability and feasibility in a general-practice setting. *Postgrad Med J* 2016; 92: 431–5.

33. J. D. Mitchell, C. Ku, V. Wong et al. The impact of a resident communication skills curriculum on patients' experiences of care. *A A Case Rep* 2016; 6: 65–75.

34. E. S. Holmboe, D. S. Ward, R. K. Reznick et al. Faculty development in assessment: The missing link in competency-based medical education. *Acad Med* 2011; 86: 460–7.

第 21 章

身为老师的住院医师

Robert Gaiser

引言

美国毕业后医学教育认证委员会(ACGME)的理念中提出,"在医学教育的连续过程中,住院医师培训是医学生转变为一个独立的医学实践者的基本要素。这对身体、情感和智力都有一定要求,并且需要住院医师持续的努力"[1]。从医学生到住院医师的过渡,涉及六项核心能力培训,其中一项是人际交往和沟通技巧。住院医师培训时期也是从医学生转变为老师的时期。住院医师也会对其他人进行教学,如其他住院医师、医学生、护士、患者。美国毕业后医学教育认证委员会的大纲(适用于所有类型的住院医师)要求中的部分内容提到:"住院医师应该具备与患者、家属和公众进行有效沟通的能力……与医师和其他卫生专业人员进行有效沟通的能力……作为医疗团队,其他专业团体成员或领导有效地开展工作的能力;以及为其他医师和医疗卫生专业人员提供咨询的能力。"(1)[1]对麻醉学住院医师培训的核心要求只是重申了以上内容(2)。教学与住院医师培训有更加密切相关的关系,但在这两份文件中都没有加以明确说明。相比之下,"麻醉学里程碑计划"(3)则对教学有具体的参考作用(图 21-1)。

此外,儿科麻醉学的要求清楚地表明:教学是所有儿科麻醉医师都应该做的。"小儿科麻醉医师应当具备给其他住院医师,医学生和其他医疗保健专业人员讲授有关小儿麻醉学基本原则的能力,包括:手术室外镇静患儿的管理,疼痛处理和生命支持。"(4)虽然教学仅对儿科麻醉医师提出了明确要求,但是所有住院医师

---

(1) www.acgme.org/Portals/0/PFAssets/ProgramRequirements/CPRs_2017-07-01.pdf(2017 年 11 月 18 日访问)。

(2) www.acgme.org/Portals/0/PFAssets/ProgramRequirements/040_anesthesiology_2017-07-01.pdf？ver=2017-05-17-155314-547(2017 年 11 月 18 日访问)。

(3) www.acgme.org/Portals/0/PDFs/Milestones/AnesthesiologyMilestones.pdf？ver=2015-11-06-120534-217(2017 年 11 月 18 日访问)。

(4) www.acgme.org/Portals/0/PDFs/Milestones/PediatricAnesthesiology.pdf？ver=2015-11-06-120524-183(2017 年 11 月 18 日访问)。

都应该培养这样的教学技能,无论选择学术研究还是临床工作,教学始终是整个职业生涯的一部分。对于学术研究者而言,教学是个人提升的重要组成部分。

准一级	一级	二级	三级	四级	五级
	讨论医疗计划并且回答患者及其家属的问题 知识有限,向上级寻求帮助	向患者及家属解释麻醉护理 教授学生及其他医疗专业人员基本麻醉知识	有效的向患者及其家属解释附属专业麻醉护理 向住院医师及学生教授麻醉知识	独立向患者及其家属解释麻醉护理及风险 向住院医师、学生及其他医疗专业人员教授麻醉知识包括附属专业麻醉护理	作为麻醉学专家服务患者及其家属还有其他医疗专业人员(在当地或全国范围内) 参与关于麻醉专业社区教育

图 21-1　基于实践的学习和改进。对患者、家庭、学生、住院医师和其他卫生专业人员进行教育

当住院医师踏上成为一名优秀教师的道路时,必须考虑几点。住院医师会以自己的老师的教学模式作为教学依据。根据优秀教师的定义,这些教师的教学质量也有所不同。假设如果这位出色的老师有卓越的教学经验来教授知识概念,那么这种类型的老师的特点就已经确定了。在一项研究教师的评分中,通过学生和学生的表现对比,得出了令人惊讶的结果[2]。结果显示,在教学结束后,即刻给予学生一个较高的评分会让学生表现得更好。这种正相关的关系,在许多研究中都得到了证实。但是,当延迟对学生的表现给予评价时,会得出负相关的结论。那些经常得到较低评价的学生,在最初的评估中表现不佳;然而,当经常给予较高评价的老师,对这些学生进行课后评估时,他们的表现明显会变好。如何解释这一矛盾现象是一种挑战。对个人教学能力的评价,是基于教师对学生教学难度的感知。表 21-1 所列的因素已被证明增加了学生的难度,提供了更大的挑战,同时导致学生对老师的评价较低。

表 21-1　学生评估教师难度增加的相关因素

1. 覆盖复杂的概念
2. 专注于当前课程之外的概念
3. 让学生在学习中感到挑战性
4. 频繁的测验
5. 把不同类型的问题混在一起
6. 在家庭作业中布置难题
7. 进行多次考试

然而,所有这些因素也已被证明可改善学生的学习。这些因素也使学生对学习材料有了更持久的了解。这项研究的主要信息是,学生不喜欢被挑战,但这

些经历和体验会使学生学到更多知识。这样,难题就出现了,承担教学任务的住院医师必须做出选择:是以较低的评价为代价增加学生的学习量,还是减少学习量从而得到较高的评价。相比住院医师的询问,医学生对教学材料表现出更大的赞赏(图 21-2)。

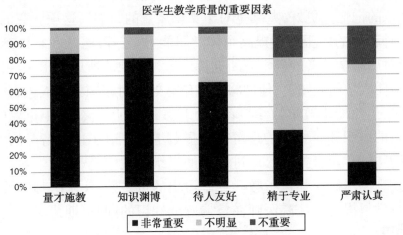

图 21-2 住院医师的教学对医学生非常重要(摘自 L. Melvin, Z. Kassam, A. Burke, et al. What makes a great resident teacher？A multicenter survey of medical students attending an internal medicine conference. J Grad Med Educ, 2014；6：694-7)

虽然选择应该是显而易见的,选择学术生涯的住院医师将面临一个晋升过程,在这个过程中,学生的评估是重要的;成为一名高效的老师(学生对他的评价很低)可能会成为晋升的障碍。教学质量评价应当与与晋升过程分开,这样才能使教师更好的专注于教学,而不必担心危及个人提升。

为什么住院医师要成为教师

住院医师应当发展培养教学技能的原因有很多。住院医师需要对患者进行管理照顾,因此,必须与患者达成知情同意的共识。达成共识的过程中,住院医师需要对患者进行教育,告诉他们手术风险,以及手术替代方案[3]。对医学生进行教学也是对住院医师的要求之一。在所有麻醉实习轮转中,包括重症监护和疼痛医学,都要求医学生与住院医师密切合作。住院医师被要求教授医学生基本概念和处理程序。因此,住院医师需要使用不同类型的教学方法。住院医师对医学生的有效教学,对该专业未来的住院医师聘用具有重要意义。医学生与住院医师之间的互动,包括住院医师的榜样作用,是医学生将来选择专业最重要的影响因素[4]。

对于住院医师来说很重要的一点是,要掌握教学材料的最好方法之一就是亲身教授它们。在一项关于阅读文章的实验中,被告知将在文章中接受测试与被告知将教学这篇文章这两组的学习者进行了比较[5]。不管期望如何,两组学习者都接受了测试。那些认为自己在教学的学生表现得更好,他们的回答更有条理,对文章的记忆也更好,尤其是对于文章重点的掌握。这项研究的重要性在于,灌输一种教学的期望能够提高个体学习能力。住院医师在掌握麻醉知识的同时,也要对后续学习者的教学有所期待。这种现象之所以提出来讲,是希望让那些期望担任教学的人知道,他们将被期望有效地对新知识与人进行好的交流。更重要的是,虽然期望教学的参与者的记忆效能有所提高,但更重要的是,这组学生对材料的组织和对要点的理解能力显著增强。对于这种情况的解释是,促进有教学期望的学习者把自己放进教师的思维模式中,从而对学习材料的重点进行相应整理。本研究强化了教学在学习中的重要性,住院医师能够在教学的过程中自我学习提升。住院医师在掌握麻醉知识的同时,期待对后续学习者的教学有所帮助。

很多住院医师不愿意教医学生,是因为他们觉得自己的知识储备不够。如前所述,教学也将提高住院医师的知识。住院医师可能会担心向医学生传授的知识不完整。在一项针对家庭医学轮转医学生的调查中发现,为住院医师创造一个安全的学习环境比传授知识更重要;事实上,医学生们普遍认为学习环境是学习体验中最重要的一个环节。医学生都希望有一个由住院医师营造的安全的、支持性的环境,而对于住院医师并不充足的知识储备,他们会表现的更大的宽容度[6]。

住院医师核心教学理念

住院医师在培训期间需要吸收大量的信息。考虑到美国毕业后医学教育认证委员会对教学的重视,以及来自美国麻醉学会(ABA)的信息证实:教学不太可能在非常重要的考试中发挥主要作用。期望一位住院医师成为一名教学专家是不合理的,然而,有一些简单的指导方针可能会提高住院医师成为教师的工作效率。

材料的相关性

提高医学生的学习能力,最重要的任务是保证学习材料的相关性。教育工作者在尝试定义材料的相关性时,往往会说要对材料进行测试。这种回答类似于家长用"仅仅因为"回答孩子的问题。虽然这种做法可能对儿童有效,但对医学生却不是特别有效。对于成人学习者来说,为了在考试中取得好成绩,他们可能会对教材进行短时间的强化学习。但是,当以后遇到对这个概念不熟悉的问题时,将无法回想起这些内容[7]。成年人要想有效地获取知识,就要求教学材料达到个体化。这一点可通过这样一个事实来证明:医学生认为住院医师的讲授最重要的部分是所教内容的临床相关性[7](图 21-3)。

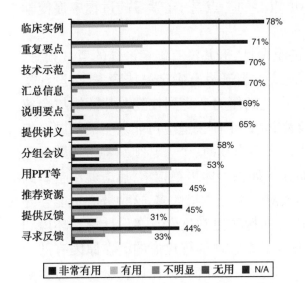

图 21-3　住院医师教学技术(摘自 L. Melvin, A. Kassam, A. Burke, et al.What makes a great resident teacher？ A multicenter survey of medical students attending an internal medicine conference. J Grad Med Educ, 2014；6：694-7)

　　因此,住院医师必须牢记因材施教。这也解释了为什么对于同一部分的教学内容,病例讨论比讲座的教学效果更好。为了提升医学生的学习质量,未来必须强调学生与需求之间的相关性。

信息收集回顾可增强学习能力

　　住院医师想要提高学生或患者的理解能力,可通过信息收集来加强。信息的收集可从不同的出发点向学生或患者展开提问,这些问题可以使人回忆起之前的教学。通过这种内在的知识提取与回顾,患者或学生可"获取"知识并用它来回答问题,这点可通过学习过程来举例说明。学习与测验相结合,与先学习一个阶段然后再学习另一个阶段相比,前者可产生更好的记忆和学习效果[8]。通过小测验或考试回答问题能激活学生的信息回顾,从而提高学习效果(参见第18 章)信息回顾包括两个步骤,第一步是向学生提出问题。在这点上,学生通过反思问题和以前的知识来找到答案。第二步是对于问题的回想,使得这个知识掌握对个人而言变得更加稳固。而第二步是很明显,第一步有两种可能性。一种可能性是,学习者须在没有帮助的情况下确定正确答案,而另一种可能则是,个人通过对之前的学习内容进行思考而得出答案。在连续的学习中,无论学习者是否在没有帮助或需要帮助的情况下能够回忆起都没有什么区别。换句话说,不需要帮助就能得到正确答案的学习效果与灌输型的连续教学的效果是相当的。这项研究的结果令人惊讶,因为它表明在学习过程中,着急想要获得正确答案的情绪并不那么重要。

在教育医学生时,住院医师必须为学生提供思考的机会,能否回答正确或有没有外在帮助并不重要。学习过程中更重要的一点是:在学习的过程中促使学生进行思考。

尽管这些研究证明了提问对学习的重要性,但并没有确定最佳的考试频率。测试或提问会在学习者内部产生压力反应。由于没有确定最佳频率,在设计学习环境时,必须考虑到伴随提问和测试产生的压力。受到住院医师的挑战会使医学生产生焦虑,而焦虑是一种正常反应,允许个体去适应可能发生的问题。焦虑也可能使人丧失能力,妨碍学习。当面对新事物时,个人必须确定所怀疑的危险是否是真实的,这种适应能力因人而异。如果个体拒绝探索,焦虑就不会得到缓解,学习也不会得以展开。如果一个人对环境探索得太多,这种分心可能会导致错误产生。然而问题是,拒绝探索比过度探索更常见[9]。在设计学习环境和遇到焦虑的学生时,住院医师必须理解这个概念。了解焦虑的潜在原因有助于学生更好的学习。教育者必须鼓励学习者去探索环境,去抓住机会。学习者必须确信犯错是正常的、是可接受的。学习者可能不理解错误会促进学习,但会被告知不知道答案是允许的。

住院医师在与患者就诊疗过程进行知情同意书讨论时,也应该使用这种学习方法。在解释之后,住院医师应该询问患者是否理解,这也为患者提供了思考机会。在思考和提出问题的过程中,患者对住院医师提供的信息有了更好的理解。因此,在患者获得知情同意的过程中,应经常提出问询,问题可以很简单,比如"明白了吗?"或者"你需要了解其他信息吗?"

教学应以目标为导向

住院医师在为患者或医学生设计教学时会遇到困难。典型的解决方法是确定一个主题,设计一个学习机会,然后使用一个评估方法(图 21-4)。虽然这种方法可能有效,但不是最有效的。教学的第一步应该是确定教学目标。目标提供了教学的重点,也让医学生知道什么是应该掌握的。目标也提供了一种对教学是否成功的评估方法。基于以上理由,在学习的设计中需要先定好学习目标。有了目标,学习者就知道了想要到达的(阶段性)目标。一旦为学习者设定了期望(他实现)的目标,接下来可确定评估目标是否能实现的方法,这一步,往往被忽视,但这一步提供了评估和修改教学方法的可能性。通过确定目标和评估方法,住院医师将准备一个以目标为中心的教学方案,而非一个不考虑预期目标的教学方法。这样的教育框架被称为"逆向设计"(backward by design)[10]。评估方法的纳入提供了改变的动力,由此,住院医师能够评估教学是否成功并作出适当调整(图 21-4)。

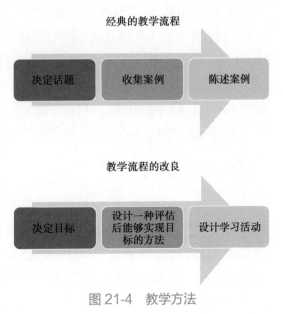

图 21-4　教学方法

学习活动的典型方法是先决定应该教什么,然后设计一个学习活动方案。而一个最佳的教学方法,是先确定教学目标,再确定一种评估方法来评估目标是否已经实现,然后再设计一个学习活动方案。当评估的结果被用来细化目标、评估和学习活动时,这个循环就完成了。

隐藏的课程很重要

当住院医师决定要教授的信息时,目标就确定了。然而,医学生在互动过程中可能会收集到意外的信息。这些信息是从教师的行为和与教师的互动中获得。这些无意识的教导被称为隐藏的课程——教师从未专门地陈述,但通过住院医师的行为传达的信息(参见第 19 章)。这些概念通过一个人的言行举止与言语传达,反映了教学和学习的文化。隐藏的课程是通过社交互动,对学习者的影响及其后续行为的解释。在学习环境中,教育者的注意力主要集中在教学内容上。教育者设计了学习目标,评估手段和学习机会;教育工作者还必须记住,额外的学习是在学习环境中通过教师的行为、态度和信念进行的。隐性课程解释了积极和消极角色榜样的作用。这个隐藏的课程对学习的某些方面有很大的影响,尤其是关于专业方面,角色的塑造和价值观。隐藏的课程来自榜样、规则和条例、医学术语和等级制度。在一项针对 25 名哈佛医学院学生的研究中,隐藏课程被描述为一种非常有效的教学经验,因为它被认为会影响学习者的生存。最重要的发现是,学生们从内部认可了这种隐藏的课程,因为他们觉得这对他们成长为一名医师有很大帮助[11]。

隐性课程受教师地位影响;教师与学习者之间的等级差距越大,对学习者的影响就越大。与医学生相比,住院医师的地位更高;因此,住院医师在医学生的专业发展中起着重要的引导作用。有关隐性课程的文献综述中指出,研究主要集中在隐性课程的负面影响,尤其是医师的道德沦丧[12]。这篇文章的一个主要主题是,隐藏的课程对医学生的教育影响很大,并指导他们在医疗实践中什么是有价值的。很明显这种教学是隐性的,而这种隐性使得其难以识别和修改。另一个流行的主题是,相比于科学知识,人文主义是次要。与尊重患者的学生相比,知道"正确答案"的学生在查房时更受欢迎。

考虑到隐藏课程的重要性,变化可能只会发生在高等级教师对医学生的讲授中,其中包括住院医师。目前,医学生的教育是专业主义和人文主义的综合教育。鉴于隐性课程的重要性,教师理应同时接受专业和人文教育。

间隔教学更有效

在优化学习体验时,住院医师必须决定是将教学整合成一个或两个长时段,还是在更长的时间段内持续讲授。这两种方法都需要相同的时间总长。在不考虑其他因素外,这两种方法对住院医师的影响差别极小;然而,对学生的影响确相当显著。长时间段学习和间隔学习的概念已被广泛研究[13]。如果是通过考试成绩来衡量,那么在长时间段学习结束后立即进行考试,可以提高考试成绩。这一点最好的例证是学生为考试通宵熬夜临时抱佛脚。经过学习后延迟一段时间再进行的测试,发现间隔学习的效果是最优的,有几种理论可以解释这种分散学习的好处。"间隔学习"的关键是遗忘的过程。在间隔学习期间,有一些概念在它们再次出现之前,有可能就被遗忘了,这种遗忘使学习者能够在学习经验的界限之外来对概念进行概括。遗忘的重要性在不同时期的间隔学习中被进一步强调。教学材料总量不变,拉长教学总时间,往往可能会提高以往教学效果[14]。

住院医师对医学生进行指导,可每天固定时间授课,这种方法对住院医师来说比较方便。如果住院医师想让学生最大限度地学习,那么学习活动应该有一个更宽泛的时间安排,这意味着学习活动间的时间是可以变化的。目前认为,更宽泛的时间安排有利于记忆,因为对教材接受程度的反应都处于曲线上最优的时间点(请参阅图18-1)。在一项关于儿童词汇学习的研究中,扩展的时间安排使学生在考试中对内容有了更强记忆[15]。因此,为了有效地教授一个概念,它应该在第一天、第三天、第七天呈现,而不是在第一天,第二天,第三天呈现。在另外的研究中,扩展的时间安排提升了对所学知识的概括能力[13]。

反馈是学习的关键

反馈是学习的关键,它为回顾知识建立了积极联系。虽然反馈对学习很重要,但它确实需要时间。在时间有限的情况下,它减少了用于新教学的时间。这个范例提出了一个有趣的难题。住院医师必须决定是复习还是继续讲授新内容,以确保所有的知识点都被呈现出来,医学生认识到了这点。当允许学习者控制反馈时,他们将跳过反馈的某些方面,以允许进行其他学习。学生们很了解学习时间是有限的[16]。住院医师对临床经验不足者给予反馈,这种反馈通常很容易接受,但与教师出于评估的考虑时,所提供反馈的含义不同。

反馈可能会立即发生(提出问题后),也可能会延迟。有理由认为即时反馈应该更好,避免学生保留错误想法,可能会学到正确的信息。然而也有人认为,间隔教学,对信息的持续处理或可提高学习效果。在一项针对一款旨在测试学习能力的游戏研究中,反馈分别是:立即提供的,1 天后提供的,4 天后提供的[17]。在本研究中,延迟反馈优于即时反馈。此外,延迟 4 天的反馈比延迟 1 天的反馈能带来更好的学习效果。但这种延搁是有限度的,超过一定限度,延迟反馈将与无反馈的效果类似。这样的延迟对学习游戏还没有一个确定答案,当然对于麻醉学学习也没有确定答案。这项研究的重要性在于,住院医师可在教学后提供反馈,而不影响学习过程。

虽然对即时反馈作用的测试失败已经得到证明,但这对后续学习不正确看法的影响需进一步研究。之前的研究关注的是总体概念,而不是单独个体。如果学习者错误地回答了一个问题,那么学习者可能会形成一种联系,而这种联系可能会损害未来对具体问题的学习。这一概念很重要,当一个人认为无错误学习是最有效学习时,与由错误产生的错误联想相比,这样的学生不犯错误时学习效果是最好的。在一项研究中,学生不能正确地回答问题,与没有进行测试相比,学习效果发生了很大变化[18]。在这些测试中,学习者被要求试着给出一个答案,然后在提出问题的同时,立即给出答案。一次不成功的尝试提升了对学习内容的理解。富有挑战性的学生能提高学习效果,而失败的尝试和最佳学习效果之间的时间范围还不清楚。学生回答问题失误不是坏事儿,因为它刺激了进一步学习。在尝试失败后,反馈将有助于改善学习。

教学程序

"看一个,做一个,教一个"的日子已经结束了。学生们仍然需要学习医疗规范与处理流程,但他们中的大多数是通过模拟来学习的。为了教导医科学生如何进行正确操作,将一项操作分解成各个独立的步骤是很有帮助的。有了这个框架,住院医师就能够开始教学生,并提供反馈,告诉学生具体是哪一步没有成功,该方法已应用于硬膜外穿刺置管的教学[19]。(该过程分为知情同意交流、无菌准备、局部麻醉、硬膜外针穿刺、定位硬膜外间隙、放置导管、固定导管等步骤。这个框架对教和学都很有用。)对任何一个住院医师要讲授的程序都应该被分成这几个步骤,并预先提供给学生。

住院医师教师课程

住院医师教师教育是住院医师培养的重要内容,因为住院医师是医学生的主要教育来源。有几个网站提供了有关这门学科的课程信息,其中一些只对某个组织或工作组成员个人开放(框 21-1)。

框 21-1　住院医师担任教师的相关网站示例

1. www.im.org/page/residents-as-teachers-curriculum-modules(2017 年 11 月 18 日访问)
2. www.ame.pitt.edu/Residents-as-Teachers.php(2017 年 11 月 18 日访问)
3. www.uab.edu/medicine/home/residents-fellows/current/cert(2017 年 11 月 18 日访问)
4. www.mededportal.org/publication/10152/(2017 年 11 月 18 日访问)

一般来说,指导住院医师教学的课程会围绕小团队管理、有效演示、教学程序、形成性反馈等问题进行展开。与任何有效的教学一样,该课程的构建也应采用前面所讨论的逆向设计方法。对文献回顾指出,有 39 篇文献描述了如何指导住院医师成为教师[20]。在这 39 篇中,只有一篇提出了教学目标和适用性较高的教学课程计划。这项研究强调了在设计教学课程时,目标与评估应先于课程设计。

结论

教学对住院医师来说是一项很有价值的训练。它使住院医师对于教材有更深入理解,同时推进学生对专业知识的学习。成功的关键在于,住院医师必须从教育理论的角度来看待教与学的概念。虽然讲授实践或临床决策很重要,但是对学生影响最大的将来自住院医师的行为和互动。住院医师是医学生和其他同事的榜样。

（周亚芬　译，Jingping Wang　校）

参 考 文 献

1. Accreditation Council for Graduate Medical Education. Requirements in Anesthesiology.http://www.acgme.org/Portals/0/PFAssets/ProgramRequirements/CPRs_2017-07-01.pdf (accessed November 18, 2017).

2. N. Kornell, H. Hausman. Do the best teachers get the best ratings? *Front Psychol* 2016; 7: 570.

3. N. M. Bagnall, P. H. Pucher, M. J. Johnston et al. Informing the process of consent for surgery: Identification of key constructs and quality factors. *J Surg Res* 2016; 209: 86–92.

4. N. J. Borges, R. S. Manuel, R. D. Duffy et al. Influences

on specialty choice for students entering person-oriented and technique-oriented specialties. *Med Teach* 2009; 31: 1086–8.

5. J. F. Nestojko, D. C. Bui, N. Kornell, E. L. Bjork. Expecting to teach enhances learning and organization of knowledge in free recall of text passages. *Mem Cogn* 2014; 42: 1038–48.

6. L. Melvin, Z. Kassam, A. Burke et al. What makes a great resident teacher? A multicenter survey of medical students attending an internal medicine conference. *J Grad Med Educ* 2014; 6: 694–7.

7. T. Montacute, T. V. Chan, Y. G. Chen et al. Qualities of resident teachers valued by medical students. *Fam Med* 2016; 48: 381–4.

8. N. Kornell, P. J. Klein, K. A. Rawson. Retrieval attempts enhance learning, but retrieval success (versus failure) does not matter. *J Exp Psychol Learn Mem Cogn* 2015; 41: 83–294.

9. F. Meacham, C. Bergstrom. Adaptive behavior can produce maladaptive anxiety due to individual differences in experience. *Evol Med Pub Health* 2016; 2016: 270–85.

10. J. McTighe, R. S. Thomas. Backward design for forward action: Using data to improve student achievement. *Educational Leadership* 2003; 60: 52–5.

11. J. Bandini, C. Mitchell, Z. D. Epstein-Peterson et al. Student and faculty reflections of the hidden curriculum: How does the hidden curriculum shape students' medical training and professionalization? *Am J Hosp Palliat Med* 2017; 34: 57–63.

12. M. A. Martimianakis, B. Michalec, J. Lam et al. Humanism, the hidden curriculum, and educational reform: A scoping review and thematic analysis. *Acad Med* 2015; 90: S5–13.

13. H. A. Vlach, A. A. Ankowski, C. M. Sandhofer. At the same time or apart in time? The role of presentation timing and retrieval dynamics in generalization. *J Exp Psychol Learn Mem Cogn* 2012; 38: 246–54.

14. H. A. Vlach, C. W. Kalish. Temporal dynamics of categorization: Forgetting as the basis of abstraction and generalization. *Front Psychol* 2014; 5: 1021.

15. H. A. Vlach, C. M. Sandhofer, R. A. Bjork. Equal spacing and expanding schedules in children's categorization and generalization. *J Exp Child Psychol* 2014; 123: 129–37.

16. M. J. Hays, N. Kornell, R. Bjork. The costs and benefits of providing feedback during learning. *Psychon Bull Rev* 2010; 17: 797–801.

17. J. Metcalf, N. Kornell, B. Finn. Delayed versus immediate feedback in children's and adult's vocabulary learning. *Mem Cognit* 2009; 37: 1077–87.

18. N. Kornell, M. J. Hays, R. A. Bjork. Unsuccessful retrieval attempts enhance subsequent learning. *J Exp Psychol Learn Mem Cogn* 2009; 35: 989–98.

19. D. J. Birnbach, A. C. Santos, R. A. Bourlier et al. The effectiveness of video technology as an adjunct to teach and evaluate epidural anesthesia performance skills. *Anesthesiology* 2002; 96: 5–9.

20. K. K. Bree, S. A. Whicker, H. B. Fromme et al. Residents-as-teachers publications: What can programs learn from the literature when starting a new or refining an established curriculum? *J Grad Med Educ* 2014; 6: 237–48.

第 22 章

质量与安全教学

John H. Eichhorn

前言

患者的麻醉安全与质量相较于麻醉学员需要学习的基于事实的"硬科学"（如病理生理学、药理学）有根本的不同，安全与质量教学需采取一些非传统的学习方法。

麻醉实践中的"安全"，传统上是指患者的安全，若仅以结果去考量，患者麻醉安全基金会（APSF）则明确指出："麻醉不得伤害任何患者（图 22-1）。"

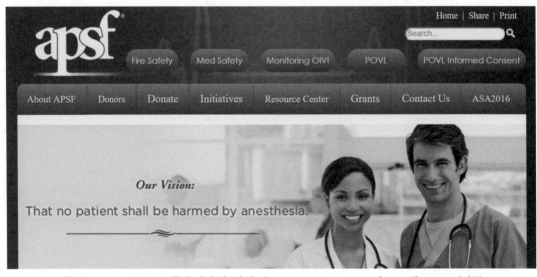

图 22-1　APSF 不得伤害任何患者（www.apsf.org，2017 年 11 月 15 日访问）

麻醉实践中的"质量"通常所指包括"质量保证"（QA；维持医疗质量的预定标准）或"质量改进"（QI；持续评估和实施策略以提高医疗质量的动态过程）。QA 和 QI 的目标是激发旨在促进高质量医疗态度和活动。质量概念包含执行某一功能／或提供某项服务的任何有组织活动的所有经典三要素：结构、过程、结果(框 22-1)。

世界卫生组织(WHO)手术安全核查表[1](图 22-2)的应用,包括切皮前手术时间核对,是与麻醉管理质量相关过程的一个很好例子。

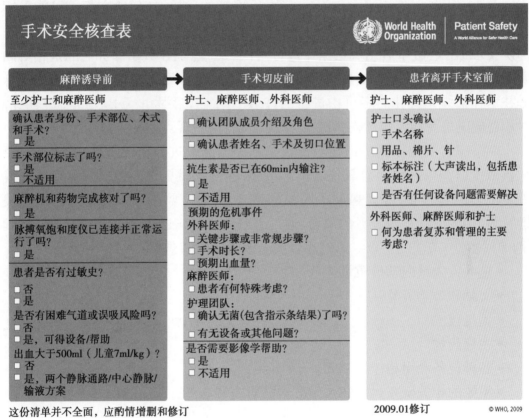

图 22-2 WHO 手术安全核查表

(www.who.int/patientsafety/safesurgery/checklist/en/,2017 年 11 月 15 日访问)

重要的是,结构和过程元素都可或多或少进行客观评估(有无可用的吸引器、麻醉机是否插入应急电源插座、超时是否完全正确地执行)。由于对这些问题的客观回答,管理的结构和过程要素相对容易观察和测量,因此将其作为具有代表性的"质量测量"来客观评估所提供医疗管理的质量。

"结果"即管理结局。通常认为结果是到目前为止质量最重要的因素。然而，大多情况下结果更难界定，因而也更难衡量。如患者在全身麻醉后恢复意识，或在区域麻醉后恢复周围神经功能，这是否意味患者得到了高质量麻醉？ 每麻醉一位指定患者，是否可用一个数字评分或"等级"？ 对麻醉提供者——统计出现不良结果的患者数量，是否准确反映了所提供麻醉管理的实际质量？ 如何在等式中加入风险调整？ 这些观点可争论不休。这场争论使我们对质量的定义和测评将如何影响麻醉实践产生更好理解。

在美国，患者安全运动起始于 20 世纪 80 年代中期，是由 APSF[2]和美国麻醉医师协会（ASA）共同发起的，重点在试图消除麻醉中可预防的患者损伤，并努力将不可避免的不良事件造成的伤害降到最低。尽管对麻醉结局是否改善存在不同意见，但这主要归因于定义不一致、不平行的比较、任何研究都不可能采用"无监护"患者对照组及样本量小［将缺乏麻醉相关不良事件数据库与胸外科医师协会（STS）心脏术后结局数据库进行对比。虽然 STS 数据库针对的是相对同质人群的相对较少的外科手术，而麻醉结局的数据库则需考虑接受多种不同麻醉技术在极端多样化患者群中进行的许多不同类型手术 ］。过去 30 年里，麻醉对相对健康患者的灾难性伤害减少了 20 多倍，这一观点似乎一致[3,4]。

麻醉患者安全方面的进步不仅仅是术中监测改进的重大贡献，尤其是二氧化碳浓度监测仪和脉搏血氧仪的技术革新，通过提供更早期的低氧血症或通气不足的监测和预警，极大拓展了人类的感官。"安全监测"[3]的概念还包括关键行为方面，尤其是对患者的氧合、通气、循环、麻醉输送系统关键功能方面持续（而非间歇性）关注的要求。影响患者安全改善的贡献包括：

- 进入该领域的学员质量
- 文献和教学资源
- 信息技术
- 治疗药物
- 各种设备和用品
- 重要的相关研究（如 ASA 结案索赔研究和 APSF 资助的众多项目）

如何组织课程

麻醉培训项目中安全 / 质量课程研发人员面临的挑战是，以一种有效但可操控的方式将患者安全背景与当前观念结合起来，使即将毕业的学员具备知识、习惯、工具，成为最大限度的安全实践者。

与任何教育项目一样，首先要决定教学内容。相关内容的建议可从多个来源获得(框 22-2)。

　　患者安全与质量的一般性问题可通过多种渠道获得。即使内容不是专门为麻醉学员设计，这些机构所涵盖的主题也可用来开发课程框架。

　　• **美国机构**　如医疗保健改进研究所(IHI；www.ihi.org，2017 年 11 月 15 日访问)提供多个质量与安全的模块

　　• **认证机构**　如医院联合委员会(TJC；www.jointcommission.org/，2017 年 11 月 15 日访问)提供有关患者安全的内容。此外，ABA 的笔试通常包括 TJC 的定义(如"前哨事件")

　　• **大型医疗机构**　如杜克大学医学中心(http://patientsafetyed.duhs.duke.edu/，2017 年 11 月 15 日访问)。一名 17 岁女孩在接受错误血型的心脏和双肺移植后死亡，这一广为流传的悲剧事件，在一定程度上促使杜克大学医学中心建立了一个非常活跃的患者安全中心。杜克大学发布了一个通用、在线、关于质量与安全项目的六模块程序[5]，任何对该主题领域感兴趣的人均可查看

　　目前还没有麻醉质量与安全的通用教学课程模式，但有些资源可能有助于制订教学大纲。

　　• **ABA 内容大纲**　内容大纲有一节专门讨论麻醉安全与质量(框 22-3)。所列主题为 ABA 考试的问题提供了基础

4. h. 质量改进

1）质量改进基础：质量改进项目设计、分析、实施

a）麻醉质量研究所；数据输入；信息

b）精益六西格玛；质量改进方法评估；路径

c）医师质量报告系统：实践的意义和作用

d）质量改进障碍

- APSF（http://apsf.org/，2017 年 11 月 15 日访问）　APSF 提供关于患者安全各种在线信息。此外，APSF 赞助的会议为适当的内容提供建议。关于麻醉患者安全潜在课程材料最好的其他来源之一是 APSF 时事通讯，每期都包含关于各种患者安全话题相关文章，几乎所有文章都适合电视广播。2016 年 APSF 主办的关于手术室分心对患者安全威胁及手术室日程安排中"产量压力"报告，将成为很好的教学主题。同样，APSF 也有多个更大项目，这些项目都适合纳入患者安全课程。近期项目包括：

　　○ 药物安全

　　○ 麻醉专业技术培训

　　○ 监护仪报警策略

　　○ 镇痛药所致术后通气抑制

　　○ 麻醉信息管理系统

　　○ 脊柱术后视力丧失

　　○ 与沙滩椅姿势相关卒中

　　○ 手术室消防安全

胸部、颈部、头部浅表手术监控麻醉管理[6]期间预防火灾的 17min 教学视频已发布，下载、数万次浏览，被认为是确切的患者安全教学工具，适用于每个培训项目定期向所有学员展示。

- ASA（www.asahq.org，2017 年 11 月 15 日访问）　ASA 提供了与患者安全和质量管理相关多种资源，包括不断扩展在线患者安全模块列表（图 22-3）。

ASA 还提供了一个质量管理与部门管理"工具包"，共 10 部分，其中包含适合学员教学的丰富主题（图 22-4）。

此外，ASA 还积极参与质量报告活动，如麻醉医师质量报告系统（the physician quality reporting system，PQRS）和美国麻醉临床结果注册中心（the National Anesthesia Clinical Outcomes Registry，NACOR），以及 NACOR 附属数据库 / 研究机构的麻醉质量研究所（the Anesthesia Quality Institute，AQI）。所有这些材料均可构成学员课程基础。

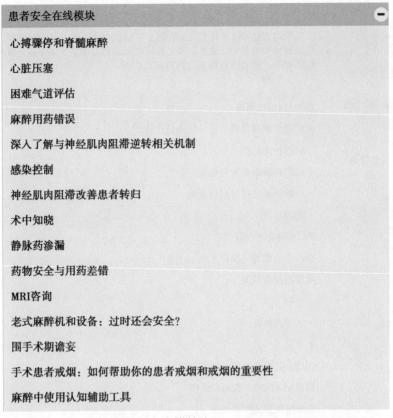

患者安全在线模块	⊖
心搏骤停和脊髓麻醉	
心脏压塞	
困难气道评估	
麻醉用药错误	
深入了解与神经肌肉阻滞逆转相关机制	
感染控制	
神经肌肉阻滞改善患者转归	
术中知晓	
静脉药渗漏	
药物安全与用药差错	
MRI咨询	
老式麻醉机和设备：过时还会安全？	
围手术期谵妄	
手术患者戒烟：如何帮助你的患者戒烟和戒烟的重要性	
麻醉中使用认知辅助工具	

图 22-3　ASA 在线患者安全模块（http://asahq.org/education/online-
learning/patient safety,2017 年 11 月 15 日访问）

方法

教学法

　　无论教学工具是传统的被动授课、翻转课堂模式（参见第 15 章）、视频广播
（参见第 16 章）、其他任何交流方式,学员都需接触和吸收相关教学材料。标准
麻醉教科书包含有关麻醉质量与安全的一般资料。尽管做这些指定阅读,即使
是对材料进行客观评分测试也很好（而且非常传统）,但作为参考来源,它们可
更有效地以更精简、更综合方式回答出现的问题。同样,在麻醉复习书和备考
书中也有简短的治疗方法。因为这些书包含了大多数重点,它们可作为视频广
播大纲。

QMDA Regulatory Toolkit

Ⓕ Ⓘ Ⓨ ✉　🖶 Print

质量和运行管理	工具箱内含经**ASA**审核开发的资源，可链接ASA标准、指南和说明，也可链接认证机构等非ASA站点。该工具箱提供非官方信息，ASA不为该内容及其作者背书，所有相关信息均拥有知识产权
ASA实践指南资源	
新！eReader版上线	**ASA MACRA资源**
MACRA	麻醉科组织与管理手册（仅限成员使用）
质量改进　　　∨	• 麻醉科的组织
• QMDA质量管理工具箱	• 麻醉科核心政策与规程
• QRA联系信息	• 麻醉质量改进与同行评议
• 质量管理	• 管理环境
• 质量报告程序	
实践管理　　　∨	**MADOM全部内容和章节**
脑健康倡议	患者安全资源（即将上线）
	政策与规程资源
	• 示例
	• 医师再执业
	• 异议
	QMDA质量核查表（即将上线）
	相关ASA标准、指南和说明
	非麻醉医师的镇静资源
	联合委员会建议资源和工具
	WHO预防外科切口感染全球指南

图 22-4　ASA 质量管理和部门管理"工具包"（http://www.asahq.org/quality-and-practice-management/quality-and-regulatory-affairs/qmda-regulatory-toolkit？_ga= 2.1742006.1155189769.1510711733-1020287110.1445784851, 2017 年 11 月 15 日访问）

　　在说教式讲演中,将主题材料分成更小部分(如 10~20min)已广受欢迎。这不仅基于合理教育原则,且找到 10~20min 时间(如在等待患者到达等候区时)比找到 45~60min 容易得多。通常基于带有音频阐述 PPT 演示(类似讲座)的视频广播,可由教师录制,发布到服务器上,此后由学员随时"消费"。即使传统 50min 到一小时面对面授课时间仍然存在,讲者现在也经常把时间分成两三个不同部分,每个部分有明显不同的主题,并在不同部分间进行短暂休息,以重新激发学员注意力和接受能力。

　　翻转课堂的系列片段,每个都是为了说明初步阅读的一个元素(如 James Reason 的"瑞士-奶酪模型"或任何容易导致伤害事故的认知偏见问题),将是展示人类错误理论的绝佳方式,患者安全的元素将包含在大多数安全与质量项目课程中。

特别要认识到目前美国医疗保健对质量的重视,麻醉学员将需要学习上述这些及其相关功能。

类比

在新的主题材料和学员或已在更广泛的语境中理解的概念间,使用类比是一种有效教学工具。麻醉质量与安全原则的具体类比为有创造性的教育工作者提供了有趣的机会,以特别具启发性方式向麻醉学员阐明这些主题的关键组成部分。

• **商业** 所有媒体和广告消费者都会不断地被无数关于"最佳质量"说法轰炸。重要的科学研究一直致力于质量的概念。在商业活动中,质量保证(QA)是一个有组织的计划或协议,旨在最大限度地提高效率,同时保持相关产品或服务的预期质量标准。这与手术室患者的接台量非常相似,麻醉专业人员的中心作用和他们的功能也是如此。

在学员掌握了相关工业 QA 基础知识后,极有可能进行一次发人深省的翻转课堂讨论会;这样的互动会议很可能成为学员难忘的一堂课。其中或配套课程中包含质量度量问题,特别是决定哪些客观参数能真正反映拟定的质量结果。这对于符合规格和功能正常的产品来说很简单。挑战学员设计新的更好的方法来判断麻醉管理质量或为其评分(远不止"时间",如我们都熟知的"抗生素给药时间"),不仅强调质量范式中的结构、过程、结果的相对作用,还要说明麻醉管理是难以客观评估的难题。

• 尽管 QI 经常被错误地与 QA 互换使用,但它与 QA 不同,且某种程度上更为复杂。QI 的论点是重点可改进(无论是结构、过程、结果)。在事情进行中可能存在明显的破坏性 / 阻碍性"问题",需进行补救以恢复到可接受的基准功能。或者,可能是重点或整个工作不够好,因此需改进。经典 QI 范式包括四个关键步骤:
  ○ 问题识别
  ○ 问题调查
  ○ 解决问题
  ○ 验证决议

通常,目标是"零缺陷",如在"精益过程改进模型"(丰田"kaizen")或"六西格玛"方法中(最初来自制造业并参考正态分布曲线 - 结果比理论平均值高出 6 个标准差:99.99966% 完美,每 100 万次仅仅 3.4 个错误)。经典 QI 工作的一个关键特征,是专门针对旨在改善结果变化的"计划 - 执行 - 研究 - 行动"(PDSA)连续活动周期(或"德明周期")。PDSA 循环概念已被医疗保健领域广泛采用(图 22-5)。

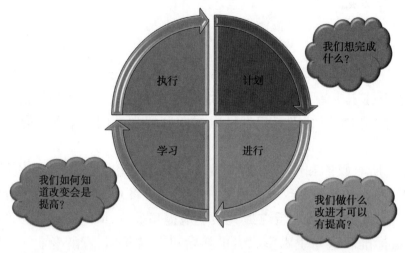

图 22-5　PDSA 循环(https://innovations.ahrq.gov/qualitytools/plan-dostudy-act-pdsa-cycle;www.ihi.org/resources/Pages/HowtoImprove/default.aspx,2017 年 11 月 15 日访问)

- 该领域中有关于 QI 的大量文献,一篇基础入门文章或章节总论足以促进另一场关于在手术间各功能区应用这些技术的热烈讨论。随着麻醉实践、医疗保健整体变得越来越复杂,质量越来越受到重视,规范化培训项目(指美国麻醉住院医师规范化培训机构或者麻醉护士培训项目)

有责任确保他们的学员对这些概念有合理理解。

- **航空**　麻醉患者安全一直被认为是上天保佑(也有人说被诅咒),与那些商用航空中的安全措施和规范化培训项目有着特别相关的类似。驾驶大型喷气式飞机和进行全身麻醉间的类比有很多,其中最明显的是:
  - 飞行前 = 患者术前评估及设备准备
  - 起飞 = 麻醉诱导
  - 巡航 = 麻醉维持阶段
  - 着陆 = 麻醉苏醒

最初的联系来自一个里程碑式认识[7],即麻醉专业人员(飞行员)可能会犯伤害患者的错误("严重事件"或实际坠机),然后可用"根因分析"(RCA)进行调查。在航空业,美国国家运输安全委员会(NTSB)会对任何事故的起因进行细致剖析。一般来说,随着对事故分析越来越详细,将确定造成事故结果的因素不止一个。在确定了造成事故的原因后,NTSB 会就可能避免事故发生的变更,甚至可能不会导致事故但会造成风险的其他因素提出建议。医院联合委员会遵循模式与 NTSB 使用模式类似（图 22-6）。

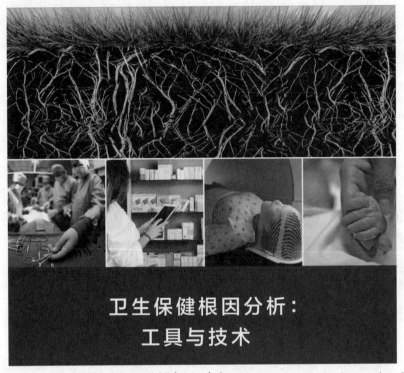

图 22-6　联合委员会根因分析（RCA）（www.jointcommissioninternational. org/assets/1/14/EBRCA15Sample.pdf, 2017 年 11 月 1 日访问）

所有这些都与明确的术中麻醉事故有关，不仅涉及未认识到的食管插管导致患者灾难性伤害或死亡的典型病例，而且还与许多其他不太严重但仍然重要的并发症有关。

基于问题的学习模式

基于问题的学习模式（PBL）在许多麻醉住院医师培训项目中扮演了重要角色。在麻醉学员的质量/安全课程中使用 PBL，需学科领域的知识、洞察力、推理、临床判断力、沟通技巧，及某些情况下自我评估能力。学员很快就了解到，除了麻醉管理中少数绝对真理（如"把管子放进前面的洞里"，"在做出反应前确认异常生命体征"）外，还有不少殊途同归之法。尽管群体趋同观点的启发式、规范性倾向、排除更复杂或不太熟悉的解决方案会限制这种认识，但不同方法通常都能成功地解决临床问题。学员需要学习解决问题的动态平衡，包括一般问题特别是在质量与安全领域。这些问题更加感性，需要洞察力和判断力，而不仅仅是记住胺碘酮治疗室性心动过速伴低血压的剂量。因此，教师有责任在解决麻醉质量与安全问题上花额外时间和精力,通过设计有时可引出多个"正确"答案的场景,然后鼓励广泛讨论,从而最大化 PBL 课程的优势。迄今,还无此类关于麻醉质量与安全的案例场景概要,这为有心致力与此的教师创造机会,从而为麻醉教育做出重大贡献。

模拟教学

高保真人体模型模拟最初是麻醉医师作为教学工具使用[2]。模拟教学(参见第 17 章)现已被所有医疗卫生领域采用。与商务航空的类比仍然存在,因为商务航空公司飞行员在进入真正的飞机驾驶舱前会"飞行"模拟器很多小时。考虑麻醉学员是否应该有相同类型经验和花费,如在他们接触真正患者前,整个CA-1(CA-1 即麻醉住院医师进行临床麻醉培训的第一年,为美国麻醉住院医师规范化培训的第二年,也即医学院毕业后的第二年,因麻醉培训前先进行一年内科住院医师培训)完全进行麻醉模拟人体模型训练,超出了本章范围。大多数麻醉学员在模拟训练中取得相当重要的经验不仅非常有价值,而且对他们在患者安全方面的教育也非常有积极意义。继续与航空公司飞行员处理飞行中的紧急情况做类比,模拟可用来让麻醉学员接触大量罕见和 / 或危险事态,进而测试他们的知识、临床直觉和判断力、对人为错误陷阱敏感性。

飞行员接受机组人员资源管理方面的培训,而麻醉学员则在模拟场景下接受"危机资源管理"(在紧急事件中组织和部署人员和工作)方面的培训[8]。具体的互动场景是一个很好的工具,让麻醉学员理解并融入患者安全原则。学员可练习关键技能,包括当情景迫使他们挑战外科医师,如即将发生失血性休克时"面对权威说话"。一些模拟中心可能愿意与培训项目共享它们的模拟场景,以启动新的模拟组件。此外,在撰写本文时,ASA 正开发一个虚拟在线模拟程序 (1),该程序将提供一个沉浸式环境,以一种新形式加强麻醉教育。

最初一些学员表示,他们对高保真人体模型模拟环境感到恐惧,因为要记录并审查他们的行为作为评估基础。另一些人报告说,在同事面前工作感到焦虑不安(同事在场景中成为扮演其他角色的演员,每个住院医师都会有机会"身负重任")。

克服这些焦虑是对学员进行患者安全教育的一个非常有价值的进步,有助养成在课堂上不容易学到的习惯和态度,而且有朝一日可能会很好帮助毕业生成功解决危及生命的术中紧急情况。大多数学员最终承认,他们学习模拟课程的巨大价值,许多人甚至寻求更多机会来挑战他们的临床技能。

---

(1)　www.asahq.org/education/simulation-education(2017 年 11 月 15 日访问)。

研究、观察和调查

如前所述,麻醉质量与安全的主题领域不像传统主题那样涉及太多自然科学,因此实习有助于阐明、强化以及内化许多质量与安全领域中的核心原则。

麻醉管理的结局(远不止患者全身麻醉复苏中的明显参数)很难定义,甚至更难测量。可向规范化培训项目的学员提出挑战,让其尝试定义并测试新的质量指标,以更准确地反映麻醉管理的实际质量。然而,由于这项任务固有的困难,有限的挑战可能更现实(尽管如此,即使参与到思考过程中也会有教育意义。)。许多麻醉机构试图保存患者事件 / 并发症的中心记录或列表。对一个或一组麻醉学员而言,一个对患者安全有额外影响的优质项目是选择一个标准的事件列表,如在麻醉恢复室再插管,然后对每个需要再插管患者的医疗记录进行"集中审查"。受训研究人员将创建一个电子表格或对比图,包括患者的统计和特征、手术过程、麻醉技术、所用药物及时间、生命体征、术中事件等。对这些数据共性、差异、趋势、异常值、任何危险信号的研究,将有助于得出关于所研究特定事件促成因素的结论。以此为基础,"问题解决"阶段将包括:建议某种类型的改变(如政策或实践),以减少或消除这一事件。在随后的时间间隔内进行随访,将揭示这种改变是否会改善结果。项目潜在例子比比皆是,他们不一定只解决重大的、可报告的并发症。一个例子是在长时间机器人腹部手术中,患者保持大角度俯卧位发生角膜擦伤。这些不仅是 QI 过程的"真实"演示,而且任何此类项目都将是学员们的重要学习工具。

虽然回顾性研究在 QI 医疗设备中很常见,但前瞻性观察研究在麻醉质量与安全的"实践教学"方法中可能更加引人注目。让学员认识到临床质量与安全问题(QI 范式中的"问题识别")为观察性评估创造了机会,这将对学员有指导意义,对科室也有价值。无须携带剪贴板或宣传他们的任务,学员可容易地进出各类手术室,观察到底发生了什么。暂停核查是否得到正确且真正地执行,并有麻醉专业人员在场? 如果该机构采用了 WHO 手术安全核查表,是否已全部完成? 使用此分析结果来实施改进,从而增加指定过程依从性,优化 QI 过程的三个步骤,次年的重复调查将验证 QI 项目的优化结果。

另外还有许多其他例子(一个简单 QI 项目的例子是确保术前等候区的护士将脉搏氧饱和度探头放在静脉输液的同侧。虽然看似简单,却很好地使用了脉搏血氧饱和度探头,更重要的是为住院医师提供了关于 QI 过程的指导)。这类项目的一个辅助特征是霍桑效应(Hawthorne effect)展示,即研究对象由于意识到自己正被观察和评估而改变或提高他们的表现。这种现象在涉及质量与安全的研究中尤为重要。了解其含义将使学员成为更好的研究者和更具鉴别力的研究报告的消费者。

　　记录并广泛遵守已被证明的安全协议,是对科室保证医疗及护理质量的一种积极保证。另外,发现部分或很少遵守旨在提高质量与安全的政策和程序,这是一个需要解决的问题,适用于 QI 过程的后续步骤。同样,学员将会看到并体验到质量管理的实际应用,并可能从这种参与中学到比听讲座或阅读章节更多的有益的东西。

　　同理,面向学员的结构化项目可涉及经典的"失效模式和效果分析"(FMEA),在 FMEA 中,对结构或过程进行前瞻性分析,以确定组件可能在何处、如何失效、失效的影响。最终目的是防止失败和由此产生的问题。这项技术最初是为军事规划而开发,现已应用于医疗保健。IHI 发布了一份 FMEA 协议模型就是明证[9]。麻醉实践中应用的潜在例子不胜枚举,从简单的传统喉镜叶片上灯泡功能,到更复杂情况如远距离转运带左心室辅助装置的术后危重患者到重症监护室。

　　学员项目的另一种相关练习是构建鱼骨图(又名石川图或"因果关系"图),其中确定的问题被写在一张大纸的右边缘上水平箭头末端(图 22-7)。

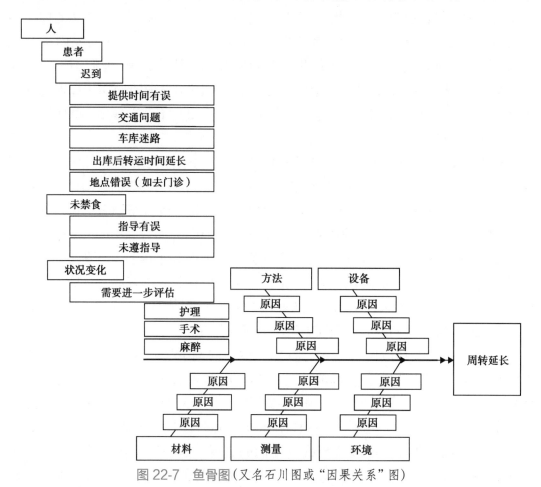

图 22-7　鱼骨图(又名石川图或"因果关系"图)

至少有六个影响因素(人、方法、设备、材料、测量、环境)是主箭头的分支。参与者输入每个因素的所有可能组成元素,以寻找最终问题的真正原始病因。关于 FMEA 和"七个基本质量工具"(框 22-4)中所包含的其他详细信息,以及与质量相关的广泛主题详尽列表,可在美国质量协会网站上找到(www.asq.org,2017 年 11 月 15 日访问)[10]。

框 22-4　七个基本质量工具

- "因果关系"图(石川图)
- 检查表
- 控制图
- 柱状图
- 帕累托图
- 散点图
- 分层

摘自 http://asq.org/Learn-about-quality/seven-basic-qualitytools/overview/overview.html(2017 年 11 月 15 日访问)。

另一种学员参与的活动是设计、执行、分析、报告对其他学员和 / 或部门其他成员的调查。在网上匿名联系和接收结果,可以帮助回答一些经典问题,如"侥幸脱险"(框 22-5)。

框 22-5　与"侥幸脱险"相关的调查问题示例

- 你在 OR 中有过"侥幸脱险"经历吗?
- 是什么情况?
- 你在注意到问题前就分心了吗?
- 你做了什么来补救这种情况?
- 事情过后且"没有造成伤害",你有向任何人报告吗?
- 为什么或为什么不报告?
- 你说了什么?

询问麻醉专业人员特别是实习生,在麻醉实践中什么特别让他们烦恼(如药物或用品供应不足,对紧急要求反应慢,不现实的表现预期),可能会引出一系列今后可能成为 QI 活动潜在话题的主题。收集这些问题的详细清单,可能会为许多由学员发起的 QI 项目提供重要的主题,从而使整个部门受益。

住院医师要求

在 ABA 内容大纲中,已经要求在麻醉住院医师 ABA 笔试中对质量与安全主题进行测试(因此成为必修课程要素)(框 22-3)。除了根因分析(RCA,可有效通过示例教授)可能的例外,主题相对广泛。除此之外,课程规划者还需推断大纲中相关副标题,以使住院医师最大限度地接触到所需材料。

麻醉科住院医师通常需要在他们的三年临床麻醉培训期间完成至少一个 QA/QI 项目(个人或作为小组成员)。基本上,任何主题特别是本章概述的方法,都将为完成这一要求提供一种极好的方式。

美国毕业后医学教育认证委员会(ACGME)和美国麻醉学会(ABA)赞助的麻醉学里程碑项目中,有一个部分描述了与患者安全和 QI 相关的五个期望水平,用于评估和分级麻醉学住院医师在培训项目中的进程(图 22-8)[11]。

基于系统的实践2:患者安全和质量改进					
准一级	一级	二级	三级	四级	五级
	描述常见错误原因 描述增加患者安全的团队活动和技术 参与确定的机构安全倡议 遵循机构安全政策,包括问题行为或过程的报告,错误,未遂事故和并发症 患者照护中整合美国标准和指南	利用医疗设备的安全特征 参加旨在增加患者安全的团队活动(如简报、内部交流) 识别医疗服务质量方面的问题,并将其提交给医疗监督员 患者照护中整合麻醉相关的美国标准和指南	描述与参与促进患者安全的制度和规程 识别科室和机构改进医疗照护质量的情况 作为改善患者结局的多学科团队成员,参加质量改进活动 提升改善患者结局的费-效比的医疗照护时考虑患者的实际情况	应用旨在增强患者安全性的高级团队策略(如"决断力") 参加医疗失误和有直接监督的前哨事件的形势分析(如根原因分析,失败模式效应分析等) 识别连续医疗照护中的条件,以改善患者结局,并降低成本	带领多学科团队(如人因工程师、社会学家等)解决患者安全性问题 为单位提供咨询以改善个人和患者的安全 使用新的高级医疗设备照护患者前积极参与教育活动 定义和构建过程和结果测量,领导质量改进计划 有效解决麻醉中对患者的潜在危险

图 22-8　ACGME 麻醉学里程碑项目

除了适用于每个住院医师作为个人学习的里程碑计划外,所有住院医师培训项目及其资助机构均由 ACGME 进行评估和认证,部分是基于临床学习环境审查(CLER)项目[12,13]。质量与安全是本项目(CLER)的突出特点,包含六个

CLER 核心领域中的三个(框 22-6)[13]。

> 框 22-6　摘录 -ACGME:CLER 项目的重点领域
>
> - 患者安全:包括住院医师报告错误、不安全情况和遇到险情的机会,及参与跨专业团队以促进和加强安全管理
> - 质量改进:包括主办机构如何鼓励住院医师使用数据,以改进医疗管理系统,减少医疗保健差异,改善患者转归
> - 管理转变:包括主办机构如何展示医疗管理转变有效的标准化和监督

所有规范化培训项目中对住院医师的期望包含在麻醉住院医师个人学习里程碑中的基本质量与安全概念,但扩大住院医师的参与特别是住院医师与机构和医疗保健系统及其所服务社区间的互动。虽然规范化培训项目主管和课程规划者可创造性地发现和分配满足这些期望的质量与安全主题,但更有价值的启发可能是挑战住院医师去识别和追求机构的、系统的和社区意义的质量与安全活动和项目。这样做的住院医师将有最佳机会获得真正的洞察力和理解质量与安全概念,这将在他们整个麻醉实践工作中发挥巨大作用。

结论

本章仅简要阐述了这些重要研究领域的冰山一角,医学生还理应拥有自己完整的教科书。

安全最好的例证是 APSF 的愿景声明:"麻醉不得伤害任何患者。"质量包括结构、过程、结果。虽然定义质量可能很容易,但因为量化质量要困难得多,因此各机构倾向关注能反映麻醉质量的替代指标(如及时使用抗生素)。对住院医师进行安全与质量方面的指导,首先要确定项目目标,可使用多种资源来帮助选择适当的主题。在决策过程中,最重要的是了解 ABA 大纲内容;一旦确定课程内容,传统的教学演示包括 PBL 课程,应辅以过程的前瞻性分析、并发症回顾性评估或调查等形式的研究。

(李伟、汤义　译,Chris Lee　校)

参 考 文 献

1. World Health Organization. Surgical Safety Checklist. 2009. http://apps.who.int/iris/bitstream/10665/44186/2/9789241598590_eng_Checklist.pdf (accessed November 15, 2017).

2. J. H. Eichhorn. The Anesthesia Patient Safety Foundation at 25: A pioneering success in safety; 25th anniversary provokes reflection, anticipation. *Anesth Analg* 2012; 114: 791–800.

3. J. H. Eichhorn. Prevention of intraoperative anesthesia accidents and related severe injury through safety monitoring. *Anesthesiology* 1989; 70: 572–7.

4. J. H. Eichhorn. Effect of monitoring standards on anesthesia outcome. In D. Roystan, T. W. Feeley, eds. *Monitoring in Anesthesiology – Current Standards and Newer Techniques.* International Anesthesiology Clinics. Boston: Little Brown, 1993; 31(3): 181–96.

5. Duke University Health System. Patient Safety – Quality Improvement. http://patientsafetyed.duhs. duke.edu/ (accessed November 14, 2017).

6. Anesthesia Patient Safety Foundation. Prevention and Management of Operating Room Fires. 2010. www. apsf.org/resources/fire-safety/ (accessed November 15, 2017).

7. J. B. Cooper, R. S. Newbower, C. D. Long, B. McPeek. Preventable anesthesia mishaps: A study of human factors. *Anesthesiology* 1978; 49: 399–406.

8. D. Gaba, K. Fish, S. Howard, A. Burden. *Crisis Management in Anesthesiology*, 2nd edn. Philadelphia: Elsevier Saunders, 2014.

9. Institute for Healthcare Improvement. Failure Modes and Effects Analysis (FMEA) Tool. www.ihi.org/resources/pages/tools/ failuremodesandeffectsanalysistool.aspx (accessed November 15, 2017).

10. American Society for Quality. Learn About Quality: Quality Topics A to Z. http://asq.org/learn-about-quality/ (accessed November 15, 2017).

11. Anesthesiology Milestone Group. The Anesthesiology Milestone Project. 2015. www.acgme.org/Portals/ 0/PDFs/Milestones/AnesthesiologyMilestones.pdf (accessed November 15, 2017).

12. K. B. Weiss, R. Wagner, T. J. Nasca. Development, testing, and implementation of the ACGME Clinical Learning Environment Review (CLER) Program. *J Grad Med Educ* 2012; 4: 396–8.

13. ACGME. CLER Pathways to Excellence: Expectations for an optimal clinical learning environment to achieve safe and high quality patient care. www.acgme.org/ Portals/0/PDFs/CLER/CLER_Brochure.pdf (accessed November 15, 2017).

第 23 章

指导住院医师如何评判性阅读和使用医学文献 (1)

Brian S. Donahue, Brian J, Gelfand, and Matthew D. McEvoy

住院医师几乎理所当然地被认为应该成为专业的医学文献阅读者。年轻的住院医师应该是推动临床医学不断向前发展的优秀人才,所以掌握正确评估和使用医学文献是住院医师培训的基本技能。从哲学层面,Hautz 等最近罗列出学者型医师应具备的特征,包括终身学习,正确评价证据,以及将这些证据运用于临床治疗[1]。所提到的终身学习是非常重要和及时,因为其代表一个近期医学教育理念的转变,从传统的以时间为基础的阶段性医学教育,发展为所有医师都要终身学习,而并不仅仅局限于专家[2]。

虽然医学教育工作者及文献作者非常清楚评判性阅读文献的重要性[1,2],但在住院医师期间这方面的正式培训还相当有限。在住院医师培训期间阅读原始数据文献通常会帮助住院医师对文献内容有所接触,但这不代表就有了评价文献内容的训练,或者该如何解读研究成果,或如何应用到临床实际。由于缺乏客观的评价手段或方法,使得这种情况更加复杂。与专业考试和病例日志那些可以客观量化的培训目标不同,目前并没有客观量化指标对住院医师评判性阅读文献技能进行评价。一些住院医师培训项目用讲课的方式强化这方面的培训后,多选题的形式测试结果显示出住院医师在住院医师培训过程中的进步[3,4]。但由于缺乏统一的可接受的标准,有时很难评估,从大量的时间资源投入看是否与获益匹配。这章节中将讨论我们认为的所有住院医师在培训中应该学习的关于科研相关内容,包括掌握不同形式的研究及统计学方法,如何评判性解读现有医学文献中报道的研究结果,以及如何将这些研究运用于临床工作中。

---

(1) Anappendix to this chapter showing session outlines is available at www.cambridge.org/9781316630389.

现有资源

对于正规的文献培训有兴趣的住院医师培训项目有很多现有资源可利用[5-9]。如 *British Medical Journal* 从 1997 年开始,刊出十篇系列文章,题目为 *How to Read a Paper*。这些文章内容涉及广泛的科研设计内容[10]。旨在强调医学教学2004 年至 2005 年,*Canadian Medical Association Journal* 也刊出了名为 *Evidence-Based Medical Teaching Tips* 的六篇系列文章[9]。2008 年开始,*Journal of General Internal Medical* 发表了名为 *Tips for Teachers of Evidence-Based Medicine* 一个紧凑系列的短文。

在这之中最突出的就是 *Journal of the American Medical Association*(*JAMA*)推出的文献阅读综合教程。1993 年,成立了工作组,创作了系列文章,名为 *User Guide to the Medical Literature*[11]。每一篇文章都专注于某一特定类型研究,详尽讨论这些研究结论的局限性和可利用性。这一系列文章共 32 篇,刊于 1993 年至 2000 年 *JAMA*。Guyatt 和他的团队将这些文章编辑成教材,*User Guide to the Medical Literature*:*A Manual for Evidence-Based Clinical Practice*,于 2002 年首次出版。这一著作的第 3 版于 2015 年出版[7]。还有很多在这方面的优秀著作,部分被收入本章的在线内容。

充分利用杂志讨论会

像其他学术专题一样,评判性阅读技巧可通过很多途径学习,比如一系列的正规的讲课和定向阅读。然而在住院医师培训中,这一教学的最优化的方法还正在探索中。杂志讨论会代表了美国毕业后医学教育认证委员会(ACGME)认可的有效的评判性医学文献阅读技巧临床培训机制[12]。杂志讨论会普遍被认为是一系列正规的专题讨论会,重点讨论几篇专业文章。2005 年的文献回顾证实,杂志讨论会是以实践为基础学习的一种有效方式[12]。虽然杂志讨论会的结构与形式多种多样,但从逻辑上分析,最有教育获益的杂志讨论会应该是充分准备和组织的,包括清楚列出讨论问题、有层次的回顾程序、专业教育组织的参与和正规的会议讨论结构和程序。为进一步增强学习进展,一些杂志讨论会课程纳入许多附加模式,包括利用社会媒体进行宣传,发布讨论内容,制作交流海报等[13]。杂志讨论会系列焦点可涉及很多方面,如最新研究进展,历史上里程碑式的研究,以及与亚专业相关的特殊内容等。

由于认识到成为医学文献专业读者的重要性,我们在 Vanderbilt 大学麻醉专业住院医师中,组建并发展了杂志讨论会项目,向麻醉住院医师们教授重要的医学文献阅读方法。这些课程的设置基本上基于前文提到的以前发表的系列文献[9-11]。每月的杂志讨论会都关注一种形式的研究,例如对照研究,随机研究,前瞻性研究和荟萃研究。每种形式的研究基本规律都被罗列出来,使用专业的标准以评估这种形式研究的典型论文的可信性、应用性和局限性。每二至三次的杂志讨论会,都会在当前文献中选取几篇典型论文进行讨论,同时每篇例文都会使用已经确立的标准进行衡量比对。

课程规划

该项目创立最初首先设定了课程时长和每次讨论的议题选择。对于内容非常丰富的课程,一些项目比如 Guyatt[7,11] 的教程,尽管内容丰富但住院医师在 36 个月的培训期内都学不完,且其内容更倾向于内科专业而非麻醉专业,于是我们使用的是 16 个月的教程,讨论议题列于表 23-1。最初每月安排一次课程,但由于假期或一些必须参加的行政课程干扰,结果是这个包括 16 次课的教程正好两年完成。虽然一些课程在内容上有所重复(如随机试验涉及生存分析、倾向性研究设计典型回归的分析),我们认为这一课程是可以给住院医师提供一种重要帮助,通过这一课程,住院医师基本上会接触到麻醉文献中每一种研究类型。

表 23-1　杂志讨论会课程:如何评判性阅读文献

1. 证据介绍与分类

2. 回顾队列研究

3. 病例对照研究

4. 随机试验Ⅰ:药物试验

5. 随机试验Ⅱ:治疗试验

6. 线性回归研究

7. Logistic 回归研究

8. 生存分析

9. 基因相关性研究

10. 前瞻性分析研究

11. 质量提高性研究

12. 经济分析

13. 指南一致性使用

14. 以微机所做决定支持的研究

15. 荟萃分析和系统性分析

16. 研究学习的总结与练习

在确定课程范围和时长后，下一步就是确定每次课程的学习主题和内容。通过对每种类型研究已经发表文章的总结[9-11]，结合可获得教材的建议以及针对麻醉学的特定教学模型，不断扩展这些内容和讨论主题。通常情况下，常以每种特殊研究类型的发展作为开场白。虽然一些专题主要讲授统计学方法，但我们选择的内容并非专注于统计学具体细节，因为设立这门课程是面向所有住院医师而非专业技术人士。但我们认为，掌握常用统计学方法的可行性和限制性，对于这些终身学习接受培训的人员是非常必要的，以便他们在将来可正确使用文献。

最后，我们在现有文献中来选择典型论文进行讨论评价，这是一种有意义的强化文献检索培训方式。通过这种学习方式，参加培训的住院医师将获得更多学习经验。同时我们发现，制订住院医师准备样文是很大的负担，因为住院医师期间有大量的工作和任务，这样只会浪费时间而教学收益甚微。头几节课之后就改成由课程导师负责准备样文，住院医师们只需要参加文献讨论学习，扫除住院医师们参加学习的障碍，更加激励他们参加到整个学习过程中，而非仅仅是被迫完成任务。

每次课都会发给参加培训住院医师打印的卡片集，总结课内所选特定研究方式的论文具体特点和阅读方法（见本章附录）。在完成 16 个月学习后，他们都有一盒卡片，当需要时可快速查阅检索，方便将来文献学习。我们相信这些辅助认知措施将提高住院医师毕业后继续使用该技能的可能性。

课程实例：质量改进研究

杂志讨论会上系列课程中有一节为质量改进（quality improvement，QI）研究。之所以选择这一主题，是因为该类型研究在麻醉学文献中出现频率较高。由于越来越重视效果评估和资源利用，这种趋势将会持续（参见第 22 章）。值得注意的是，本课程不是训练住院医师如何进行 QI 研究，而是如何评估这类研究论文所发表产生的结果。

对该主题的介绍通常从 Ignaz Semmelweis 的里程碑实例开始。Semmelweis 被熟知，是因为认识到洗手预防产后脓毒症的重要性（尤其在停尸间和产房之间！），远远早于 Pasteur 发现微生物。他的数据显示实施该操作的有效性，这就构成了 QI 研究的最初模式。进一步的讨论涉及 QI 研究中各种可能的原始资料偏差，以及如何处理可减小或限制这种偏差。接下来讨论 QI 研究结果的可行性，这些都在表 23-2 中列出。然后选一篇近期文献作为实例，讲述如何实际操作这些关键点，于是住院医师就能区分哪些是这些论文的原始资料偏差。表 23-2 的关键点都印到卡片上，发给参加培训的住院医师们。

表 23-2　杂志讨论会讨论步骤实例：质量改进研究

QI 目的：

- 行为和操作目标
- 按照标准改进终点
- 如果没有标准或缺乏证据，研究必须显示出结果有所改进

QI 研究：

- 常为区域性的，依赖实际操作和环境
- 常为非随机和非盲性
- 常为观察性的

QI 研究的局限性：

- 偏差度
- 结果的可行性

QI 研究原始资料偏差：

- 区域性偏差
  - 唯一区域性操作所得特异性结果
  - 区域性特征成为普遍性存在困难
  - 克服区域性偏差：
    - 选择合适的研究操作
    - 使干预同质化
    - 在其他人群显示可重复性
- Hawthorne 效应
  - 参加研究个体仅改变行为
  - 克服 Hawthorne 效应：
    - 显示在干扰前进行质控
    - 显示一致性
    - 显示效益可持续性
    - 始终能在其他组别重复结果
- 非随机化和非确定混淆：克服方法
  - 通过平均显示各组相似
  - 显示研究结果的独立性，并不因干扰而改变
  - 显示使用协变量解释可变性
  - 显示可持续性
  - 显示在其他人群可重复性

- 非盲调查：或许可克服的方法
  - 说明研究没有非盲就无法完成
  - 显示其余盲性措施是充分有效的
  - 显示非盲性不造成不同组间治疗差异
    - 实验数据
    - 额外对造组
    - 与前期对照进行比较
- 数据质量问题
- 利益冲突

结果可行性：

- 随机对照试验（RCT）最佳
  - 当 RCT 数据充分时可不需要结果性数据
  - 服从性尽可能充分
- 具体环境特征
- 随访时间
- 考虑所有重要结果?

成本效益分析

课程细化 - 课后反馈和课程发展

　　这个项目从参加培训的住院医师和主治医师们那里获得了良好的口头反馈。有几位住院医师说，当他们参加后续课程进行其他论文讨论会文献学习时，这些卡片非常有帮助。一些我系的教员和非麻醉系的住院医师也积极要求参加本课程。Vanderbilt 大学医学院管理层有兴趣将此系列课程推广至医学中心的所有学系，并将其作为我院所继续医学教育的工作任务之一。

　　如同几乎所有的教育项目，我们希望这个系列的课程将来会进一步被合理调整和精细化，与我系所有的前瞻性教育任务一同发展。我们计划，为了住院医师和教员的共同提高，将充分考虑他们的建议，必要时对某些特定课程做增加或删减。同时我们设想，将正确文献阅读技术纳入住院医师个人连续教育评估体系，用以评价他们的进步的里程碑之一。自此基础上有可能将来建立一个详细客观的评估方法来评价住院医师正确阅读检索文献的能力。

　　我们提倡发展麻醉学住院医师在这个领域的常规范化培训训审核标准，用以评价他们在其专业领域的能力。而了解如何正确评价和使用文献，是进行临床工作的核心能力,也将缩短现有的从文章发表到实际转化的 15 年周期[14]。因此,我们认为 American Board of Anesthesiology Staged Examination and Maintenance of Certification in Anesthesiology 应该加入可以评估正确文献检索阅读的基本原则的专业知识内容,不仅仅局限于临床内容和统计学基础知识的评估。这些变化会有助于强调这项必备技能对于有效终身学习的重要性,以及这些基本概念对于贯穿于我们职业生涯的医疗安全和决策制订所依赖的基本科学原理的重要性。

结论

　　了解如何正确评价和使用文献是住院医师培训必不可少的部分。因为原始材料或数据只提供内容信息,而住院医师需知道如何通过其评价一篇文章,确定是否或如何将这些结果运用于他们的临床工作中。*British Medical Journal*,*Canadian Medical Journal*,*Journal of General Internal Medicine* 和 *JAMA* 等 杂志刊出系列文章,为解读医学文献提供了实用方法。另外 *JAMA* 的系列文章被编辑成名为 *User Guide to the Medical Literature*:*A Manual for Evidence-Based Clinical Practice* 一书。这些文献资源都可以用来作为开设医学文献阅读课程的基本原则。事实上,杂志讨论会是最常用的正确评估分析医学文献的教学方式。在这种教学模式中,给予参加培训的住院医师需要达到的具体要求和提供评价文献的流程或框架十分重要。

（熊军　译,Jinlei Li　校）

参 考 文 献

1. S. C. Hautz et al. What makes a doctor a scholar: A systematic review and content analysis of outcome frameworks. *BMC Med Educ* 2016; 16: 119.

2. V. N. Naik, A. K. Wong, S. J. Hamstra. Review article: Leading the future: Guiding two predominant paradigm shifts in medical education through scholarship. *Can J Anaesth* 2012; 59(2): 213–23.

3. J. A. Kellum et al. Teaching critical appraisal during critical care fellowship training: A foundation for evidence-based critical care medicine. *Crit Care Med* 2000; 28(8): 3067–70.

4. R. S. Moharari et al. Teaching critical appraisal and statistics in anesthesia journal club. *QJM* 2009; 102(2): 139–41.

5. S. Gehlbach. *Interpreting the Medical Literature,* 5th edn. New York: McGraw-Hill, 2006; 293.

6. T. Greenhalgh. *How to Read a Paper: The Basics of Evidence-Based Medicine*, 5th edn. West Sussex, UK: Wiley Blackwell, 2014; 284.

7. G. Guyatt et al. *Users' Guide to the Medical Literature: A Manual for Evidence-Based Clinical Practice*, 3rd edn. New York: McGraw-Hill, 2015; 697.

8. R. Riegelman, M. Rinke. *Studying a Study and Testing a Test*, 6th edn. Philadelphia: Lippincott Williams and Wilkins, 2012; 340.

9. P. C. Wyer et al. Tips for learning and teaching evidence-based medicine: Introduction to the series. *CMAJ* 2004; 171(4): 347–8.

10. T. Greenhalgh. How to read a paper: The Medline database. *BMJ* 1997; 315(7101): 180–3.

11. G. H. Guyatt, D. Rennie. Users' guides to the medical literature. *JAMA* 1993; 270(17): 2096–7.

12. A. G. Lee et al. Using the Journal Club to teach and assess competence in practice-based learning and improvement: A literature review and recommendation for implementation. *Surv Ophthalmol* 2005; 50(6): 542–8.

13. A. D. Udani, D. Moyse, C. A. Peery, J. M. Taekman. Twitter-augmented journal club: Educational engagement and experience so far. *A A Case Rep* 2016 Apr 15; 6(8): 253–6.

14. Z. S. Morris, S. Wooding, J. Grant. The answer is 17 years, what is the question: Understanding time lags in translational research. *J R Soc Med* 2011; 104(12): 510–20.

拓 展 阅 读

1. D. Buck, R. Subramanyam, A. Varughese. A quality improvement project to reduce the intraoperative use of single-dose fentanyl vials across multiple patients in a pediatric institution. *Paediatr Anaesth* 2016; 26: 92–101.

2. J. Forister, J. Blessing. *Introduction to Research and Medical Literature*. Burlington, MA: Jones and Bartlett Learning, 2015.

3. S. Gehlbach. *Interpreting the Medical Literature*, 5th edn. New York: McGraw-Hill, 2006.

4. T. Greenhalgh. *How to Read a Paper: The Basics of Evidence-Based Medicine*, 5th edn. West Sussex, UK: Wiley Blackwell, 2014.

5. P. F. Kotur. Introduction of evidence-based medicine in undergraduate medical curriculum for development of professional competencies in medical students. *Curr Opin Anaesthesiol* 2012; 25: 719–23.

6. G. S. Letterie, L. S. Morgenstern. The journal club: Teaching critical evaluation of clinical literature in an evidence-based environment. *J Reprod Med* 2000; 45: 299–304.

7. B. Lytsy, R. P. Lindblom, U. Ransjö, C. Leo-Swenne. Hygienic interventions to decrease deep sternal wound infections following coronary artery bypass grafting. *J Hosp Infect* 2015; 91: 326–31.

8. C. M. Miranda, T. L. Navarrete. Semmelweis and his outstanding contribution to medicine: Washing hands saves lives. *Rev Chilena Infectol* 2008; 25: 54–7.

9. W. S. Richardson, M. C. Wilson, S. A. Keitz. Tips for teachers of evidence-based medicine: Making sense of diagnostic test results using likelihood ratios. *J Gen Intern Med* 2008; 23: 87–92.

10. R. Riegelman, M. Rinke. *Studying a Study and Testing a Test*, 6th edn. Philadelphia: Lippincott Williams and Wilkins, 2012.

11. S. E. Straus, W. S. Richardson, P. Glasziu, R. B. Haynes. *Evidence-Based Medicine: How to Practice and Teach It*, 4th edn. Edinburgh: Churchill Livingstone, 2010.

12. A. D. Udani, D. Moyse, C. A. Peery, J. M. Taekman. Twitter-augmented journal club: Educational engagement and experience so far. *A A Case Rep* 2016; 6: 253–6.

索 引